颈椎外科技术

Surgical Techniques for the Cervical Spine

主审　卢世璧

主编　田慧中　艾尔肯·阿木冬　李青

枕骨

椎动脉

C_1

C_2

广东省出版集团

广东科技出版社（全国优秀出版社）

· 广　州 ·

图书在版编目（CIP）数据

颈椎外科技术 /田慧中，艾尔肯·阿木冬，李青主编. —广
州：广东科技出版社，2011.5
ISBN 978-7-5359-5397-1

Ⅰ．①颈… Ⅱ．①田… ②艾… ③李… Ⅲ．①颈椎—脊椎
病—外科手术 Ⅳ．①R681.5

中国版本图书馆CIP数据核字（2010）第198561号

责任编辑：周 良
封面设计：林少娟
责任校对：陈 静
责任印制：罗华之
出版发行：广东科技出版社
　　　　　（广州市环市东路水荫路11号 邮编：510075）
E-mail：gdkjzbb@21cn.com
http：//www.gdstp.com.cn
经 销：广东新华发行集团股份有限公司
印 刷：广州嘉正印刷包装有限公司
　　　　（广州市番禺区大龙街大龙村工业区新凌路边C号 邮编：511450）
规 格：889mm×1194mm 1/16 印张22.5 字数540千
版 次：2011年5月第1版
　　　　2011年5月第1次印刷
印 数：1～1800册
定 价：238.00元

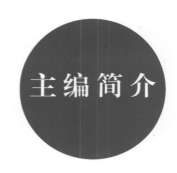

主编简介

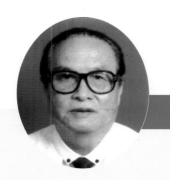

田慧中　　男，汉族，生于1928年2月2日

教授、主任医师、研究员、博士生导师。1950年毕业于国立河南大学医学院。从事外科、骨科、脊柱外科临床与教学工作50余年，亲手做各种外科手术13 000余例。于1957年专攻骨科，1980年以后专攻脊柱脊髓外科，是我国脊柱外科的创始人之一。在脊柱脊髓外科领域中做出突出贡献，如"全脊柱截骨术矫正重度脊柱侧弯和后凸"为国际首创。曾应邀去日本、美国讲学和手术示范。发明了许多新手术，设计了许多新器械，如：田氏脊柱骨刀、田氏分叉棍、小儿轻便头盆环牵引装置等，并取得多项国家专利。曾获国家发明奖，国际金牌奖，终生享受国务院优秀专家特殊津贴。曾担任和兼任新疆维吾尔自治区脊柱外科研究所所长、新疆脊柱外科医院院长、新疆建工医院名誉院长、日本东京大学整形外科客座研究员、日本弘前大学整形外科客座教授、美国中华医学会高级顾问、美国中华医学会骨外科学会副会长、广州中山医科大学二附院脊柱疾病中心顾问、《美国中华骨科杂志》主编、中国脊髓损伤研究会副会长、中华骨科学会脊柱外科学组委员、中国医科大学脊髓损伤研究所副所长、中国医科大学全国脊柱中心总顾问、广东省脊柱脊髓损伤专业委员会顾问等职务。现任新疆医科大学第六附属医院脊柱外科名誉主任、新疆维吾尔自治区脊柱外科研究所名誉所长、新疆脊柱脊髓损伤学会名誉会长。

主编专业书籍：《脊柱外科论文集》、《脊柱畸形外科学》、《脊柱畸形与截骨术》、《强直性脊柱炎治疗学》、《实用脊柱外科学》、《实用脊柱外科手术图解》、《骨科手术要点与图解》、《脊柱畸形颅盆牵引技术》。参编专业书籍：《脊柱外科手术学》、《中国矫形外科新进展》英文版、《脊柱变形》日文版、《截骨术》、《骨科医师进修教程》等脊柱外科和骨科方面的参考书和教科书。在国内和国际上发表论著代表作66篇。

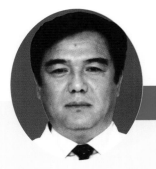

艾尔肯·阿木冬　男，维吾尔族，生于1963年

　　副教授、副主任医师、硕士生导师。毕业于新疆医学院临床医学专业。现任新疆医科大学第六附属医院副院长兼任新疆维吾尔自治区脊柱外科研究所副所长、任新疆医科大学临床学院副院长。曾留学于日本东京医科大学，专门学习脊柱外科。主要擅长脊柱外科及创伤骨科，在颈椎病、脊柱创伤、脊柱畸形、脊柱退行性病变、腰椎间盘突出症和腰椎滑脱、四肢骨折等方面经验丰富、造诣颇深。在日本东京发表论文2篇："超声波与电磁场对骨折愈合的影响"、"对椎管内占位肿瘤的研究"，在日本创伤医学年会上获得共同研究奖，被评为优秀论文。在著名脊柱外科专家田慧中教授的指导和培养下，获得国家自然基金项目，子课题为"骨成形过程的三维数字化与造骨基因研究"。项目名称为"骨生物活化机制与反应—扩散模型耦合的自适应仿生拓扑优化方法研究"。

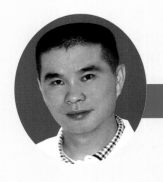

李　青　男，1984年大学毕业

　　曾有幸师从我国著名脊柱外科专家田慧中教授学习、工作8年，现任中山市人民医院脊柱外科主任医师、科主任、兼任中山大学临床教授，硕士研究生导师，从事临床、科研、医疗工作25年。是广东省医学专家库成员、脊柱外科专家，广东省医学会脊柱外科学分会常委，广东省医学会骨科分会委员，广东省医师协会骨科医师分会委员。在脊柱、脊髓疾病的诊治方面有较深造诣，特别是对颈椎疾病、脊柱后凸、侧凸畸形矫形及脊柱微创治疗等有较深研究，同时对腰椎间盘突出症、脊柱创伤、脊柱肿瘤、结核、脊柱滑脱等方面有独到经验，首创连续性椎弓峡部截骨椎板成形椎管重建术。完成科研课题20余项，多次荣获中山市科技进步二等奖，在国家级杂志发表论文10余篇。作为副主编编写《强直性脊柱炎治疗学》、《实用脊柱外科学》，参编《脊柱截骨术》、《现代脊柱外科手术学》等多部学术专著。是医院和中山市的学科带头人、杰出中青年专家。

内容提要

　　全书共19章，内容包括颈椎的解剖和生物力学、颈椎的临床检查、并发症的防治、颈椎手术入路、上颈椎手术、颈椎前路手术、颈椎后路手术、颈椎前后路联合手术、置钉技术、计算机辅助颈椎椎弓根螺钉置入技术、各种器械内固定技术、近代颈椎病手术技术、颈椎病微创外科技术、肌源性斜颈的手术治疗、颈椎结核病灶清除植骨术、强直性脊柱炎颈胸段后凸畸形截骨术、胸廓出口综合征、先天性枕颈管卡压综合征和先天性颈椎畸形。

　　本书内容新颖、实用、条理清晰、体例统一。按不同手术方法以图文结合的形式，详细、系统地介绍了常见手术要点及方法。本书文字叙述简练，标题层次简明扼要，每章末并附有参考文献。

　　本书适用于各级骨科医师、全科医师及研究生阅读参考。

前　言

颈椎外科技术是在脊柱外科日新月异发展的基础上产生的一门亚学科，虽然在解剖学上仅限于7节颈椎骨，但它具有许多与胸腰椎手术不同的特点。因为颈椎的解剖形态小巧玲珑，颈部又是头颅与躯干四肢之间的神经和血管的通道和桥梁，而且涉及的疾病种类繁多，治疗难度颇大。在培养颈椎外科人才，训练颈椎外科基本功和掌握颈椎外科手术技巧上它具有独到之处，故颈椎外科在发展中逐步形成一门独特的亚学科。

编写这本《颈椎外科技术》的思路乃源于近年来国内外学术交流日趋频繁，颈椎外科的新理论、新技术不断更新和发展，再加上各种新型内固定器械的不断出现和高清晰度影像学技术在颈椎外科中的应用，是促使我们并驾齐驱向前发展的动力。作者藉多年来从事这项工作的体会，在积累了大量颈椎外科临床资料和照片的基础上，又收集了近10年来文献上报道的有实用价值的新资料和新手术方法，并邀请了国内外著名脊柱外科专家撰写了有关章节，使本书的内容更加丰富多彩。结合当今颈椎外科在国际上的发展趋势，撰写了这本《颈椎外科技术》，旨在促使我国颈椎外科专业的快速发展、普及和提高，早日与世界接轨。另外还想通过这本书把我们创用的一些有实用价值的手术方法和治疗手段推荐给读者，愿读者通过阅读这本书能得到一定的收益。

这本书在编写过程中得到各位同仁和专家们的鼎力相助，在此深表谢意！特别感谢德高望重的骨科老前辈卢世璧院士在百忙中给予审校和指导！使本书更臻完善。感谢新疆医科大学第六附属医院及广东中山市人民医院给予的大力支持与鼓励！

本书的编写由于时间短，作者水平所限，谬误之处在所难免，敬请广大读者予以批评指正！本书在编写中引用的插图出处，统一在参考文献中列出，遗漏之处，希望与本书作者联系！

主编

2010年9月

目 录

第三章　并发症的防治

第四章　颈椎手术入路

第六章　颈椎前路手术

第七章 颈椎后路手术

第八章　颈椎前后路联合手术

第九章 置钉技术

第十章　计算机辅助颈椎椎弓根螺钉置入技术

第十一章　各种器械内固定技术

第十二章　近代颈椎病手术技术

第十三章　颈椎病微创外科技术

第十四章 肌源性斜颈的手术治疗

第十八章　先天性枕颈管卡压综合征

第十九章　先天性颈椎畸形

第一章

颈椎的解剖和生物力学

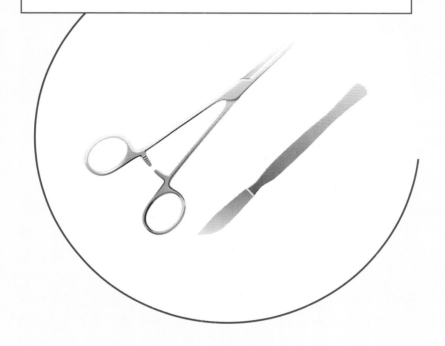

颈部脊柱由7块颈椎、6个椎间盘（寰椎、枢椎之间无椎间盘）和所属韧带、关节构成。颈部脊柱上连颅骨，下接第1胸椎，其周围有颈部肌肉、血管、神经和皮肤包绕。

除第1（C_1）、第2颈椎（C_2）外，颈椎的形状均与典型的椎骨相类似。每块椎骨由1个椎体、1个椎弓（由椎弓发出7个突起：1个棘突、1对横突、2对关节突）所构成。椎体在前，椎弓在后，两者共同形成椎孔。各椎孔相连构成椎管，其中容纳脊髓。颈部椎管在横切面上呈三角形。

一、$C_3 \sim C_7$的结构特点

（一）椎体

一般较小，呈横椭圆形，上、下面的左右径均大于前后径。椎体中部略细，上、下两端膨大，高约1.47cm，上面在左右径上凹陷，下面在前后径上凹陷。上、下椎体之间形成了马鞍状的对合，以便保持颈部脊柱在运动中的相对稳定。椎体上面的后缘两侧有向上的脊状突起称为钩突，它们与上位椎体下面的后缘两侧呈斜坡形对应部分相对合，形成钩椎关节，即Luschka关节（图1-1）。

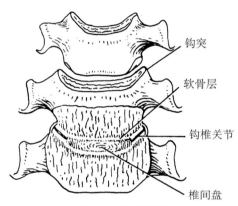

钩突
软骨层
钩椎关节
椎间盘

图1-1　钩椎关节

（二）椎弓

椎弓向前与椎体相连处较细，称为椎弓根，椎弓根向后是板状部分称为椎板。相邻的椎弓根上、下缘的上、下切迹相对形成椎间孔。颈椎间孔由上、下相邻的椎弓根，后侧的关节柱、黄韧带及前部的椎骨后外侧、椎间盘和后纵韧带组成。椎间孔的前内侧壁为椎间盘，上下为椎弓根，后外侧壁为关节突关节及其关节囊。颈椎间孔略呈倒置的泪滴状，上部较宽，下部较窄，中部较小。Humphreys等将椎间孔描述为葫芦状。Nobuhiro等研究结果表明，颈椎间孔呈漏斗状，入口处最窄，其长度和走向因各个椎弓根的宽度和走向的不同而各异，神经根离开硬脊膜囊处最为宽大。Tanaka等发现颈椎间孔大小无性别差异。张正丰等研究表明：中立位椎间孔面积随椎间孔序列的增加而增加，以C_6、C_7最大，C_2、C_3最小，每对椎间孔左右比较差异无显著性。而Ebarheim等则发现除了C_2、C_3椎间孔外，各颈椎间孔的上下径和前后径自上而下逐渐增大。椎间孔内含神经根、脂肪组织和血管。脊神经在此合成并由此孔穿出。神经根的营养动脉也经此孔进入椎管。

（三）突起

棘突位于椎弓的正中，呈前后位，突向后下方，颈椎棘突的末端一般都是分叉的，而C_7分叉率只有4%。横突呈额状位突向外方，略短而宽，上面有一深沟称为脊神经沟，有脊神经通过。颈椎的横突较短，其中间部有横突孔，除C_7横突孔较小外，其余均有椎动脉通过。横突末端分裂成前、

后两个结节。关节突呈短柱状，位于横突之后，上、下关节突之间的部分称为峡部，颈椎关节突的排列便利前屈和后伸运动；关节突关节面平滑，呈卵圆形，覆有关节软骨，关节面朝向下前方，可以在下一个颈椎的上关节突上向前滑动。

二、C_1 与 C_2 的特点

1. C_1 又名寰椎，其形态与其他颈椎相比虽有共同的结构，例如都有横突及横突孔，各有两个上、下关节突以及一个较大的椎孔，但最大的差别是没有椎体，椎孔则由前、后两弓围成，棘突极短。寰椎呈不规则环形，由一对侧块、一对横突和前、后两弓组成，上与枕骨相连，下与枢椎构成关节。其解剖特点有：位于侧块两端的形似三角形的横突上，有肌肉与韧带附着，对头颈部的旋转起平衡作用；横突孔位于其基底部偏外，较大，有椎动脉和椎静脉从中穿行；后弓上方偏前各有一斜行深沟通向横突孔，椎动脉出 C_1 横突孔后沿此沟走行；前、后弓均较细，特别是与侧块相连处，易受暴力而导致该处骨折与脱位。

2. C_2 又名枢椎，其基本形态与其他颈椎相似，但其外形特点是椎体向上伸出一个齿突。齿突是一个指状突起，从其与椎体交界处至顶端，长度平均为 1.53cm。枢椎是因椎体上方有一称之为"齿突"的柱状突起，且齿突具有"枢"的作用而获名。其解剖特点有：齿突原为寰椎椎体的一部分，发育中发生分离且与枢椎融合，所以较易出现齿突缺如、中央不发育、寰椎与枕骨融合、寰枢融合等畸形和变异，并由此引起该区域不稳定而压迫脊髓；齿突根部较细，在外伤时易骨折而导致高位截瘫危及生命。

在颈椎中，除了 C_1、C_2 之外，C_7 的棘突也与其他颈椎有所不同。该棘突长而粗大，无分叉而有小结节，明显隆起于颈椎皮下，成为临床上辨认椎管的骨性标志，因此，人们也称其为隆椎。C_7 横突若过长，或有肋骨出现（称为颈肋）时，往往可引起胸腔出口狭窄综合征。

三、颈椎之间的连结

在颈部脊柱，椎体自 C_2 下面起，相邻上下椎体之间有钩椎关节和椎间盘等连结，椎体与椎间盘的前、后方分别有前、后纵韧带及钩椎韧带等连结；椎弓之间通过关节突关节、黄韧带、棘间韧带、棘上韧带、项韧带和横突间韧带相连结。

（一）钩椎关节

颈椎体的后侧部有钩椎关节，为椎间孔的前壁。钩椎关节的后方有颈脊神经根、根动静脉和窦椎神经；其侧后方有椎动脉、椎静脉和椎神经。钩椎关节地处险要，前外侧为横突孔，有椎动、静脉及交感神经丛通过，后外侧参与构成椎间孔前壁，有颈神经根及根动脉通过，后内侧为椎管，有脊髓下行。此关节能防止椎间盘向侧后方突出。

Oh 等研究认为，从钩椎关节内侧缘到横突孔内侧缘的距离从 $C_3 \sim C_7$ 是逐渐增加的。在 C_3 的距离是（4.91 ± 0.26）mm，在 C_7 是（5.62 ± 0.24）mm，在术中探及钩椎内侧缘时，要心中有数，再向外不到6mm，就要达横突孔的内侧缘，这对于术中避免椎动脉的损伤有着重要意义。从椎弓根内侧缘

到钩椎关节内侧缘的距离从 C_3 ~ C_7 是逐渐减少的，在 C_7 由于椎弓根位于钩椎关节的内侧，这一距离为一负值。这个距离代表了椎间孔减压手术中，在钩椎关节外侧减压的范围，椎间孔的减压在 C_7 易获得。在椎体的后缘，从 C_3 ~ C_6 的减压范围在钩椎关节的外侧应逐渐延深。同一个体钩椎关节内侧缘的距离从 C_3 ~ C_7 是逐渐增加的。

C_4 ~ C_6 水平的 Luschka 关节是骨赘的好发部位。当因退变而发生骨质增生时，增生的骨刺则可能影响位于其侧方的椎动脉血液循环，并可压迫位于其后方的神经根。钩椎关节退变可较早出现。由于该关节位于椎间边缘部，在颈椎做旋转等运动时，局部的活动度较大，两侧的钩状突起呈倾斜面，局部椎间隙较窄，颈椎活动所产生的压力和剪力常集中于此。

（二）椎间盘

又称椎间纤维骨盘，是椎体间的主要连结结构，协助韧带保持椎体互相连结。

椎间盘纤维环位于椎间盘的周缘部，由纤维软骨构成。纤维环前、后部的浅层纤维与前、后纵韧带分别融合在一起。纤维环的前部较后部为宽厚。椎间盘髓核的位置偏于后方，临近窄而薄弱的后纵韧带，这是椎间盘容易向后突出的因素。在扭曲和压缩力作用时，颈椎间盘可因纤维环破裂而突出。颈椎间盘发生变性突出或椎体后缘骨质增生，均可直接压迫脊髓，产生下肢麻木（后中央突出可致两侧下肢麻木）、头重脚轻，甚至肢体瘫痪等症状。

椎间盘纤维环的纤维在椎体间斜行，在横切面上排列成同心环状，相邻环的颈椎增生纤维具有相反的斜度，而相互交叉。纤维环的前方有坚强的前纵韧带，前纵韧带的深层纤维并不与纤维环的浅层纤维融合在一起，却十分加强纤维环的力量；纤维环的后方有后纵韧带，并与之融合在一起，后纵韧带虽较前纵韧带为弱，亦加强纤维环后部的坚固性。纤维环的周缘部纤维直接进入椎体骺环的骨质之内，较深层的纤维附着于透明软骨板上，中心部的纤维与髓核的纤维互相融合。髓核的中心在椎间盘前后径中后 1/3 的交界部，是脊柱运动轴线通过的部位。由于纤维环后部较窄，力量较弱，髓核易于向后方突出，但由于纤维环后方中部有后纵韧带加固，突出多偏于侧后方。

椎间盘的生理功能除了连接相邻颈椎外，更重要的是减轻和缓冲外力对脊柱、头颅的震荡，保持一定的稳定性，参与颈椎的活动，并可增加运动幅度。自 C_2 起，两个相邻的椎体之间都有椎间盘。椎间盘富有弹性，因此相邻椎间有一定限度的活动，能使其下部椎体所承受的压力均等，起到缓冲外力的作用，并减轻由足部传来的外力，使头颅免受震荡。颈椎椎间盘的总高度约为颈部脊柱总高度的 20% ~ 25%（1/5 ~ 1/4）；颈椎间盘的前部较后部为高，从而使颈椎具有前凸曲度。椎间盘的厚度对椎体高度的比率比它们的绝对厚度更为重要，比率越大，活动性越大。腰的比率为 1/3，胸的比率为 1/5，颈的比率为 2/5，因此颈部活动性最大。颈椎间盘的横径比椎体的横径小，钩椎关节部无椎间盘组织。

椎间盘是人体最大无血管组织，其营养途径主要有赖于两个途径。①终板途径：椎体内营养物质经软骨板进入椎间盘，主要营养髓核和内层纤维环，这是椎间盘营养的主要途径；②纤维环途径：表面血管营养外周纤维环，属于次要途径。胎儿期椎间盘的血液供应主要来自周围及相邻的椎体血管，椎体血管穿过透明软骨板分布到髓核周围，并不进入髓核。出生后血管发生退变，逐渐瘢痕化，最后完全闭锁。幼年期，椎间盘的血管较成年人丰富，有些血管分布到纤维环深层，但是随年龄增长深层血管逐渐减少，13 岁后已无血管穿入纤维环深层，成年后除纤维环周缘部以外椎间盘并无血管。

（三）关节突关节

相邻椎骨的上、下关节突构成关节突关节，由薄而松弛的关节囊韧带连结起来。关节囊外层为纤维膜，内层为滑膜。关节中含滑膜折皱，Inami等通过形态学和组织学比较，将之分为3型：I型皱襞呈新月形，主要由脂肪组织组成；II型形态多变，部分呈椭圆形伸入关节腔内，基部和中部由脂肪组织组成，顶部则为浓密的纤维组织组成；III型有一厚且粗糙的游离缘。全部由纤维组织组成。关节遭受到超生理的应力和剪切力损害，容易导致损伤性滑膜炎。反复损伤性炎症可致使关节突关节增生。关节纤维膜与颈部肌肉组织相连，肌肉部分覆盖关节囊表面，平均附着面积为（47.6 ± 21.8）mm^2。在 C_4、C_5和C_5、C_6关节突关节肌肉覆盖较少，其关节囊（22.4 ± 9.4）％面积被肌肉组织附着。颈椎关节突关节囊含有丰富的感受器，可感受生理刺激的强度，而且过度牵拉时可以产生疼痛感。

关节突关节的面积、形态与关节的稳定有密切关系。在上下关节面相适应时，关节面的面积越大，其所承受的压力及运动时所受的应力越小，关节较稳定。Yoganandan研究结果显示女性关节突关节间隙大于男性，而软骨厚度低于男性，下颈椎关节软骨厚度女性为（0.4 ± 0.02）mm，男性为（0.5 ± 0.03）mm。Yoganandan推测由于女性软骨厚度小于男性，外伤和长期生理负荷下其关节较易退变，导致关节疾患。关节软骨面宽度从上至下逐渐减小，$C_1 \sim C_2$为（17.4 ± 0.4）mm，$C_7 \sim T_1$为（11.3 ± 0.3）mm。而关节突关节面形态（宽度／高度比）C_3呈圆形，C_4、C_5逐渐改变为横椭圆形，C_7、T_1呈长横形。这种改变可能与适应颈椎生理运动关联，其大小、坡度上、下相适应，随脊柱节段不同而变化，以利于脊柱运动。

关节突关节面与冠状面角度常以椎体与其上关节突关节的倾角表示，过去多认为冠状面水平夹角$40° \sim 45°$。但孟庆兰等对500个正常颈椎倾角进行了测量，结果显示$C_3 \sim C_7$倾角均值以C_5最小，C_7最大，倾角在$28° \sim 79°$范围；各节段均值均$>45°$，$C_7 > C_3 > C_6 > C_4 > C_5$，以$C_5$为中心呈U形分布；倾角均值随着年龄的增长而逐渐减小。以每10年分组各年龄组平均差为$0.995\,5°$。

关节突关节面与正中矢状面角度从上至下变化与冠状面角度变化相似。Pal等在30例成人男性$C_3 \sim T_3$标本测定上位关节突关节相对于正中矢状面的方向，结果显示全部C_3和73％的C_4上关节突关节面朝向正中矢状面。C_5和C_6则均朝向外侧，C_7和T_1又相似于C_3和C_4朝向正中矢状面，C_5上关节突关节是这种角度转化最明显的部位；这种角度转化有两种形式，一种形式由$C_3 \sim C_7$从朝向正中矢状面逐渐朝向外侧，再逐渐朝向正中矢状面；另一种形式C_3、C_4朝向正中矢状面，而C_5或C_6突转朝外侧矢状面，C_7又突转朝向正中矢状面。就颈椎的生理曲度而言，弧度顶点于$C_4 \sim C_5$之间。在正常情况下颈椎由过伸到过屈位的运动过程中，负荷最大压力、应力水平变换于$C_4 \sim C_5$和$C_5 \sim C_6$之间。因此，以上以C_5为中心的解剖形态可能是颈椎的生理功能所决定的。

C_2、C_3关节突关节面与水平面成向前开放的$40° \sim 45°$角，下颈部关节突关节面趋于水平位（图1-2）。

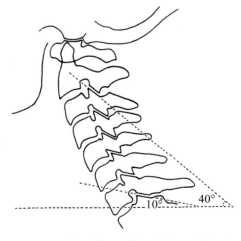

图1-2　颈椎关节突关节面与水平面的角度

（四）颈椎的韧带

相邻的上、下椎板之间有黄韧带连接。黄韧带呈扁平状，黄色，弹性大，很坚韧，是由弹力纤维组成。黄韧带在颈椎后伸运动时缩短、变厚，屈曲时延伸、变薄。年轻人的黄韧带在压应力作用下缩短、增厚，不易突入椎管，但随年龄增长，黄韧带弹性降低，则易折曲而不缩短，突入椎管产生脊髓压迫。

后纵韧带较细长，虽亦坚韧，但较前纵韧带为弱，位于椎体的后方，为椎管的前壁。

棘突之间有棘间韧带和棘上韧带，使之相互连结。

颈椎的韧带多数由胶原纤维组成，承担颈椎的大部分张力负荷。除黄韧带外，其余大部分韧带延展性低，是颈椎内在稳定的重要因素。韧带的弹性，一方面保持颈椎生理范围内的活动；一方面又有效地维持各节段的平衡。

横突之间有横突间肌，对颈部脊柱的稳定性所起的作用很小。

四、颈部脊柱的血液循环

横突前区和椎管内的动脉来自椎动脉、甲状腺下动脉和颈升动脉。横突后区的动脉绝大部分来自颈深动脉，横突上份的部分动脉来自枕动脉降支（图1-3）。

颈椎骨的血液循环主要来自椎间动脉（图1-4、图1-5）。颈椎的椎间动脉多发自椎动脉。椎间动脉一般是1条，有时成对，沿脊神经根的腹侧，经椎间孔，分支进入椎管内。在椎间孔内分为3个主要分支。

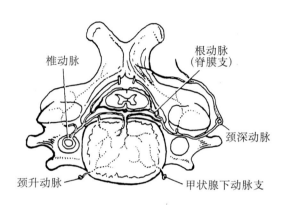

图1-3　颈椎动脉的配布

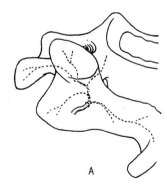

图1-4　颈椎弓的营养动脉

A. 颈椎弓的外面营养动脉；B. 颈椎弓的内面营养动脉

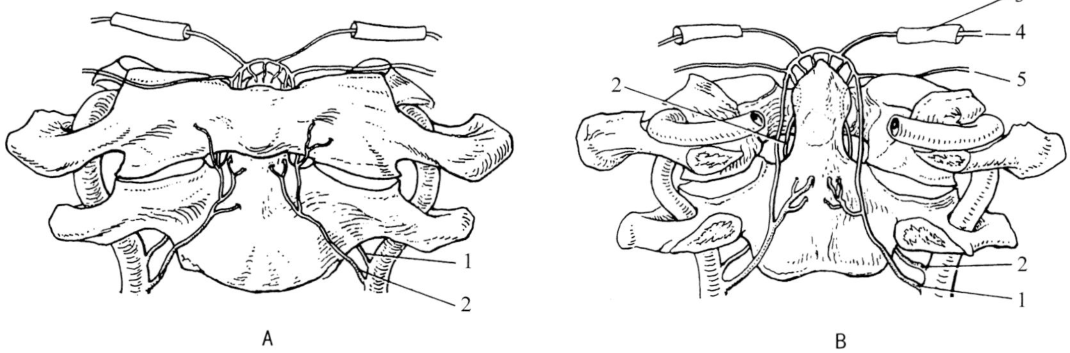

图1-5　齿突的血液供应

A. 前面观；B. 后面观（椎弓已切除）

1. 后升动脉；2. 前升动脉；3. 舌下神经管；4. 后水平动脉；5. 前水平动脉

当颈椎发生骨质增生等病变时，可导致椎动脉血流动力学方面的改变，影响大脑血液供应，产生眩晕、恶心等症状。

五、颈部脊柱的周围结构

颈部在头部和躯干部之间，较为窄细，其中有密集的重要组织器官，而在结构上是人体各部位中较为脆弱的部位。

枕外膜上缘起于枕骨上项线下缘，下缘附着于寰椎后缘、项韧带、前斜角肌、中斜角肌、肩胛提肌等处。

项韧带（图1-6）为棘上韧带在颈部的延续，分表层的索状部和深层的膜状部，前者张于C$_7$棘突与枕外隆突之间，后者自索状部发出向深面依次附至C$_6$~C$_2$棘突、寰椎后结节和枕外嵴。

寰枕后膜位于寰椎后弓上缘和枕骨大孔后缘之间。寰枕后膜为一宽而薄的韧带结构，连接于枕骨大孔后缘至寰椎后弓上缘，并向两侧延伸至寰枕关节囊。寰枕后膜的浅面紧贴头后小直肌，深面紧邻硬脊膜。寰枕后膜厚度相差较大，中央部厚度一般为1.5~2.0mm，而外侧缘仅（1.0±0.3）mm。

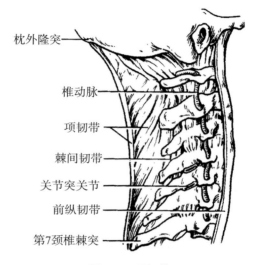

图1-6　项韧带

（图中标注：枕外隆突、椎动脉、项韧带、棘间韧带、关节突关节、前纵韧带、第7颈椎棘突）

寰枕后膜与寰椎后弓的椎动脉沟围成一管，内有椎动脉第三段和枕下神经通过。在椎动脉沟部，并没有较完整的纤维膜性结构覆盖，形成明显的薄弱区，从寰枕后膜、寰椎后弓骨膜及寰枕关节韧带等结构延续来的膜性结构覆盖着此处的椎动脉。这些薄膜性结构对椎动脉有明显的限制作用，可以使椎动脉保持类似于椎动脉沟样较大的弧形大弯曲。若切除该膜，则使椎动脉不能保持完整的弧形弯曲，而明显后突，甚至形成折曲。

椎动脉自寰椎横突孔穿出呈锐角向后，穿过寰枕后膜（寰枕筋膜）经寰椎侧块后上方的椎动脉沟进入椎管，后经枕骨大孔入颅。椎动脉在椎动脉沟内约90%的椎动脉形成向后的隆起，最隆起处的后壁至寰椎后弓后缘约（3.32±1.47）mm。静脉窦或包绕该段椎动脉，这些静脉位于椎动脉与寰椎后弓之间，形态不规则且位置不恒定。

颈脊神经根离开硬脊膜囊时分为前根和后根，后根的直径是前根的2/3。在椎间孔内，前根沿后根的上方行走，2者共占据了椎间孔的1/3~1/4空间。颈神经前、后根自颈髓发出，向前外侧略下行走，与冠状面呈约45°角进入神经根袖。颈神经根袖短而宽，呈长锥形，位于相应椎间孔的中下侧。由于颈椎间孔前部的椎间盘上下部分大小相似，且在颈椎间孔内神经根靠近椎间盘和椎弓根，故神经根易受椎间盘病变的影响。神经根受累多发生于颈椎间孔的入口处。在颈椎间孔的入口区，C$_5$以下的神经根自离开硬脊膜囊至相应椎间孔的走向逐渐倾斜，因此，下位的颈神经根可因上一节段的椎间盘的突出而受累。通常颈脊神经仅占椎间孔的一半，在骨质增生或韧带肥厚时，孔隙变小、变形，神经根就会受到刺激和压迫，产生上肢疼痛、手指麻木等症状。

第一颈神经以直角离开硬膜囊后，经过寰椎后缘的外侧部，分布于枕骨下肌群。

枕小神经纤维来自C_2、C_3颈神经，枕小神经穿出深筋膜后，分布于耳部、乳突部及枕部外侧区域的皮肤。

枕大神经为C_2颈神经后支的内侧支，其神经经头下斜肌和头半棘肌之间，在头半棘肌附着于枕骨处，穿过该肌，再穿过斜方肌腱及颈部的固有筋膜，在上项线下侧，分为几支，感觉神经末支与枕动脉伴行，分布于上项线以上、可达颅顶的皮肤。

枕下部有左右各4块的椎枕肌，即头后小直肌、头后大直肌、头上斜肌和头下斜肌。后者构成枕下三角，三角底部由寰椎后弓和寰枕后膜组成。

（ 张金波　梁国平　李始汉 ）

第二节　颈椎的生物力学

在脊柱运动分析中，一般将椎骨视为刚体，将椎间盘、韧带看成塑性物体。脊柱节段运动就是相邻上、下两椎骨间的相对运动，属三维运动，有6个运动自由度，需要用6个独立变量来描述。脊柱节段运动通常可以用3个角度位移和3个线位移来表示。3个角度位移量分别是前屈后伸、左右侧屈和左右轴向旋转，3个线位移量分别是上下、前后和左右的移位。

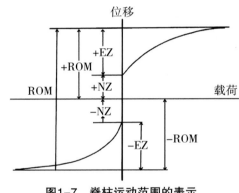

图1-7　脊柱运动范围的表示

Yamamoto通过对离体的脊柱运动的分析，将脊柱的运动范围分为中性区（neurol zone，NZ）和弹性区（elastic zone，EZ）。中性区表示从最大载荷卸载至零载荷的脊柱位置与中立位之间的脊柱运动范围。弹性区表示从零载荷至最大载荷的脊柱运动范围（图1-7）。这种脊柱运动的表示在脊柱生物力学特别是脊柱稳定性的研究中得到广泛的应用。

范金鹏等对$C_4\sim C_5$、$C_5\sim C_6$、$C_6\sim C_7$节段的主运动值以中性区、弹性区、运动范围三个运动参数来表示，试验中测得的$C_4\sim C_5$、$C_5\sim C_6$、$C_6\sim C_7$节段的三维六自由度主运动值，（见表1-1～表1-3），其中前屈运动范围最大，后伸运动范围最小。节段间侧屈和轴向旋转运动左/右侧相比较，差异无统计学意义（$P>0.05$）。$C_4\sim C_5$、$C_5\sim C_6$、$C_6\sim C_7$节段的各项主运动值相比较，差异无统计学意义（$P>0.05$）。

表1-1　正常状态下C_4、C_5节段的三维运动范围（$\bar{x}\pm s$，$n=8$）

运动方向	中性区	弹性区	运动范围（°）
前屈	3.47 ± 0.51	5.53 ± 1.17	8.99 ± 1.59
后伸	1.88 ± 0.15	3.39 ± 0.67	5.27 ± 0.63
左侧屈	2.32 ± 0.45	4.91 ± 1.56	7.23 ± 1.47
右侧屈	2.50 ± 0.73	4.70 ± 0.97	7.20 ± 0.45
左旋转	2.43 ± 0.63	5.01 ± 0.97	7.43 ± 0.41
右旋转	2.61 ± 0.68	4.88 ± 0.89	7.59 ± 0.56

表1-2 正常状态下C_5、C_6节段的三维运动范围（$\bar{x} \pm s$，n=8）

运动方向	中性区	弹性区	运动范围（°）
前屈	3.99 ± 0.69	5.29 ± 0.70	9.34 ± 1.41
后伸	1.81 ± 0.65	3.63 ± 1.4	5.43 ± 1.98
左侧屈	2.05 ± 0.89	4.08 ± 0.98	6.13 ± 0.37
右侧屈	1.85 ± 0.29	4.72 ± 0.42	6.37 ± 0.29
左旋转	2.36 ± 0.66	4.11 ± 0.45	6.67 ± 0.28
右旋转	2.76 ± 0.91	4.78 ± 0.75	7.55 ± 1.22

表1-3 正常状态下C_6、C_7节段的三维运动范围（$\bar{x} \pm s$，n=8）

运动方向	中性区	弹性区	运动范围（°）
前屈	3.89 ± 0.68	5.2 ± 0.7	9.36 ± 1.43
后伸	1.73 ± 0.64	3.5 ± 1.4	5.53 ± 1.78
左侧屈	2.15 ± 0.77	4.2 ± 1.0	6.23 ± 0.47
右侧屈	1.86 ± 0.19	4.8 ± 0.4	6.35 ± 0.27
左旋转	2.26 ± 0.76	4.2 ± 0.4	6.69 ± 0.28
右旋转	2.73 ± 0.81	4.8 ± 0.7	7.56 ± 1.12

一、颈椎的运动学

颈椎作为一柔性负载体，它为了支持头颅的重力，有坚强的支持力；同时，为了适应视觉、听觉和嗅觉的刺激反应，有灵活而敏捷的可动性。

对正常颈椎的活动度测量，各家报道差异较大。除测量方法本身的误差外，测量对象的差异是造成报道不一的主要原因。颈椎的运动形式是多样的，McClure等通过切割成的新鲜单个C_3～C_4或C_4～C_5节段，测定单个关节突关节运动，最大活动范围前屈19°，后伸14°，侧弯曲28°，旋转17°，上、下关节面最大相对移动为9mm；而颈椎运动表现各种运动之间的耦合。颈椎侧屈时有轻度旋转，而旋转时又有轻度侧屈。双节段或多节段颈椎的耦合运动由完整的椎体、椎间盘和两个颈椎关节突关节组成，但运动范围较单个颈椎关节突关节运动范同总和减小。Holmes等通过侧位X线照片方法测量C_2～C_7颈段屈伸运动范同，整体运动范同最大＞90°；单个颈椎节段屈伸运动在C_4～C_5和C_5～C_6最大，分别为17.9°和15.6°。

正常状态下颈椎各节段可产生前屈、后伸、侧屈和旋转运动。颈椎的旋转运动有近80%由环枢椎来完成的，下颈椎各节段的旋转度较小。颈椎在屈伸活动中，下颈椎活动度为100°～110°，而上颈椎活动度只有20°～30°。正常颈椎C_4、C_5和C_5、C_6前屈后伸值分别相当于整个颈椎屈伸度的8%和10%。

颈椎的运动是一种复合运动，既有平动位移，又有角位移和旋转。颈椎侧屈时有轻度旋转，而旋转时又有轻度侧屈。正常情况下，相邻椎体间平均位移不超过2mm，水平位移多发生于前屈和后伸时。屈伸时角位移小于17°。

颈部脊柱运动主要包括：①寰枕关节运动，可使头颅做俯仰、侧屈；②寰枢关节运动，其屈伸范围为30°（屈10°、伸25°），回旋和环转运动，主要为寰椎绕齿状突的旋转运动；③颈部脊柱的整体运动，为上述各运动的整体作用，其范围很大，屈伸及侧屈的范围为90°，以$C_4 \sim C_5$之间活动度最大。

颈部脊柱的下部是脊柱活动度较大的部位，也是脊柱中最早出现退行性改变征象的部位。所以，颈部脊柱容易因外伤或劳损，导致颈椎椎体的错位。

（一）枕-寰-枢椎复合体

该复合体是人类中轴骨骼系统中最复杂的关节，为颅骨与典型椎间关节之间的转移部分。

1. 运动范围　与脊柱其他节段运动相比，上部颈椎的运动幅度较大，尤其是$C_1 \sim C_2$的轴向旋转运动。$C_0 \sim C_1$和$C_1 \sim C_2$节段的侧弯幅度基本相同，$C_0 \sim C_1$节段的屈伸运动范围大于$C_1 \sim C_2$节段。$C_1 \sim C_2$节段的轴向旋转运动范围占整个颈枕部轴向旋转的40%～50%。上部颈椎各节段运动范围见表1-4。

表1-4　上部颈椎运动范围

节段	运动类型	运动范围（°）
$C_0 \sim C_1$	屈伸运动	22
	侧弯运动	3
	轴向旋转运动	7
$C_1 \sim C_2$	屈伸运动	15
	侧弯运动	4
	轴向旋转运动	38

2. 耦合特征　在寰枢椎之间存在着很明显的耦合力，即当寰椎旋转时，伴随着椎骨的位移。

3. 瞬时旋转轴　枕寰运动的水平轴通过乳突的中心，矢状轴位于齿状突尖端上方2～3cm的点，轴向旋转的轴心位于齿状突的中心部位。

4. 解剖单位的功能　在寰枕关节，屈伸运动可通过检查齿状突与椎管前缘的接触来确定，伸直则受覆膜限制，轴向旋转则受寰枢椎间的黄韧带限制。

（二）中下部颈椎

1. 运动范围　中部颈椎与下部颈椎附近的节段屈伸和轴向旋转运动范围较大，其中$C_4 \sim C_5$和$C_5 \sim C_6$节段的屈伸和轴向旋转运动最大。中部颈椎的侧弯运动基本相同，而下部颈椎的是由上至下逐渐减少。中下部颈椎各节段运动范围见表1-5。

表1-5　中下部颈椎运动范围

节段	运动范围（°）		
	屈伸运动	侧弯运动	轴向旋转运动
$C_2 \sim C_3$	10	10	3
$C_3 \sim C_4$	15	11	7
$C_4 \sim C_5$	20	11	7
$C_5 \sim C_6$	20	8	7
$C_6 \sim C_7$	17	7	6
$C_7 \sim T_1$	9	4	2

注：侧弯运动范围和轴向旋转运动范围是左、右方向的平均值。

2. 运动方式　一个椎骨的运动方式由其解剖结构及生理特点来确定。如椎骨的位置在全曲至全伸的过程中，整个脊柱有其共同的特点，但不同的节段也各有不同点。

运动是平移和旋转的结合来完成的，通常用"角顶"来描述颈曲在全曲至全伸的过程中的弧度改变。这个弧度在C_2最平坦，C_6最尖，C_7次之。其他椎骨相差不多（图1-8）。

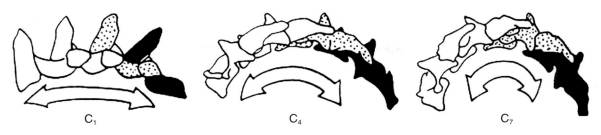

**图1-8　颈椎在矢状面上平移和旋转时，颈曲的曲率半径大致变化，
显示了C₁、C₄、C₇在完全屈伸过程中的前后移动**

3. 耦合特征　下位颈椎的力的耦合作用有重要的临床意义。这种耦合表现在脊柱侧弯时，棘突向相反方向移动。即向左侧弯时棘突移向右侧，向右侧弯时棘突移向左侧（图1-9）这种耦合作用对了解侧弯及某些脊柱损伤和治疗是有意义的。例如，一个暴力损伤使椎间关节超过了它的正常运动范围就可能脱位，这种力的耦合作用就起到了产生轴向旋转和侧方弯曲的作用，造成一侧关节突脱位。

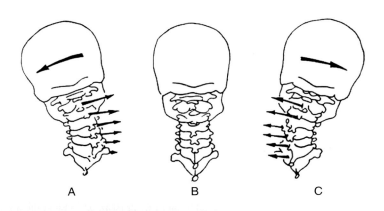

图1-9　颈脊柱运动的重要耦合形式，当头颈向右侧弯时，棘突偏向左侧
A.左侧弯；B.中立位；C.右侧弯

4. 瞬时旋转轴　中下部颈椎的屈伸运动和轴向旋转运动的瞬时旋转轴位于下位颈椎椎体的前部，而侧弯运动的瞬时旋转轴位于下位颈椎椎体的中间。

5. 解剖单位的功能　离体标本实验显示，无论椎骨前后侧的解剖结构是否完整，都没有发生明显的异常活动。纤维环的强度和方向及其与椎体及软骨终板的坚韧附着，有力地限制了椎骨在水平方向的平移。这点在脊柱的临床稳定方面有非常重要的作用。

屈伸运动范围主要受椎间盘的刚度和几何形状影响。图1-10分析了椎骨旋转运动和椎间盘性质的依赖关系。

钩突在颈椎的运动方式方面起着重要

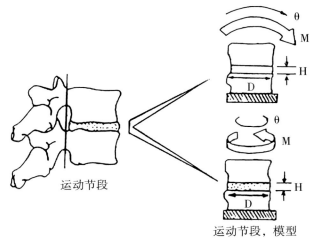

图1-10　颈椎的旋转运动是椎间盘的高度、直径和材料的函数

作用，它可以限制椎骨向后平移和侧弯，有屈伸活动的导向机制。

二、颈椎的静力学

脊柱处于静力状态时呈现出生理弯曲。胚胎和婴幼儿脊柱的生理曲度表现为后凸；出生后5个月时婴儿开始爬行或取坐位仰头，即形成继发的颈椎前凸；自出生后9～10个月婴儿站立至出生后13个月，腰椎后凸消失；到3岁以后腰椎又形成继发前凸；8岁时腰椎前凸已比较明显，10岁时则与成人的曲度基本相同，此时原脊椎的原发后凸仅在胸椎和骶尾椎保存，以平衡脊柱的生理前凸。自此人体的生理曲度由侧面观表现为4个曲度，即颈椎前凸、腰椎前凸和胸椎、骶尾椎后凸。在直立的脊椎动物（包括灵长类）中，唯有人类具有4个生理曲度。

从侧方观察，7块颈椎排列呈前凸弧形。正常人颈椎曲度随年龄的增长而减少（见表1-6）。对正常人颈椎生理曲度的报道各不相同，Borden氏测量法的正常C值为（12±5）mm；Borden氏改良法正常值（10.1±3.3）mm；程黎明测量结果，男性为（22.83°±4.52°），女性为（21.45°±6.32°）；Harrison等报道为34°。

表1-6　男女各年龄组颈椎曲度（α）值（$\bar{x}\pm s$，°）

年龄（岁）	男	女
11～20	46.38±4.32	48.71±3.38
21～30	41.54±4.67	39.88±5.14
31～40	34.18±5.02	31.62±4.41
41～50	31.96±3.49	33.59±5.06
51～60	32.47±4.24	29.77±4.71
61～70	35.05±3.37	35.46±5.52
71～80	39.38±5.49	37.02±4.83
平均	34.81±3.38	34.14±5.90

三、颈椎的动力学

如图1-11所示，Harms-Ringdahl计算了颈椎5种不同姿势下各节段的载荷情况。枕骨和C_1之间的载荷在极度后伸位时最小，极度前屈位时最大，但从中立位向前屈位运动时，载荷增加的幅度并不很大。C_7～T_1运动节段的载荷在中立位时较低，抬头收颔位最低，极度后伸位时稍有增大，轻度前屈时载荷即有明显增加，极度前屈时载荷最大，为中立位时的3倍多。然而肌电图显示，颈后伸肌在上述5个姿势下的肌电活动很弱，揭示前屈力矩主要由韧带和关节囊被动抵抗。上述Harms-Ringdahl计算的力矩值是Moroney和Schultz测得的14个男性受试者抵抗最大载荷值的10%，这说明在肌肉参与下颈椎可有效抵抗外部载荷。

颈椎扭转时平均最大力矩为10Nm，前屈和侧弯时为12～14Nm，后伸时为30Nm。通过计算得到的C_4～C_5运动节段的最大（反应）压力在前屈、扭转、侧弯时为500～700N，后伸时高达1100N。前后和侧向剪力分别为260N和110N，计算值与肌电活动吻合一致。

牵引是治疗颈椎病的常用疗法，其方法因治疗目的而异。已有数项研究强调，当牵引的目的是在颈后部施加张力、扩大椎间孔、缓解神经压迫症状时，牵引应维持于颈前屈位，以加强牵引效果。牵引所产生的前屈力矩的大小，取决于施力的大小以及该力与枕-寰关节和颈椎运动节段旋转中心之间的力臂长短。某些颈椎牵引装置的下颌带长度和牵引力的方向是可调的，延长下颌带并调节牵引带的方向，使牵引力线位于枕骨至C_1关节旋转中心的后方，以保证颈部处于前屈位。

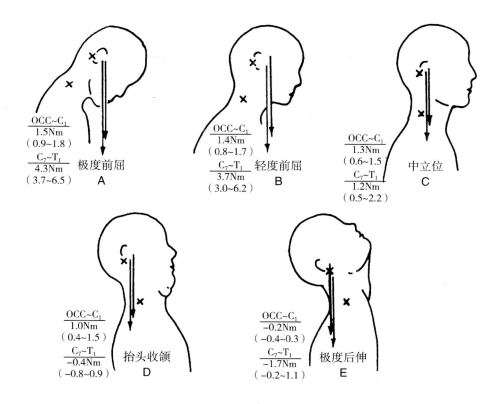

图1-11　颈椎5种不同屈伸运动姿势时施加在OCC～C₁和C₇～T₁节段旋转轴上的力矩

负值代表后伸力矩，箭头指示头部重心线（引自Harms-Ringdahl，1986）

四、颈部脊柱稳定的生物力学

房敏等研究认为颈椎的稳定与平衡是指颈椎在生理载荷下无异常应变和无脊柱功能单位的过度或异常活动。

正常人颈椎稳定性由两方面来维持。①内源性稳定：包括椎体、附件、椎间盘及相连的韧带为静力平衡；②外源性稳定：由颈部肌肉调节和控制，这是颈椎运动的原始动力，此为动力平衡。动力学平衡和静力学平衡处于动态平衡中。如果任何环节遭受破坏，均可引起生物力学失衡，最终导致有关颈椎疾病的发生。

各节颈椎骨构成各自稳定、相互制约的解剖学活动单位，其强度随年龄增长而减弱；当骨质减少25%时其强度减少50%，而松质承载55%；40岁以后皮质则承载65%，而松质承载35%。而上下软骨终板在承载中最易因外力而受伤。椎体退变主要表现为椎体边缘唇样增生即骨赘。颈椎的骨质增生在中老年人十分常见，并随年龄增长呈日益加重的趋势，主要发生在钩突、关节突的边缘和椎体上下缘。椎件的前面较后面严重，尤其C₄、C₅最严重。关于骨赘发生机制尚有不同认识，但是从生物力学方面来探讨可认为椎体增生是一种功能性、代偿性反应。由于纤维环、髓核、软骨板的变性和破坏，使下方椎体失去了弹性保护作用。另外由于颈部肌肉的失衡，使椎体的某些部分承受的应力相对增多。根据wollf定律，骨的生长和重建都要适应功能的需要。高应力部分椎骨就要向周围生长，扩大面积以减少应力，又回到最优力水平，从而使骨质增生停止。此时成骨和破骨处于平衡状态。这与临床上许多颈椎病病人虽病程较长，但颈椎骨质增生可无任何进展的临床现象相吻合。如果应力过高，则增生过大便出现颈椎动力和静力失去平衡状态，从而出现颈椎病的症状。

椎间盘营养状况、弹性及张力主要取决于透明软骨板的通透性和髓核的渗透能力。这种吸液性改变，能影响椎体间的稳定性，亦与椎间盘退变有密切关系。在生长过程中，椎间盘体积逐渐增大而椎间盘 血管逐渐减少，加之软骨终板的钙化，使得椎间盘营养供应减少的同时妨碍了代谢产物的排除，这就进一步妨碍细胞代谢，从而加速细胞的死亡。椎间盘一旦出现变性，失去正常的生理功能，并出现形态学改变，逐渐丧失储藏能量、传递和扩散应力的能力，从而减弱了其抗负荷力，纤维环易撕裂；同时由于髓核脱水，容积压缩，使上下两椎体间隙变窄，致使椎件周围关节突关节韧带变得松弛，容易使椎体滑脱或移位，从而导致颈椎不稳，最终导致颈椎内源性平衡的失调。

杨卫良通过对16具正常国人新鲜尸体的32个下颈椎脊柱功能单位（FSU）标本进行生物力学实验，实验结果表明FSU加载伸、屈时，上椎体矢状面相对下椎体水平位移和旋转角度在Luschka关节切除组较对照组明显增加，差异显著，证明Luschka关节是维持下颈椎稳定性的重要结构。

关节突关节又称椎间关节。有的关节有不完整的关节盘。横突和棘突是颈部肌肉的主要附着部位，这些肌肉的活动能够引起颈段脊柱的相应运动并提供外源性稳定。后部结构的功能具有抗载、引导、抗剪等功能。对脊柱起控制作用。临床证明，上关节突边缘骨赘可能挤压其前方的脊神经根，一侧或两侧颈椎小关节及小关节囊的部分切除将对颈椎的生物力学特性及稳定产生较大影响。White观察到，在去除关节突关节情况下，当颈椎屈曲时椎体的水平移位明显增大，但角度移位却明显减少，这说明关节突关节完整性的丧失，在水平位置上椎体的不稳会更明显。Katsumi等发现，椎板切除术破坏关节突者术后50%发生失稳，而保留关节突者失稳发生率仅为12%。当颈部呈后伸位时，关节突关节所起的负荷最大，当颈部屈曲时肌肉的拉力和反作用力增强，侧屈时肌肉拉力和关节反作用力必须迅速增加以维持头部平衡。研究表明，脊柱功能中关节突关节对抗60%扭转载荷，30%由纤维环承受。当超载时，一旦超过其适应能力就会首先发生关节功能衰竭。当由于各种原因引起椎间关节失稳时，椎间关节小关节面的方向就决定了颈椎病理活动方向：后伸时上一椎骨后滑，而前屈时上一椎骨前滑，后方小关节其两侧关节运动轨迹中心交叉位于后方体侧，因此后方小关节有少许活动，前方椎体的椎间关节就出现较大幅度的活动，因而易引起或加剧小关节退变。由于C_1和C_2小关节呈水平位，故有利于旋转活动，但由于其不稳定易引起脱位。其余小关节之小关节面与冠状面和横截面是45°角，从而允许屈、伸、侧屈和旋转。小关节的存在与完整对生物力学平衡有着重要意义。当颈椎失稳时，其上下关节突和钩椎关节的压力和摩擦力增大，可引起和加重其退行性改变，致使脊髓、神经、血管受累。

颈椎前、后部都由坚韧的韧带包裹，承担着脊柱的大部分张力载荷，韧带对维持颈椎的稳定与功能方面有着重要作用。有研究表明"骨-韧带复合体"是脊柱稳定的内在基础，并与椎间盘一起提供颈椎内源性稳定，保证其活动在正常的生理限度内。一旦受到损伤即有可能导致不同程度的颈椎不稳。贾连顺报道52例创伤性寰枢不稳，其中有7例为单纯性韧带损伤。Saternas报告了427例颈椎损伤尸检资料仅有57例骨折发生，其余均为韧带损伤，比例高达86.7%。上部颈椎区域的韧带作用特性既有灵活的运动性，又有可靠的稳定性，其中十字韧带是稳定C_1和C_2的重要因素，可防止C_2的齿突在C_1环内向后移位。尽管寰枢韧带生理活动范围很小，但却是维持寰枢椎稳定的最重要结构。椎弓间的韧带即后纵韧带复合体（posterior ligament complex）损伤会导致脊柱不稳，临床上脊柱损伤的治疗常采用后路减压手术，即将包括后韧带复合体、椎板以及小关节在内后部结构切除从而导致脊柱不稳。中下段颈椎区域的前纵韧带跨越中央颈段脊柱，与椎间盘连接松弛，后纵韧带位于脊柱背侧与椎间盘连接紧密。后纵韧带是提供颈椎前屈时的主要稳定力，而前纵韧带则是提供颈椎后伸时的主要稳定力，黄韧带连接于相邻两椎板之间，位于椎管后壁，由于椎板略向前倾斜，故黄韧带的附着使椎管后壁非常平滑。当脊柱处于最大屈曲位时，黄韧带比中立位时延长35%～45%，最大伸展位时则缩短10%并且增厚，由此而来引起椎管容量变化。当韧带受到负荷时关节出现微移位，而关节微移位则可产生异常应力，长期异常应力改变生物力学也发生改变，于是出现韧带进行重建，表现为韧带增生、肥厚，出现颈椎病相应的症状。实验研究方面，Osti和Miyanoto等通过损伤颈椎韧带结构建立了病理学证实的颈椎病动物实验模型。

颈肌是颈椎外源性稳定结构中重要组成部分，维持着颈椎动力平衡。颈椎前后方的肌肉是维持脊柱稳定，保持姿势、提供活动的必要条件，其周围附着40多条肌肉，发达的肌肉可增强颈椎的稳定性。头颈任何方位的活动，都是颈肌在神经支配下主动作用的结果，在神经的支配下，使内源性稳定结构中各组成部分发生应力改变、位移和角度变化。

姜宏等提出在颈椎静力平衡结构中，颈椎间盘是整个颈椎承载系统中最为关键的部分，其次小关节在颈椎稳定中也起着重要的作用。当颈椎在伸屈运动时，韧带亦参与维持稳定的作用。在动力性平衡结构中，颈部周围软组织起着重要的作用，维系着颈椎的动力平衡。动力性平衡取决于附着在颈椎体和附件上不同层次肌群结构与功能的完整性、统一性以及协调性。宋沛松等认为正常情况下，脊柱被稳定在一个静态平衡的功能位置，或被稳定在一个能发挥良好功能的动态平衡位置，肌肉是维持其平衡、稳定的重要因素。一般情况下靠肌肉的收缩和松弛来达到脊柱的静、动态平衡。

脊柱的运动是在神经和肌肉的协调作用下完成的，主动肌负责发动和完成运动，而拮抗肌往往是控制和修正运动。脊柱犹如一架精度很高的天平，要时刻保持一种稳定的动态平衡，只要动力线稍有移位就可产生力矩，这就需要肌肉收缩将其抵消以保持平衡，而颈椎在整个脊柱活动中范围最大。施杞认为颈椎病发病机制为"动力失衡为先，静力失衡为主"，生物力学失衡是引起颈椎病发生的主要因素，且不单纯是静力失衡，而是动力失衡和静力失衡相互作用的结果。我们可把脊柱和椎旁肌肉的关系比作桅杆和缆绳，当肌力平衡、或因肌肉劳损甚至瘫痪而丧失肌力时即可引起脊柱的不稳乃至畸形。

颈椎仰伸状态下侧位X线摄像可以显示C_2和C_7垂直线交于C_4、C_5间隙，表明此处所承受的压力和扭曲力最大。前屈时最大压力和扭曲力位于C_5、C_6椎间隙，长期屈位工作者如纺织工、电脑操作员、绘图员等由于C_5、C_6经常处于高压力和高扭曲力状态下，最易、也最先引起退变，尤其椎体后缘钩椎关节处。这与临床所见相吻合。从颈部肌肉动力学分析也可发现C_4、C_5椎处附着的肌肉较弱，并且位于弧顶，稳定性较差，因此外伤、软组织慢性损伤或肌肉痉挛所致内、外生物力学失衡时易发生以C_4、C_5为中心的椎体平移或旋转，长期处于失衡状态下易发生颈椎病。

颈部脊柱负荷主要由头部重量、肌肉的活动和外力负荷产生。屈位时由于头颅重心前移，此时无论是颈部肌肉的收缩力和椎体所承受的压力都成倍增高，同时颈部伸肌的拉应力也显著增长。因此若长期处于颈部过度前倾的不良姿势下，颈肌也长期处于紧张状况中，颈肌负荷过重久之出现肌肉劳损、肌肉痉挛、肌肉张力下降，结果就会发生动态平衡失调；同时长期颈部肌肉处于高负荷状态下，可导致颈肌血供不足和代谢异常又加重颈肌痉挛。王以慈等对123例颈椎病患者肌电测试发现出现异常波者达104例，占84.6%，这可从另一个侧面说明颈椎病的发生和颈肌的异常有密切关系。

另外颈椎长期处于非平衡力作用下，椎体部分区域反应力大于最优力，过度的反应力是骨质增生的重要因素。余家阔等通过实验证实颈部应力与应力分布的改变后颈部软组织也会发生相应的改变，如项韧带玻璃样变、颈项肌黏液样变，关节囊韧带的玻璃样变。因为颈部软组织是维持颈椎生理弧度和颈椎稳定性的重要保证，所以颈部软组织异常必然导致颈椎节段不稳和生理弧度的改变，从而引发骨质增生；严重的骨质增生又会反过来刺激神经根和软组织，从而造成恶性循环加剧颈椎病的发生。周秉文报告80例颈椎间盘突出病仅13例为外伤诱发，故认为颈椎间盘突出病的发病可能与长期慢性劳损，颈椎周围的肌肉力量长期不平衡而导致椎间盘负荷不均有关。

彭宝淦等通过切除颈椎棘上、棘间韧带和分离椎旁两侧肌肉而建立颈椎病模型。模型出现颈椎动力失衡的症状，通过X线检查发现模型动物椎间隙狭窄、椎体骨赘形成和颈椎曲度变直。经病理学证实模型动物椎间盘突出、髓核消失、纤维环纤维化、黏液瘤变、软骨板钙化及骨化断裂，这与人类颈椎病病理变化相一致。另外有实验切除大鼠颈浅、深群肌肉建立大鼠颈背部不同程度损伤所致颈椎病模型。

（ 张金波　艾尔肯·阿木冬　马　涌 ）

参考文献

［1］田慧中，刘少喻，马原. 实用脊柱外科学[M]. 广州：广东科技出版社，2008：38-111.

［2］戴尅戎，等. 骨骼系统的生物力学基础[M]. 上海：学林出版社，1985：261-292.

［3］钟世镇. 临床应用解剖学[M]. 北京：人民军医出版社，1998：284-290.

［4］饶书城. 脊柱外科手术学[M]. 第2版. 北京：人民卫生出版社，1999：46-77.

［5］田慧中，刘少喻，马原. 实用脊柱外科手术图解[M]. 北京：人民军医出版社，2008：8-48.

［6］BellDB，Lucas GB. Mechanics of the Spine[J]. Bull Hosp Joint Dis，1970，31：115-131.

［7］Francois L, et al . Three-dimensional geometrical and Mechanical modellingy the lumbar spine[J]. J Bimecha，1992，25（10）：1153-1155.

［8］Adams MA，et al. The resistance to flexion of the Lumbar intervertebral joint[J]. Spine，1980，3：245-248.

［9］Waters RL，Morris JM. Effect of spinal support on the electrical activity of muscles of the trunk[J]. J. Bone Joint Surg，1970，52A：51-55.

［10］Bartelink DL. The rote of abdominal pressure in relieving the pressure on the Lumbar intervertebral discs[J]. J. Bone Joint Surg，1957，39B：718-721.

［11］Mal CH，Pope PD，John W，et al. Occupational Low Back Pain[M]. New York：CBS Educational and Professional Publishing，1984：46-56.

［12］King AI，Prasad P，Ewing C L. Mechanism of spinal injury due to caudocephalad acceleration[J]. Orthop. Clin. North Am，1975，6：19-21.

第二章

颈椎的临床检查

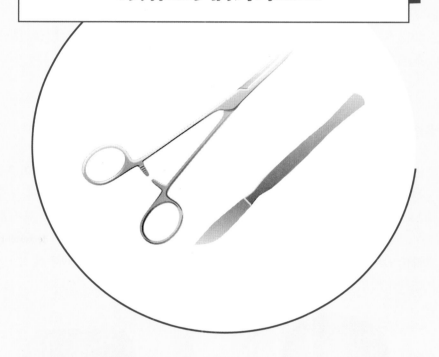

第一节 物理学检查

一、解剖生理功能

颈椎由7节椎骨组成。第1颈椎（又称寰椎，C_1）无椎体和棘突，由前后弓和其间的侧块组成，侧块的上下各有关节面，分别于枕骨和第2颈椎形成关节。第2颈椎（又称枢椎，C_2）的椎体有齿状突，插入寰椎前弓后侧，并由两侧块间的横韧带限制其向后移位。C_1、C_2无典型的椎体，暴力作用仅可引起前弓骨折、枢椎齿状突骨折及寰椎脱位，严重者伴有脊髓损伤而危及生命。$C_3 \sim C_7$的各小关节面几乎呈水平位，故比较容易脱位，而骨折则少见。

除C_1、C_2外，各椎体之间均有一个椎间盘。椎间盘破裂后纤维环及髓核可向后突出，引起神经根或脊髓受压症状。

前纵韧带、后纵韧带、棘上韧带和项韧带均为脊椎连续的结构。棘突间有棘间韧带，椎弓间有黄韧带以及横突间韧带相连。

颈部疾患的检查可通过视诊、叩诊、运动、量诊等来完成，但由于颈椎伤病极易累及脊髓，因而也包括神经系统查体内容以及一些特殊的颈部试验。

二、视诊

颈部视诊包括观察是否有颈部畸形、包块，是否有外伤、姿势异常和运动功能受限等情况。

1. 畸形　颈部有否畸形存在。Klippel Feil综合征常有短颈畸形（图2-1）。强直性脊柱炎的病人有僵硬性后凸畸形，活动功能丧失（图2-2）。先天性斜颈的患者，常见有肌源性斜颈（图2-3），如胸锁乳突肌挛缩引起的斜颈或骨源性斜颈（图2-4），如高位脊柱侧弯所形成的颈椎侧凸。寰枢关节脱位的患者，下颌偏向一侧，头部似很沉重，需用一手或双手扶头。颈椎结核的患者常可在棘突上触到角形后凸。

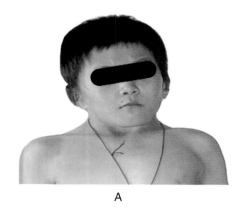
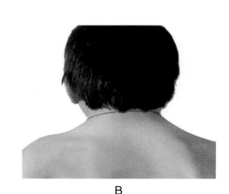

A　　　　　　　　　　　　　　　B

图2-1　Klippel Feil综合征短颈畸形

A.前面观：颈部缩短、颈根部宽大，颈蹼不明显；B.后面观：颈根部宽大、颈蹼不明显

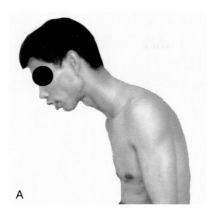

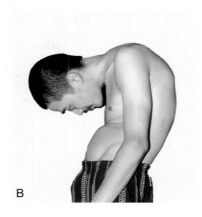

图2-2 强直性脊柱炎的病人常伴有僵硬性颈胸段后凸畸形，活动功能严重丧失

A.轻度颈胸段后凸畸形；B.重度颈胸段后凸畸形，颏部与胸骨相接近，妨碍张嘴吃饭

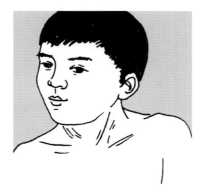

图2-3 肌源性斜颈，常由于胸锁乳突
肌肿块的纤维化挛缩所造成

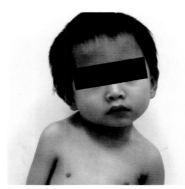

图2-4 骨源性斜颈，多因高位脊柱
侧凸并发骨性斜颈

2. 姿势 颈部疾患常伴有姿势异常。颈部外伤患者因疼痛激烈或神经损伤常无法行走而采取卧姿，且多呈保护性体位，颈部常强直。损伤较轻者，常用手扶头。

当搬运颈椎损伤的病人时，应注意观察病人的上肢运动情况和采取的姿势，如：已瘫痪的病人，他们的姿势常表示脊髓损害的部位。C_7平面的损害，为两手半握、肘屈曲的姿势（图2-5）。C_6平面的损害，为上肢高举过头、肘屈曲、前臂旋后、两手半握（图2-6）。C_5平面的损害，为上肢完全不能移动，因为膈神经已被累及。

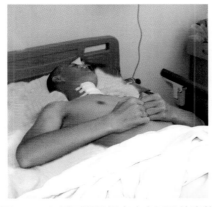

图2-5 C_7平面脊髓损害病人两手的姿势

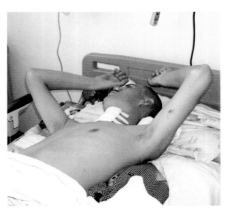

图2-6 C_6平面脊髓损害病人两手的姿势

3. 局部表现　屈曲损伤者，枕部可有皮肤擦伤或瘀斑，颈椎过伸损伤患者常伴有前额部擦伤等。另外，需观察局部是否有隆起或肿块，是否有开放性伤口或切口瘢痕。

4. 检查方法　除了进行一般的观察外，应让患者坐好，脱去上身的衣服，显露背部、肩部和上肢。进一步观察颈段前凸生理曲线是否改变，有无变平直或有局限性后突畸形。两侧软组织有无局限性肿胀或隆起，颈部与头部及两肩的关节有无异常等。

三、触诊

颈部触诊时除了检查有无压痛点之外，还应注意检查骨质形态是否改变，是否有肿块。触诊内容还包括对神经系统感觉功能异常的检查。

1. 压痛　上颈椎及枕部疾病患者，常可于C₂棘突处触及压痛。若棘突旁有压痛同时向一侧上肢放射多为颈椎病。颈外侧三角区之内有压痛，表明臂丛神经可能有炎症刺激或压迫。颈椎疾病常见的压痛部位见图2-7。

2. 棘突序列　棘突骨折者常可触及断裂、浮动的棘突。寰枕融合畸形者除了可见短颈畸形外，触诊时亦可发现枕骨至C₂棘突之间间距缩小。骨折脱位者常可触及棘突之间连续性中断和台阶样改变。

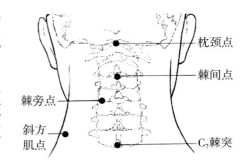

图2-7　常见颈部压痛点

3. 颈部包块　肿瘤患者可触及痛性肿块，颈前部包块多为脂肪瘤。软组织及棘突上的肿块更易触及。相当一部分患者可触摸到颈后部皮下的质硬包块，多为钙化的项韧带。胸锁乳突肌下的肿块常为肿大的淋巴结。特别要注意：颈部包块与胸锁乳突肌的关系，在颈部检查中，一般来说，颈侧有包块处，胸锁乳突肌常很扁薄，因为除非使胸锁乳突肌收缩后再检查，否则很不容易依靠触诊来决定它们之间的关系。检查者立在患者身后，嘱患者用力把颏抵住检查者的手掌，这样可使胸锁乳突肌收缩得很紧（图2-8）。此时，检查者可用另一只手自下而上的检查该肌，特别注意它的前缘和后

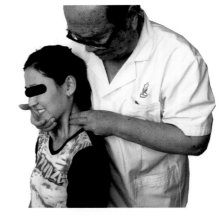

图2-8　胸锁乳突肌下包块的触诊方法

缘，就可清楚地触得包块。如果找不到淋巴结肿大的原因，那么应立即想到淋巴结结核症的可能。最常见的慢性淋巴结炎是结核症，在颈部冷脓肿的深部常可触及肿大的颈淋巴结（图2-9）。它可以发生在颈部的任何部位，最多见的是颈静脉组，尤其是输纳扁桃体的淋巴结（图2-10）。

如果颈部淋巴结长得很大，各结彼此分散，触之有弹性，那么要想到Hodgkin病（淋巴瘤）的可能性。在这种情况下，应同时检查腋部和腹股沟部的淋巴结，如有类似的肿大，而患者又有脾肿大，那么Hodgkin病的可能性就更大。

颈淋巴结恶性肿大（尤其是转移癌）的特征是石样的硬度。

在很多场合中，舌骨大角被误认为是一个硬而固定的淋巴结。在老年人中，舌骨大角可能已骨化，这样就更像是一个坚硬的淋巴结。但它的位置较一般颈静脉组淋巴结靠前。最好的鉴别方法是

嘱患者做吞咽动作，借以决定肿块与喉头的关系。

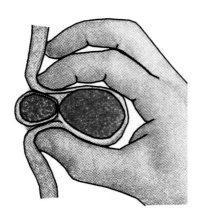

图2-9　用手指在冷性脓肿深部按压，有时可以摸到颈筋膜以下的淋巴结

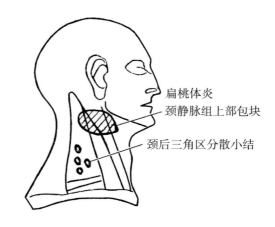

图2-10　颈部结核性淋巴结炎的检查

4. 柔软程度　除触摸是否有包块外，应触诊感知患者气管的松软程度，尤其是已行颈部手术者，气管的可推移程度对再次手术入路的选择很有意义。

5. 触诊的方法　①手法必须轻柔，以免因动作粗暴而引起肌肉痉挛。②由于颈椎呈生理性前凸，因此稍有后凸畸形时不易被察觉。检查时可令病人取坐位，自枕外隆凸向下逐个棘突进行触诊，注意压痛部位系在棘突区中央或在两侧，并由轻而重测定压痛点位于浅层还是深部。③对有颈椎后凸畸形的病例，触诊时不宜用力过重，如疑有结核，必须进一步令病人张口检查咽后壁，以观察有无咽后壁脓肿，必要时也可作肿块穿刺协助诊断。

四、叩诊

主要检查患者颈椎是否有叩击痛及传导痛，但比较少用。检查时检查者用一手掌垫于患者头颈部，另一手握拳，用拳头轻轻叩击患者头顶部。患者疼痛者为阳性，不痛则为阴性。

五、脊髓神经功能检查

1. 感觉检查　分浅感觉检查和深感觉检查两类。浅感觉检查有痛觉、温觉和触觉检查；深感觉检查有位置觉、关节觉、震动觉检查。

2. 运动功能检查　颈椎有前曲、后伸、左右侧屈及旋转等活动功能，头部运动范围最大处在枕寰关节。检查时患者可取坐位，让病人坐正、头直立、下颌内收。正常颈椎的运动范围如图2-11，应注意对急性颈椎损伤活动受限的病人，禁忌进行各种被动的颈部运动检查，以免造成损伤加重。运动功能的改变为脊髓损害的常见表现，如肌营养、肌张力、肌力的改变有利于病变的定位。

3. 颈椎疾病肌力检查的方法如图2-12至图2-25。

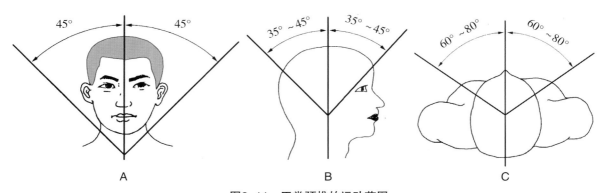

图2-11　正常颈椎的运动范围

A.侧屈幅度；B.前后屈幅度；C.旋转幅度

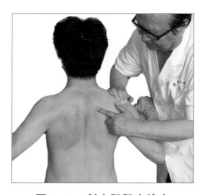

图2-12　斜方肌肌力检查

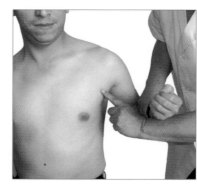

图2-13　胸大肌肌力检查

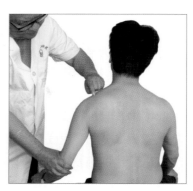

图2-14　冈上肌肌力检查

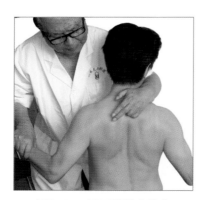

图2-15　冈下肌肌力检查

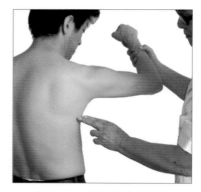

图2-16　背阔肌肌力检查

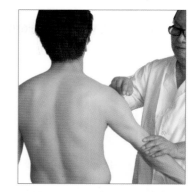

图2-17　三角肌肌力检查

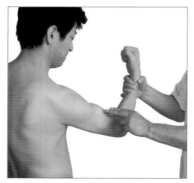

图2-18　肱二头肌肌力检查

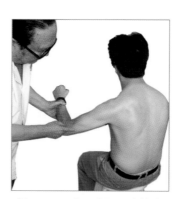

图2-19　肱三头肌肌力检查

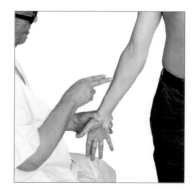

图2-20　旋前圆肌肌力检查

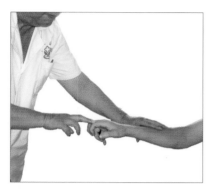

图2-21　指伸肌肌力检查

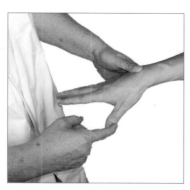

图2-22　拇外展肌肌力检查

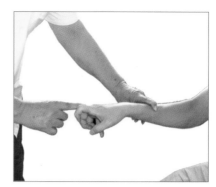

图2-23　第1蚓状肌肌力检查

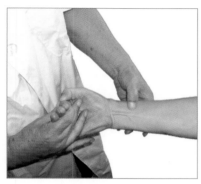

图2-24　桡侧腕屈肌肌力检查

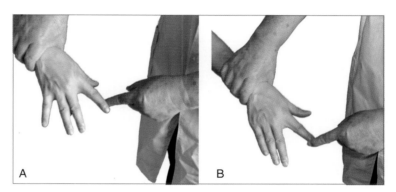

图2-25　骨间肌肌力检查

A. 示指外展试验；　B. 示指内收试验

Code肌力评定法共分6级：

0级：完全瘫痪，无肌纤维收缩。

1级：可见肌肉轻度收缩，但不产生关节的运动或任何动作。

2级：肢体可有平行于床面的移动，但不能对抗地心引力。

3级：肢体可有抵抗地心引力（如抬离床面），但不能抵抗阻力。

4级：能对抗一般阻力，但力量较弱。

5级：正常肌力。

4. 反射功能检查　分浅反射检查、深反射检查和病理反射。常用的浅反射检查如表2-1；常用的深反射检查如表2-2；常用的病理反射检查如表2-3。

表2-1　浅反射检查

反射名称	检查方法	反应形式	运动肌肉	神经支配	定位节段
角膜反射	棉絮轻触角膜	闭同侧眼睑	眼轮匝肌	三叉神经和面神经	大脑皮质和桥脑
腹壁反射（上）	沿肋弓自外向内轻划腹壁	上腹壁收缩	腹横肌	肋间神经	T_7、T_8
腹壁反射（中）	腹中部自外向内轻划腹壁	中腹壁收缩	腹斜肌	肋间神经	T_9、T_{10}

续上表

反射名称	检查方法	反应形式	运动肌肉	神经支配	定位节段
腹壁反射（下）	沿腹股沟自外向内轻划腹壁	下腹壁收缩	腹直肌	肋间神经	T_{11}、T_{12}
提睾反射	轻划股内侧皮肤	睾丸上提	提睾肌	闭孔神经和生殖股神经	L_1、L_2
足底反射	轻划足底	足趾及足向跖面屈曲	屈趾肌等	坐骨神经	S_1、S_2
肛门反射	刺激肛门	外括约肌收缩	肛门括约肌	肛尾神经	S_4、S_5
球海绵体反射	针刺阴茎头背部或轻捏龟头	阴茎和肛门收缩	球海绵体肌和肛门外括约肌	阴部神经	S_2、S_3

表2-2 深反射检查

反射名称	检查方法	反应形式	运动肌肉	神经支配	定位节段
肱三头肌腱反射	屈肘后叩击肱三头肌腱或鹰嘴突	肘关节伸直	肱三头肌	桡神经	C_6、C_7
肱二头肌腱反射	屈肘后拇指压肱二头肌腱，叩击拇指	肘关节屈曲	肱二头肌	肌皮神经	C_5、C_6
桡骨膜反射	前臂半屈旋后，叩击桡骨茎突	肘关节屈曲旋前并屈曲手指	肱桡肌、肱二头肌、肱三头和旋前肌	正中神经桡神经肌皮神经	$C_5 \sim C_8$
胸肌反射	轻叩放在患者胸肌上的手指	胸大肌收缩	胸大肌	胸前神经	$C_5 \sim T_1$
腹肌反射	叩击肋缘、腹肌或骨盆肌附着处	腹肌收缩	腹肌	肋间神经	$T_6 \sim T_{12}$
膝腱反射	膝关节屈曲位（患者仰卧或坐位）叩击其髌下区	膝关节伸直	股四头肌	股神经	$L_2 \sim L_4$
跟腱反射	仰卧位半屈外展下肢，手托足底维持一定胫后肌群张力，轻叩跟腱	足向足底屈曲	腓肠肌	坐骨神经	S_1、S_2

表2-3 病理反射检查

反射名称	检查方法	反应形式	损害节段
Hoffmann征	患者前臂微旋前，腕关节背屈，手指半屈。检查者将其中指半伸并夹于自己的中指和示指间，用拇指弹拨患者中指指甲	同侧1、2、4、5指屈曲	上肢锥体束
Rossolimo征	用手指叩击3~5指指尖的掌侧面	手指屈曲、拇指内收	上肢锥体束
Babinski征	在足底自后向前划外侧缘	拇趾背屈，其余4趾散开	锥体束

续上表

反射名称	检查方法	反应形式	损害节段
Chaddock征	在足背自后向前划外侧缘	拇趾背屈，其余4趾散开	锥体束
Oppenheim征	用力以拇指和示指的中节指背划患者胫骨前嵴	拇趾背屈，其余4趾散开	锥体束
Gordon征	用力挤压腓肠肌	拇趾背屈，其余4趾散开	锥体束
Schaffer征	用力挤压跟腱	拇趾背屈，其余4趾散开	锥体束
Stransky征	用力外展第5趾并持续数秒	拇趾背屈	锥体束

六、颈椎伤病的特殊试验

1. **Fenz征**　用于检查颈椎小关节病变，检查时先令病人头颈前屈，随后再左右旋转，颈部出现疼痛者为阳性（图2-26）。

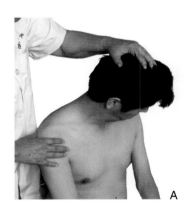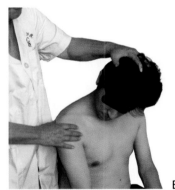

图2-26　Fenz 征试验
A. 颈前屈向左侧旋转；B. 颈前屈向右侧旋转

2. **艾迪森（Adson）试验**　患者静坐双手放于膝部，先比较平静状态下两侧桡动脉搏动力量，以后使患者尽量抬头，深吸气后屏气，检查者一手托住患者下颌并使患者用力将头转向患侧，再比较双侧脉搏力量或血压，若患侧脉搏减弱或血压降低，说明血管受到挤压。

3. **Spurling试验**　患者坐位，头部微向患侧侧屈，检查者位于患者后方，用手按住患者头顶部，另一手握拳锤击（图2-27），如患肢发生放射性疼痛，即为阳性。此试验多用于神经根型颈椎病的检查。

4. **椎间孔分离试验**　患者端坐，检查者站于患者背后并双手提起患者下颌，用力持续向上牵引10～20min，如患者感觉根性疼痛症状缓解，提示为神经根型颈椎病。颈部疼痛加重者为急性扭伤。头晕症状减轻者，提示头晕与颈椎不稳有关。

5. **颈神经根牵拉试验**　此试验的目的是牵拉神经根，看是否引起反射性疼痛。检查时令患者颈部尽量前屈，检查者一手放于头部病侧，另一手握住患肢腕部，向反方向牵拉（图2-28）。如患肢出现麻木疼痛或原有症状加重，则为阳性。

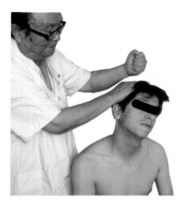

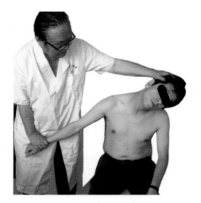

图2-27　Spurling试验　　　　　　　　　图2-28　颈神经根牵拉试验

七、颈部常见疾患的主要体征

1. 颈部扭伤　由轻微颈部屈曲性损伤或突然扭转所引起，虽不致造成关节脱位，但关节囊或其他韧带可产生撕裂。颈部扭伤并不少见，其主要体征包括：①局部疼痛及压痛，触诊有肌紧张、僵硬感。②因肌肉痉挛，颈部活动受限，转头时两肩也随之转动。③X线片检查无异常发现。

2. 颈椎半脱位　可分为前方及侧方半脱位两种，以前者为多见。此种损伤多发生于C_4、C_5或C_5、C_6椎（由于该部位关节突排列方向较为水平之故）。在小儿则多发生在C_1、C_2之间，呈旋转性半脱位（咽喉壁充血或风湿等所引起的韧带松弛也可能为诱发原因）。

（1）颈椎前方半脱位：①下颌在中线上，头部不能向右或向左旋转。②半脱位脊椎下方的棘突轻度突出，可触及台阶感。③侧位X线片可显示上一脊椎的下关节突向前移位，并跨在下一脊椎的上关节突尖部，关节突的关节面失去平行排列关系，上方椎体有不同程度向前移位，椎间隙变窄。伸屈位X线片椎体移位征象更加明显（梯形变），但摄此片时，应有骨科医生在场保护。④可以合并受损平面神经根分布区域的疼痛和麻痹，亦可有脊髓压迫症状。

（2）小儿寰椎半脱位：①头部向前移位，并呈僵直状，不能向任何一方旋转。②常伴有某种程度的旋转移位（于后天性斜颈畸形相似）。③X线片示颈椎正常生理前凸消失，寰椎向前移位，寰枢椎的棘突位置显示寰椎有旋转移位，寰椎侧块与齿突侧块缘间隙不对称。

3. 落枕　又称急性颈僵直，多于过度疲劳、熟睡后及颈部长时间处于不正确姿势下而引起，故多发生于夜间或晨起时。其主要体征：①颈部僵硬呈微前屈姿势，活动受限制。②一侧肌肉痉挛，并牵涉肩部及上臂不适。③常于$C_5 \sim T_2$棘突一侧肌肉有明显压痛。④有时出现沿神经根走行的放射痛。

4. 颈肌筋膜炎　又称颈部纤维织炎，发病原因不明。有类风湿关节炎者，常同时合并有颈部筋膜炎病变。其主要体征：①持续性颈痛，可放射到枕部及肩部，有时随天气变化加重或减轻。②常在$C_3 \sim T_5$棘突两侧肌肉有明显压痛。③注意有无合并先天性畸形。

5. 颈椎病　为中老年人的颈肩痛，多为退变性骨质增生和椎间盘退变所致。可分为6种类型。

（1）颈型：症状来自椎间盘周围神经末梢。病人感到颈肩部疼痛，相当于肩胛内缘处有反射痛点，无上肢放射痛，颈椎无畸形、活动好，椎间孔挤压试验阴性。

（2）神经根型：由于骨质增生或椎间盘突出，压迫神经根而引起。患者单侧或双侧上肢放射痛，同时有受压神经根支配区域的感觉改变。

（3）交感型：由于增生骨赘刺激颈前交感神经，引起心慌、头晕、气闷等。

（4）椎动脉型：由于骨质增生刺激椎动脉而引起头晕、耳鸣，多属阵发性。

（5）脊髓型：由于颈段脊髓受椎间盘或骨刺的压迫而引起四肢麻木无力，肌张力高，腱反射亢进，病理反射阳性。

（6）混合型：指2种以上所叙述病症混合存在。在X线片上可见椎间隙变窄、椎体后缘骨赘、椎间孔内骨刺存在。

6. 颈椎间盘突出症　此病多见中、壮年人，常发生于C_5、C_6间盘或C_6、C_7间盘，突出部位不同，其临床表现亦有区别。主要体征：①颈痛合并一侧上肢放射性痛，患者头前屈向对侧偏以及咳嗽时均引起疼痛加重。②C_5、C_6或C_6、C_7棘突旁有压痛及叩击痛，并向上肢放射。③患肢前臂外侧皮肤感觉减退。④上臂及前臂肌萎缩，患侧手握力明显减退。⑤Fenz征、椎间孔挤压试验、椎间孔分离试验等均呈阳性。⑥X线片检查见颈椎生理前凸减小或消失，椎间盘退变的间隙变窄，邻近椎体后缘可有唇样变，斜位及侧位X线片可显示椎间孔变小，关节突肥大钩椎关节唇样增生。CT及MRI可明确椎间盘突出的部位和程度。⑦中央型突出者可表现为颈髓压迫症状，如下肢有不同程度的痉挛型麻痹、行走不稳等。应注意与脊髓肿瘤相鉴别。

7. 颈肋综合征和前斜角肌症候群　①颈臂部疼痛，并随手臂的位置而加重或减轻，肩胛带抬高可减轻此类症状。②沿尺神经分布区麻木或串痛，前臂尺侧和小指感觉减退。大、小鱼际肌萎缩，握力减弱。③锁骨上凹压痛，可触及骨突起或肥厚的肌腱。④艾迪森（Adson）征阳性。⑤X线片检查可见颈肋。根据颈肋大小可分为4种类型：A. 单纯侧部加宽，未伸展至横突范围之外。B. 肋骨突长达4～5mm。C. 类似真正肋骨，借韧带与第1肋骨或胸骨相连。D. 完整的肋骨。

8. 肌性斜颈　近年来认为是由于产伤引起胸锁乳突肌部分损害或局部出血形成血肿后纤维化引起（检查时须注意与颈椎侧弯、颈椎半脱位、半椎体以及由于习惯于偏视和偏听等不良姿势所引起的斜颈相鉴别）。其主要体征：①头向一侧偏斜。②患侧胸锁乳突肌较对侧明显的紧张，呈条索状隆起。③年龄较大的患儿可伴有两侧面颊不对称，患侧面部较小，此可通过测量两侧由眼外端至口角的距离得出。

9. 颈椎结核　主要体征：①常需用手托头，以免在行动中加剧疼痛。此亦称拉斯特（Rust）征。②颈部僵硬，各个方向的运动均受到限制，后伸时疼痛加剧。③患部棘突有压痛和叩击痛，由于椎体压缩，可触及颈椎有局限性后凸畸形。④咽后壁可出现冷脓肿，低位病变者可在颈部出现脓肿。⑤X线片检查可显示颈椎椎体破坏、椎间隙狭窄、椎前阴影增宽。CT可发现颈椎椎体呈虫蚀样破坏。MRI可显示椎体信号改变，椎前脓肿形成，并显示脊髓受压情况。

（田慧中　宁志杰　沙吾提江）

第二节　影像学检查

一、概论

近年来，随着影像诊断设备和检查技术不断创新，内容和方法的不断丰富，特别是影像信息数字化，电子计算机辅助和图像重建成像成为当今影像发展的主要方向，影像学在颈椎外科的诊断中愈发具有重要的位置。颈椎影像学常用检查方法包括X线摄片、CT、MRI、数字式血管造影、核素扫描，各种检查方法有其各自的使用范围，正确合理运用影像学检查手段，对于颈椎病变（炎症、肿瘤、外伤、畸形等）的临床诊断，病变的准确位置、范围、发展阶段和病变与脊柱周围组织的关系，制定治疗方案，确定手术路径，判断预后等诸方面具有重要价值。根据患者的具体情况，合理运用，尽量用低的费用解决问题，以求最大的费用/效益比。

二、X线检查

X线平片是颈椎疾病首选的检查方法，首先可以明确骨骼系统有无病变，另外X线运用时间长（始于1895年），积累了丰富的临床经验，多数疾病可根据X线平片做出诊断。照片应该包括脊柱周围的软组织，如颈前的软组织、项韧带等，另外要包括临近的上胸椎，以便计数颈椎节数。颈椎X线检查必须包括正位像和侧位像，观察颈椎椎间孔要有斜位，寰枢椎用正位开口位，判断椎间是否稳定，采用前屈位和后屈位摄颈椎侧位像。颈椎外伤患者常常合并意识障碍或其他相关的损伤，过多的搬动患者可能加重患者颈髓的损伤，所以经常局限于1或2个投照体位，此时最有价值的投照体位为侧位。

（一）C$_3$～C$_7$前后位

患者站立或仰卧于摄影台上，双臂下垂于身旁，身体正中矢状面于台面垂直，并与台面中线吻合，头微向上仰，使听鼻线垂直于台面，中心线指向C$_4$（或甲状软骨），并向头侧倾斜15°～20°。胶片上缘包括外耳孔平面，下缘至颈静脉切迹（图2-29），患者平静呼吸下屏气曝光。X线片可清晰显示C$_3$～C$_7$椎体、椎间盘间隙及钩椎关节。棘突投影与正中线上，与椎体相重叠，呈卵圆形。横突骨质清晰，向左、右突出。椎弓根呈轴位投影于椎体与横突相接处（图2-30）。在C$_3$～C$_7$前后位基础上略加改动，便可使C$_1$～C$_7$在一张照片上显示：①听眶线与垂直于台面；②中心线垂直投照，入射点对C$_4$上3cm处；③曝光时屏气，头颅必须保持固定，下颌快速做张闭口活动。此时C$_1$、C$_2$背景模糊如体层片，椎体轮廓和骨质皆能清晰显示。

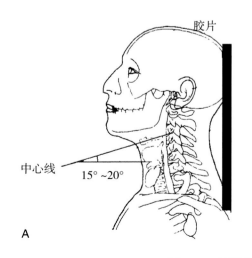
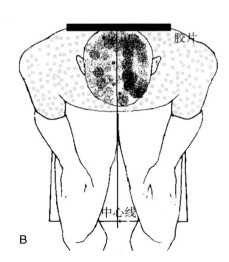

图2-29　颈椎前后位摄影位置示意图

A.侧面观；B.俯视

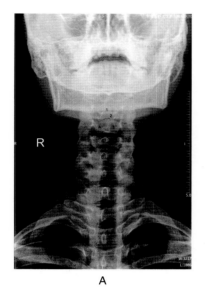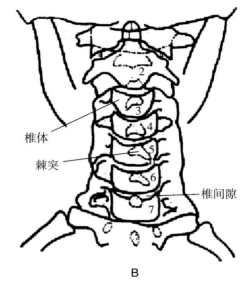

图2-30　颈椎前后位X线

A. 颈椎正位X线片；B. 1齿突；C₂～C₇椎体上标有数字

棘突位于正中线上，横突位于椎体两侧，椎弓根呈轴位投影于椎体与横突相接处，横突和棘突之间为椎板和椎弓前后平面，椎弓断面上下示关节突

（二）C₁、C₂张口位

患者取仰卧位于摄影台上，身体正中矢状面与台面垂直，头稍向上仰。尽量张口，不能持久者可以在上下前齿间夹一海绵垫，使上颌切牙咬合面中点与乳突尖连线垂直于台面。上下切牙中点对胶片中心。中心线经上颌切牙咬合面中心垂直摄入胶片。曝光时使患者做"啊"声，以使吞向下凹，口腔扩大（图2-31）。该投照位置能清晰显示寰椎侧块、枢椎齿状突、寰枢关节、寰枕关节（图2-32）。枢椎齿状突位于寰椎两侧块之间，寰椎横突位于侧块的外部，其下方枢椎的骨质、椎弓、棘突显示清晰。

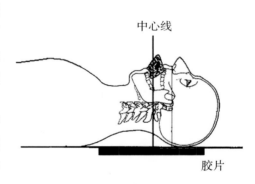

图2-31　投照张口位示意图

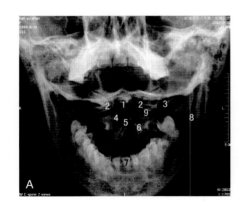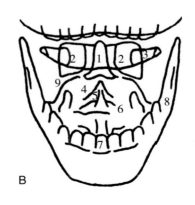

图2-32　寰枢椎张口前后位

A. 寰枢椎张口前后位X线片；B. 寰枢椎张口前后位示意图

1. 枢椎齿状突；2. 寰椎侧块；3. 寰椎横突；4. 枢椎椎体；5. 枢椎棘突；
6. 枢椎椎板；7. 门齿；8. 下颌骨；9. 寰枢关节间隙

（三）颈椎侧位

患者取仰卧位于或侧向坐于摄影架前。下颌上仰使听鼻线与躯体冠状面垂直，避免下颌支与上部颈椎重叠，为了不影响颈部的生理曲度，绝不要勉强患者做出该姿势。双肩尽量下垂，避免肩部与C_6、C_7重叠，身体正中矢状面与片盒平行，胶片上缘包括外耳孔，下缘抵颈静脉切迹。中心线与胶片垂直，经甲状软骨处颈部前后缘中点射入（图2-33）。若定位的重点为上部颈椎或下部颈椎，可适当上移或下移。曝光时患者需深吸气后屏气。该投照位置显示C_1~C_7侧位影像，能观察颈椎的生理曲度上部包括部分枕骨和下颌骨，前部包括喉部软组织及其前后方其他软组织。椎体的形态，椎间隙、棘突、椎间关节、椎管前后径显示清晰（图2-34）。

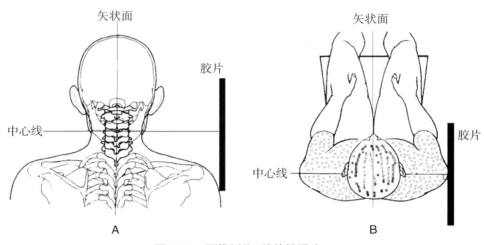

图2-33 颈椎侧位X线片投照法
A.后面观；B.上面观

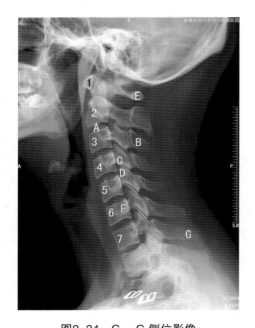

图2-34 C_2~C_7侧位影像

1.寰椎前弓；E.寰椎后弓；A.椎间隙；
B.棘突；C.下关节突；D.上关节突；
F.横突；G.隆椎（C_7）；
（C_2~C_7上标有数字）

（四）颈椎斜位

患者取坐位，将患者肩部离开胶片而成为斜位，双肩下垂，冠状面与胶片呈45°角，颈椎长轴与胶片长轴平行。胶片上缘抵枕外隆凸，下缘包括颈静脉切迹，颈部斜位中线对胶片长轴中线。中心线向头侧倾斜15°角，以甲状软骨为中心射入（图2-35）。椎间孔于斜位片显示较清晰，位于椎体与棘突之间，呈椭圆形，左前斜位显示右侧的椎间孔，右前斜位显示左侧的椎间孔（图2-36）。

（五）颈椎运动的X线检查

过度伸展或屈曲后摄标准侧位X线片，观察颈椎的生理曲度、运动幅度和椎间隙。颈椎急性损伤不易采用此方法（图2-37、图2-38）。

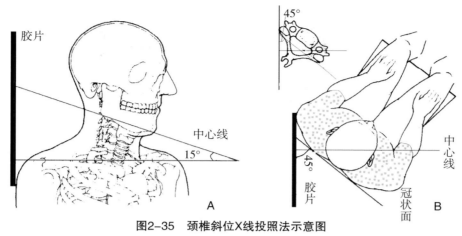

图2-35　颈椎斜位X线投照法示意图

A. 中心线向头侧倾斜15°角；B. 冠状面与胶片呈45°角

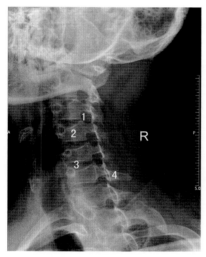

图2-36　颈椎斜位X线片

1. 椎间孔；2. 椎体；3. 椎间隙；4. 棘突

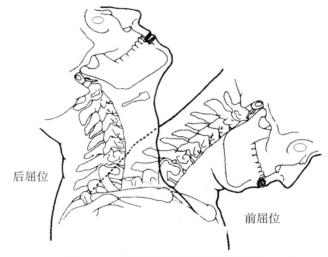

图2-37　过度伸展或屈曲后摄标准侧位X线片

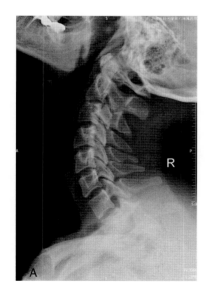

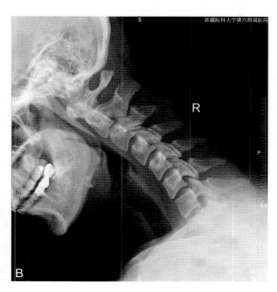

图2-38　颈椎运动位X线片

A. 颈椎后屈位X线片；B. 颈椎前屈位X线片

（六）断层摄片

当普通X线检查可能忽视较深颈椎的解剖或周围结构掩藏细小病变时，可使用断层摄片。其原理为一面使X射线源移动，另一方面让胶片同步地反向移动，使人体某个断面连续地聚焦在胶片的固定位置上。这样便淡化了被检查体目的断面以外的人体构造，相对地增强了目的断面的摄影像。这种方法得到的断层图像不鲜明，但由于用它能得到与X线投影像同方向的断层像的优点，故在颈椎X线检查中使用。

三、脊髓造影

脊髓造影是通过腰椎穿刺在蛛网膜下腔注射造影剂来观察椎管内结构和椎间盘的一种有创性检查手段，它可以显示硬膜囊和神经根的轮廓及椎管的边界。脊髓造影能动态观察整个硬膜囊正、侧、斜三个平面影像，整体性较强（图2-39）。但由于颈段脊髓显影较差，所以随着CT或MRI逐渐普及，目前已较少使用。

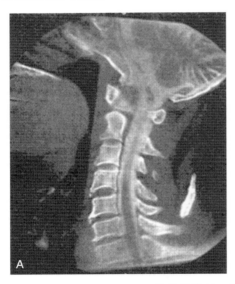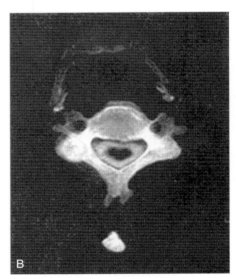

图2-39　椎管造影后3D重建，3D-DSA矢状重建和横断重建
A.矢状位重建片；B.横断面重建片
造影剂和脊髓、椎体关系显示清晰，造影剂呈柱状均匀分布在椎管内

四、颈椎脊髓的数字血管减影

随着介入放射学的兴起，血管造影已成为颈椎疾病的重要组成部分。主要用于颈椎的肿瘤、血管畸形、椎间盘突出及椎动脉损伤的诊治。旋转血管造影技术是旋转DSA技术上发展的三维重建技术，是DSA技术和计算机三维图像处理技术相结合的产物。该技术已成功并广泛应用于颈椎疾患检查中。颈椎脊髓血管造影包括椎动脉、甲状颈干、肋颈干、肋间动脉等构成颈椎根髓动脉的动脉血管。颈段脊髓动脉造影，可选用5～6F猎人头Ⅰ型导管，Simmons导管或牧羊拐导管，Cobra导管，经股动脉穿刺，作椎动脉或锁骨下动脉插管造影，即可显示椎动脉、甲状颈干、肋颈干。

五、颈椎的CT检查

由Hounsfield于1972年设计的电子计算机断层扫描装置现于已广泛用于临床。其原理是使用多个或单个X线束带源，对受检部位进行断层扫描，根据其穿透人体不同组织后的X线强度不同，再经过转换装置和电子计算机处理而呈现出特殊的断层图像。

颈椎的CT检查常规取仰卧位，适当屈颈，先根据临床拟诊的病变平面为扫描的颈椎作定位，标定扫描层面并决定扫描架倾斜角度，并在扫描中进行调整，层面应与椎间隙平行并垂直于椎管的长轴，以使扫描层面适应于颈椎的正常生理性弯曲。

（一）平扫

应根据要求对特定部位进行CT扫描；没有特殊要求者，应将重点放在$C_4 \sim T_1$。必要时可加扫C_2、C_3及C_3、C_4椎间盘。通常层厚用1.5～3.0mm，连续扫描，层距为2～4mm。对于颈椎应分别观察骨和软组织结构，一般观察骨，窗宽为1 000Hu，窗位为150Hu；而观察软组织，窗宽为350Hu，窗位为50Hu（图2-40、图2-41、图2-42）。

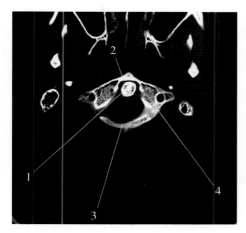

图2-40 正常环椎，CT横断面平扫骨窗示

1. 齿突；2. 寰椎前结节；3. 寰椎后结节；4. 寰椎侧块

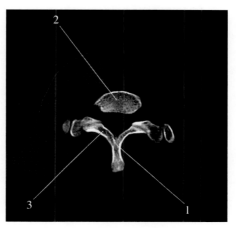

图2-41 正常C7椎骨，CT横断面平扫骨窗示

1. 棘突；2. 椎体；3. 椎板

（二）靶CT技术

也称放大CT或目标CT，是为详细观察某一器官结构或病变细节而对兴趣区进行局部CT扫描的一种方法。常用小视野、薄层（1～3mm），扫描矩阵不变。因此不影响空间分辨力，图像仍清晰，有助观察颈椎横断层各部结构细节。

（三）重建技术

近年来，多层螺旋CT广泛应用于临床，其具有快速先进的扫描技术和强大的图像后处理功能，可重建形成三维立体图像，对临床有较高的应用价值。临床常用的

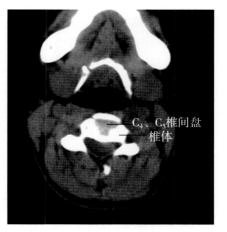

图2-42 正常C_4、C_5椎间盘层面

重建方法有多平面重建（multiplanar reformatted，MPR）法，表面阴影遮盖（surface shaded display，

SSD）法和容积渲染成像（volume rendering，VR）法。

MPR法通过薄层扫描，多排螺旋CT实现了图像的各向同性，可快速、随意、多方位选择原始数据中感兴趣的任一部分进行重建，以获得任一位置、任一层厚的高质量断层图像。这对三维图像做了一个很好的补充。而且通过调节窗宽和窗位很容易在软组织窗和骨窗之间相互切换，不但能显示骨折情况，还能清晰显示骨折周围软组织损害情况。但MPR产生的仅仅是断层图像，缺乏立体感，难以表达复杂的空间结构（图2-43）。

SSD 法在多排螺旋CT中，SSD是最常用的一种三维成像方法。SSD为表面成像技术，所得图像立体感、真实感强，亦可三维旋转观察，符合人的视觉经验，对空间结构复杂的颌面部骨折，此方法最具优势。SSD得到的图像类似外科手术直视所见，不需断层解剖的专门知识就能看懂，外科医生最乐于接受。但SSD是表面成像技术，容积资料丢失过多，细节显示不够，移位不明显的线样骨折不易显示。而且SSD 受阈值影响较大，如果阈值选择过高，而颈椎存在多数骨质较薄的区域，会造成"假孔征"而导致误诊；阈值选择过低，则相邻的、密度相近的骨质难以分界，掩盖病变，造成漏诊（图2-43C）。

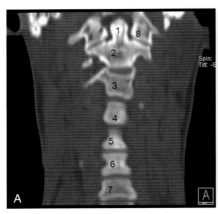 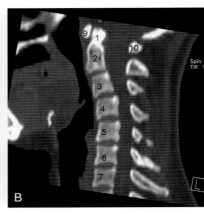 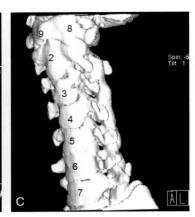

图2-43　颈椎MPR冠状面、矢状面及SSD

A. 颈椎冠状面CT重建；B. 颈椎矢状面重建MPR；C. SSD

1. 齿突；2. C$_2$椎体；3. C$_3$椎体；4. C$_4$椎体；5. C$_5$椎体；6. C$_6$椎体；7. C$_7$椎体；8. 侧块；9. 前结节；10. 后结节

VR技术是随多层螺旋CT的出现而被广泛应用的一种较高形式的三维重建方法，它可100%利用扫描容积内的容积数据，获得的是真实的三维显示图像。根据透明度选择的不同，可将靶器官和周围组织同时显示出来，有助于观察靶器官和周围组织的关系。VR 法获得的是立体图像，不仅可通过任意旋转方向观察病变，还可利用切割技术，显示骨折的类型、骨折块的移位方向、距离和空间位置，关节面的朝向等，使临床医师直观了解复杂骨折类型和空间移位方式，利于手术切口的设计和决定骨折的固定方式，减少手术盲目性，从而获得良好的手术效果。但VR 图像由于各组织透明度的不同，透过一种组织观察到另一种组织，造成影像重叠，影响观察效果。

（四）增强扫描

经静脉增强扫描可显示正常血管及多血供病变。脊髓内血管母细胞瘤、室管膜瘤及星行细胞瘤多有较明显的强化；椎管内静脉畸形及椎间盘术后瘢痕组织增生也可强化。增强扫描对椎管内肿瘤、椎间盘术后瘢痕组织增生或术后复发的鉴别诊断有一定的作用。但由于椎管周围骨质的硬化伪影，较少采用经静脉增强扫描诊断椎管内病变。

（五）脊髓造影后CT扫描脊髓造影

是将水溶性非离子型造影剂注入蛛网膜下腔后再行CT扫描的一种方法。一般以L_4、L_5或L_3、L_4棘突间隙为穿刺点，经该处向蛛网膜下腔注入造影剂4~6mL，浓度为170~240GI/L也可在常规脊髓造影4~6h后进行CT扫描，对疑为脊髓空洞症者在造影后24h扫描。CT脊髓造影可清楚的地勾画出脊髓、脊神经根结构及硬膜囊的外形，对椎管内病变的诊断价值大于经静脉增强扫描。可以确切地判定椎体与椎管矢状径的大小；有利于判定骨刺的大小与部位；可观测后纵韧带钙化的范围（长度与宽度）；可以观测脊髓在椎管内的位置、形态及其与周围的关系，尤其是与致压物之间的距离和关系，可除外及判定骨质本身的破坏性病变，本项检查常用于诊断颈椎管狭窄症、颈椎间盘突出症、颈椎骨折或脱位及颈椎管内肿瘤。但在有MRI设备的单位，目前CT脊髓造影也很少应用，因绝大多数情况下可为MRI所替代，仅在手术后由于脊椎上有金属固定物不宜做MRI时才采用此检查（图2-44）。

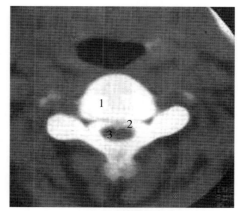

图2-44　CT示颈椎后缘蛛网膜下腔充满高密度造影剂影

1. 椎体；2. 蛛网膜下腔；3. 脊髓

（六）CT椎间盘造影术

在常规椎间盘造影之后（约30min）进行CT扫描，从造影剂存在的位置和形状，了解椎间盘变性的程度和突出的方向、部位、程度的检查方法。

六、MRI检查

由于MRI对于颈椎检查具有多方位断层图像、多参数灰阶图像、流空效应和多序列成像检查，对不同组织具有较高的分辨显示能力，检查的患者无X线照射，且免受造影剂注射的风险，在某些情况下已经成为颈椎病变的首选方法。颈椎退行性病变患者行MRI检查优于CT及脊髓造影检查，MRI可清晰的显示椎间盘的髓核、纤维环、椎体的终板、脊柱的韧带结构，观察脊髓受压和变性，并可早期显示椎间盘退变情况。

颈椎MRI检查最好采用正交（方形）线圈或相控线圈，头部固定。线圈中心对准甲状软骨隆突处。向病人解释检查过程和注意事项，瞩病人在检查过程中尽量平稳呼吸并制动。由于线圈距离气管很近，如果线圈前方位置摆放不当，就会产生很大的呼气伪影。

颈椎MRI检查以矢状位、横轴位为基本扫描位置，必要时可加冠状位和任意倾斜位置扫描。颈椎常用MRI检查扫描序列有自旋回波序列（SE序列）、快速自旋回波序列（FSE序列）、梯度回波序列（GRE）、快速反转恢复序列（STIR）加脂肪抑制技术等。

常规颈椎MRI检查首先应取得冠状定位图像（选用SE序列或GRE序列），并选择图像清晰的定位像来拟定矢状位扫描方位，调整角度使矢状位图像平行于脊髓，且必须有一层通过脊髓中央，一般选用SE T_1WI、FSE T_2WI矢状位扫描，横轴位多采用GRE T_2WI或FSE T_2WI。

矢状面通常采用SE序列T_1加权和FSE序列T_2加权，层厚4~5mm，间距1mm，视野24cm，矩阵256×192，NEX=4。T_1加权采用TR500ms，TE30ms，可在Gd-DTPA增强前、后使用。FSE序列T_2加

权采用3 000ms，TE100ms。STIR序列可以提高检出脊髓及软组织病变（如创伤、感染、转移性疾病）的敏感性（图2-45、图2-46）。

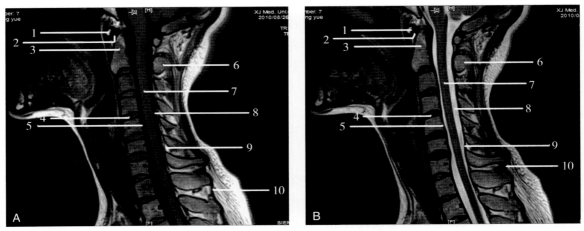

图2-45　矢状面通常采用SE序列T₁加权和FSE序列T₂加权
A. 颈椎正中矢状位T_1WI；B. 颈椎正中矢状位T_2WI
1. 寰椎前弓；2. 寰枢前关节；3. 齿状突；4. 椎间盘；5. 后纵韧带；
6. 棘突；7. 脊髓；8. 蛛网膜下腔；9. 黄韧带；10. 棘上韧带

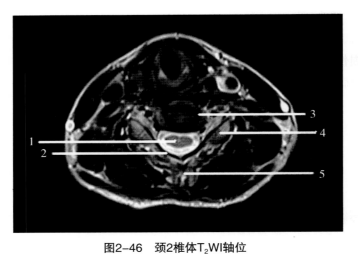

图2-46　颈2椎体T_2WI轴位
1. 脊髓；2. 黄韧带；3. 钩突关节；4. C_2椎体下关节突；5. C_2椎体棘突分叉

颈椎横断面扫描通常采用T₂加权，TR700ms，TE20ms，翻转角30°，视野16cm。SE序列T₁加权可在增强前、后使用，应采用流动补偿以减少血管及脑脊液流动伪影。磁化转换梯度回波与GRE序列、FSE序列T₂加权相比对比度提高，可更好地显示椎间盘突出、椎间孔狭窄及髓内病变。

Gd-DTPA增强检查常规静脉内按0.2mL/kg注入造影剂后便立即扫描，由于Gd-DTPA明显缩短T₁弛豫时间，因此只需做SE序列T_1WI即可，但需联合使用脂肪抑制技术。根据病变部位行矢状位、冠状位、横轴位及任意方位扫描，扫描层面尽量与平扫层面一致。需行延迟扫描者，多在注药后40min进行。此检查可用于感染、肿瘤和椎间盘突出手术后复发与硬脊膜外纤维化的鉴别。对于后者，注入造影剂后应立即做T₁加权像矢状和轴位扫描，如延误扫描，造影剂可弥散到间盘碎片中，使鉴别困难。根据病情需要、机器性能有时还需行STIR、高分辨扫描、3DSPGR扫描、脊髓水成像、动态增强扫描及动态功能成像等。

颈椎解剖结构较复杂，可首选CT检查。CT对颈椎病变的诊断有许多优于常规X线摄片之处，对脊髓病变则需行CT脊髓造影，随着MRI广泛应用，目前CTM已较少使用。CT能清楚显示颈椎间盘的形态及其与硬膜囊和神经根的关系，通过观察椎间盘的形态，判断椎间盘是膨出、突出、还是脱出。CT诊断颈椎间盘突出的准确率大于90%，而且由于CT还能清楚地显示椎骨的继发改变，故可作为颈椎间盘突出的首选检出方法。但CT不能显示椎间盘纤维环上的裂隙，即不能直接显示髓核通过裂开的纤维环向外突出。对于椎间盘游离碎块与非外伤性硬膜外血肿和肿瘤、椎间盘手术后复发和纤维瘢痕CT难于鉴别。MRI和CT对颈椎间盘突出的诊断准确率基本相仿，但对软组织病变MRI优于CT。对颈椎间盘，CT横断位扫描结合矢状位重建，既可显示椎间盘突出，又可显示颈椎及关节突关节骨赘和后纵韧带钙化，并有助于椎管狭窄的评价。对颈椎间盘突出伴椎管异常骨化或钙化者，CT是最佳检查方法。但对颈椎间盘突出与脊髓关系的显示，MRI优于CT。颈椎骨肿瘤最常见的为转移瘤，原发性肿瘤较少见。CT和常规X线片是颈椎骨肿瘤的基本检查方法，CT对于显示肿瘤的组织结构及钙化，显示肿瘤范围及周围浸润情况，明显优于X线平片。由于CT可显示钙化及椎骨结构，因而有助于作出鉴别诊断。对于以骨髓受累为主的肿瘤、脊椎肿瘤累及硬膜外及脊髓的评价MRI优于CT。CT在显示颈椎感染性病变所致颈椎骨改变的同时，也可显示椎管内硬膜外、脊柱旁的受累及椎间盘的病变，结合定位以及CT矢状位重建明显优于X线平片，在定性诊断上也优于MRI。对累及椎管内的病变，MRI优于CT。对大多数颈椎损伤，常规X线摄片仍是首选的检查方法，对观察不稳定骨折如椎弓骨折、关节突关节脱位、显示骨折碎片及其在椎管内的位置，CT是最佳的检查方法。矢状位及冠状位CT重建对$C_1 \sim C_2$椎骨骨折特别是伴有脱位的枢椎齿状突骨折，有极高的价值。对于脊髓、脊神经损伤的评价MRI优于CT。当X线平片检查颈椎正常而有神经症状者，应首选MRI检查。为全面地显示病变，有时需采用CT和MRI联合检查。

（张　锐　张俊玮　马　谦）

参考文献

［1］田慧中，李佛保. 脊柱畸形与截骨术[M]. 西安：世界图书出版公司，2001：149-181.

［2］田慧中，刘少喻，马原. 实用脊柱外科手术图解[M]. 北京：人民军医出版社，2008：54-74.

［3］田慧中. 我国脊柱畸形治疗发展史[J]. 中国矫形外科杂志，2009，17（9）：706-707.

［4］田慧中，林庆光，谭远超. 强直性脊柱炎治疗学[M]. 广州：世界图书出版公司，2005：87-111.

［5］田慧中，刘少喻，马原. 实用脊柱外科学[M]. 广州：广东科技出版社，2008：60-78.

［6］田慧中，白靖平，刘少喻. 骨科手术要点与图解[M]. 北京：人民卫生出版社，2009：37-40.

［7］宁志杰，孙磊，吴复元. 现代骨科临床检查诊断学[M]. 北京：人民军医出版社，2007：46-55.

［8］刘景发，尹庆水. 临床颈椎外科学[M]. 北京：人民军医出版社，2005：22-59.

［9］吴祖尧，郁解非. 主译. 临床外科理学诊断[M]. 上海：上海卫生出版社，1958：77-85.

［10］江浩. 骨与关节MRI[M]. 上海：上海科学技术出版社，1999：47-57.

［11］徐爱德，徐文坚，刘吉华. 骨关节CT和MRI诊断学[M]. 济南：山东科学技术出版社，2002：346-351.

［12］贾宁阳，王晨光. 脊柱影像诊断学[M]. 北京：人民军医出版社，2007：16-36.

［13］王云钊. 中华影像医学. 骨肌系统卷[M]. 北京：人民卫生出版社，2002：125-129.

［14］吴恩惠，冯敢生. 医学影像学[M]. 第6版. 北京：人民卫生出版社，2008：7-21.

［15］Rydberg J，Buckwalter KA，Caldemeyer KS，et al. Multisection CT：scanning techniques and clinical application[J]. Radiographics，2000，20（6）：1787-1806.

［16］Heath GD，Soyer P，Kuszyk BS，et al. Three-dimensional spiralCT during arterial portography：comparison of three rendering techniques[J]. Radiographics，1995，15（4）：1001-1011.

第三章

并发症的防治

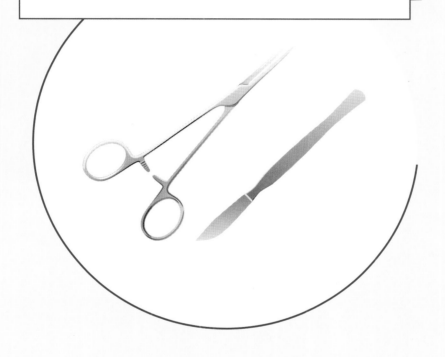

第一节　颈椎前路手术并发脑脊液漏的防治

一、目的和意义

脑脊液漏（cerebrospinal fluid leakage，CSFL）是颈前路减压术中和术后少见的并发症，随着颈椎前路手术的广泛开展，文献报告术后CSFL的发生率为2.31%～9.37%，如处理不当，可发生切口感染、延迟愈合、不愈合、脑脊液囊肿等，严重者可引起化脓性脑膜炎，甚至危及患者生命。本文通过总结文献资料及笔者的临床经验，从发生脑脊液漏的原因、术前预防、术中处理、术后处理等4个方面，详细阐述颈椎前路手术并发脑脊液漏的防治，为脊柱外科医生处理此类损伤提供参考，降低脑脊液漏的发生率。

二、适应证

主要适用于脊髓单节段或二个节段受压而椎管比值等于或大于0.75者（图3-1）、颈椎后凸畸形或有明显不稳定者，包括颈椎间盘突出、椎体后缘骨赘，颈椎节段不稳定，由于椎间盘退变造成的颈椎退变性后凸畸形，严重的后骨赘造成节段性退变性椎管狭窄，孤立型后纵韧带骨化，严重的节段性退变性椎管狭窄合并退变性后凸，需要减压同时矫正后凸畸形者等，脊髓受压来自腹侧，前方减压更直接，更有效。

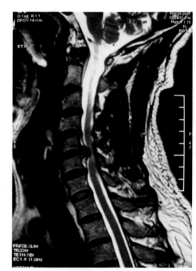

图3-1　单节段颈椎间盘突出

三、禁忌证

脊髓多节段受压（3个或3个以上节段），尤其是MRI上显示脊髓腹背侧均受压者，如发育性和退变性颈椎管狭窄、OPLL等（图3-2），不适合采用前路手术治疗。

四、颈前路手术并发脑脊液漏的原因

行颈前路减压时，硬膜前方有坚韧的后纵韧带保护，因此，大多数情况下不切除后纵韧带，术中硬脊膜损伤和术后CSFL的发生则较为少见。后纵韧带骨化、巨大的椎体后缘骨赘及术者操作的经验不足是造成硬膜破裂，发生CSFL的高危因素。颈前路手术并发CSFL的主要原因有以下几点。

1. 术中切除后纵韧带，硬膜与骨赘的间隙较小，在局部形成小的皱褶，椎板咬骨钳切除骨赘时，从侧方钳夹住硬膜皱褶，致硬膜破裂。

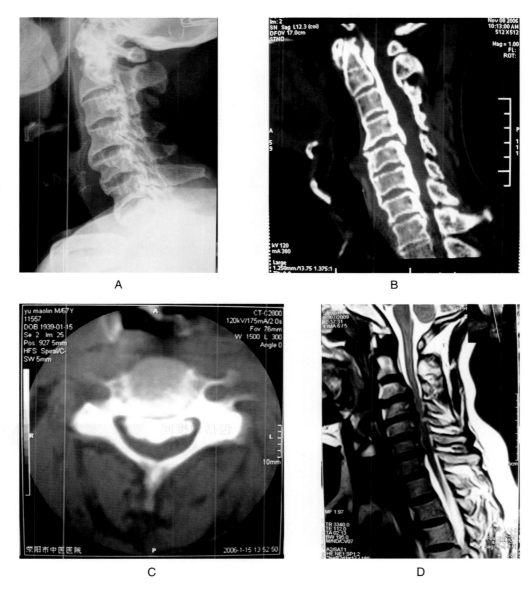

图3-2　连续性颈椎后纵韧带骨化的影像学表现

A. 连续性颈椎后纵韧带骨化X线片；B. 连续性颈椎后纵韧带骨化CT矢状位；
C. 连续性颈椎后纵韧带骨化CT横断位；D. 连续性颈椎后纵韧带骨化MRI

2. 硬膜囊与后纵韧带粘连严重，带钩剥离器钩起后纵韧带时不慎钩破硬膜囊。

3. 当突出的椎间盘或骨赘与硬膜粘连时，用器械去除这些致压物时易撕破硬脊膜引起CSFL。

4. 后纵韧带骨化，与硬膜粘连严重，在切除后纵韧带骨化块时易撕裂硬膜，甚至造成硬膜缺损而导致CSFL（图3-3）。

5. 骨折、外伤后致硬脊膜和后纵韧带损伤（图3-4）。

6. 后纵韧带骨化合并硬膜囊骨化，术中把骨化的硬膜囊误认为是骨化的后纵韧带而切除，引发硬膜囊破损。

7. 自发性CSFL，可能与硬膜发育不良、变性有关。

8. 医源性因素，术者经验不足、操作不仔细或对术中困难估计不足等，手枪式咬骨钳咬除后纵韧带时不慎将硬膜囊撕裂，发生CSFL。

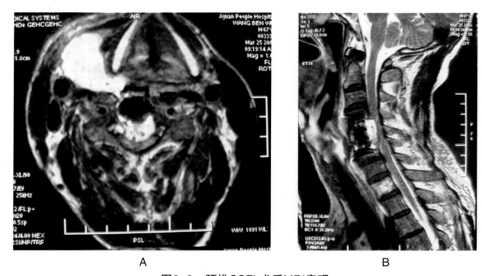

图3-3　颈椎CSFL术后MRI表现

A. 颈椎CSFL术后MRI横断位；B. 颈椎CSFL术后MRI矢状位

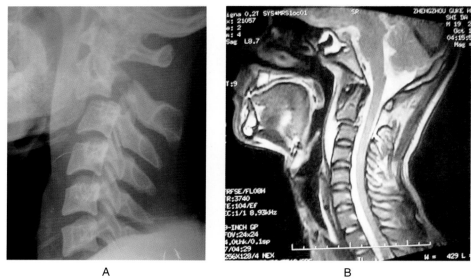

图3-4　C$_2$椎弓骨折脱位、显示CSFL

A. C$_2$椎弓骨折脱位X线片；B. C$_2$椎弓骨折脱位MRI显示CSFL

五、颈前路手术并发CSFL的预防

预防颈前路手术并发CSFL，详细的术前计划及仔细的术中操作是关键，主要包括如下。

1. 术前应有清晰的颈椎正侧位片、颈椎薄层扫描矢状面及冠状面重建的CT、颈椎MRI，以详细评估术前硬脊膜是否破裂、致压物与硬膜有无粘连、后纵韧带或硬膜有无骨化等，并根据评估情况，准备好微型高速磨钻、超薄型手枪式椎板咬骨钳，特制的后纵韧带钩刀等手术操作工具（图3-5）。

2. 术中应保证术野良好照明，必要时应用头灯或冷光源，老式无影灯已不能完全满足颈前手术的需要（图3-6）。术中彻底止血，保持术野清晰，向两侧减压或开槽范围充分，利于手术操作，避免误伤硬膜（图3-7）。

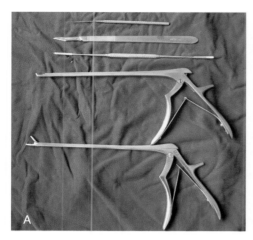 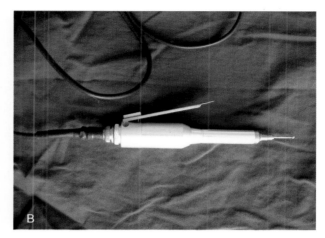

图3-5　前路手术所需的手术器械和磨钻

A.前路手术所需的手术器械；B.前路手术所需的磨钻

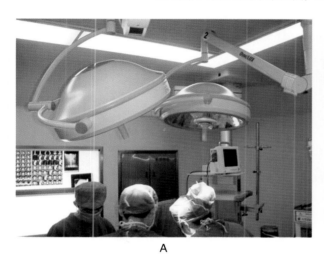 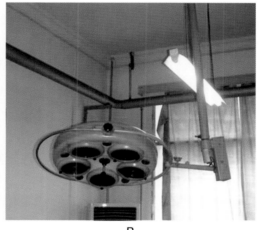

图3-6　术中应保证术野良好照明，老式无影灯已不能满足手术需要

A.新式无影灯；B.老式无影灯

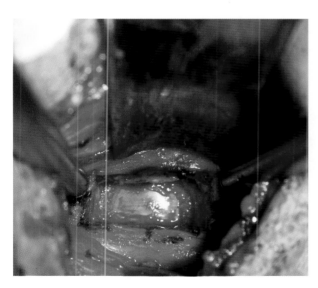 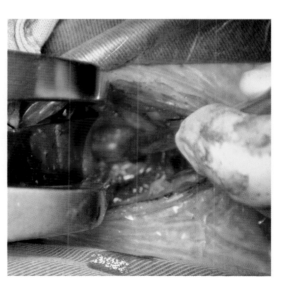

图3-7　确切止血，保持术野清楚　　　　　　　图3-8　切除后纵韧带

3. 由于硬脊膜前方两侧多布满静脉丛，为减少出血，切除后纵韧带时，应从中线开始，应仔细寻找看有无破口，用钩刀或带钩神经剥离器沿破口钩起后纵韧带，用长柄尖刀切开，或用特制钩刀钩开后纵韧带，应避免直接用手枪式咬骨钳，待后纵韧带切开后，用头端弯有一定弧度的薄神经剥离器由破口沿后纵韧带后侧向四周小心分离粘连，再用特制薄型手枪式咬骨钳将后纵韧带切除（图3-8）。

4. 遇到致压物与硬膜之间的粘连时，应从粘连较轻处开始，逐步细致分离粘连，防止硬膜损伤。

5. 遇到致压物与硬膜紧密相连，甚至骨化时，应用磨钻小心的沿周缘进行减压，直至局部完全游离漂浮起来，完成间接减压，避免硬膜撕裂。

6. 术中不慎发生硬膜破裂时，减压时应尽可能远离破口，以免CSFL进一步扩大。

7. 当发现局部硬膜缺损时，注意保护裸露的蛛网膜，避免在吸引或分离时撕裂蛛网膜而引起CSFL。侯铁胜等经颈前路切除后纵韧带骨化块治疗OPLL时发现有一些病例的硬膜也同时存在骨化，与骨化的后纵韧带粘连紧密，当切除后纵韧带骨化块和硬膜骨化块后，可见局部蛛网膜明显增厚，但不发生CSFL。在这种情况下应注意保护增厚的蛛网膜，避免在吸引或分离时撕裂增厚的蛛网膜而引起CSFL。

8. 对于术前评估，CSFL发生率较高的颈前路手术，应由经验丰富的医生操作，以免出现由于经验不足产生的医源性CSFL。

六、颈前路手术避免发生脑脊液漏的术中处理

颈前路手术中一旦发生硬脊膜的破裂或损伤，原则上应立即修补，由于前路手术视野小，操作空间有限，切口较深而难以直接修补。目前对颈前路术中发生硬膜撕裂或硬膜缺损，主要采用下列方法。

1. 陈雄生等采用吸去溢出的脑脊液后用明胶海绵或生物蛋白胶覆盖的方法。

2. 侯铁胜等采用皮下筋膜和明胶海绵的封堵填塞方法封堵填塞法，其操作要点有：① 切取的筋膜片应大于硬膜缺损范围，确保能有效覆盖硬膜缺损区。② 在硬膜前方与植骨块之间只能填塞一块明胶海绵，以避免脊髓前方受压。③ 在植骨块两侧与颈长肌之间填塞明胶海绵时，应将明胶海绵捏紧，使其膨胀后有效封闭间隙。同时应注意既要紧密封闭硬膜外与椎体前方的间隙，又不能填塞太深，以免造成脊髓受压。

3. 笔者采用压实的细卷状明胶海绵封堵植骨块两侧间隙，封堵硬膜外与颈椎前方通道，结合用筋膜片平铺在缺损的硬膜表面的方法术中处理脑脊液漏，也取得了很好的治疗效果（图3-9）。

必须指出的是，术中出现脑脊液漏，采用以上处置方法是必要的，但现有的方法并不能完全防止CSFL的发生。分析其原因，可能是破溃局部因脑脊液渗出产生一定压力，将覆盖于破溃处的筋膜明胶海绵等物冲开，使其无法与硬脊膜表面完全贴合，且生物蛋白胶凝固需要一定时间，在其凝固的过程中，渗出的脑脊液形成的压力早已在凝胶与硬脊膜之间形成无数窦道，从而无法完全封堵破口。

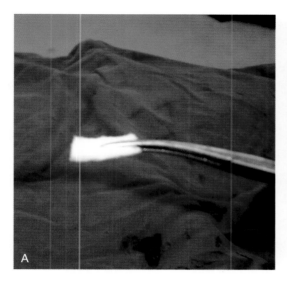
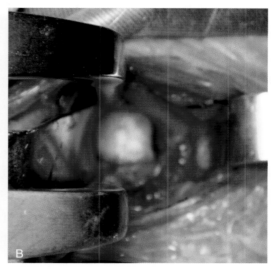

图3-9　细卷状明胶海绵封堵植骨块两侧间隙，封堵硬膜外与颈椎前方通道
A.压实的细卷状明胶海绵；B.明胶海绵放于植骨块的两侧

七、颈前路脑脊液漏术后处理

术中发现硬脊膜破裂即使采用明胶海绵、肌肉筋膜、脂肪、生物蛋白胶等封堵的方法，术后仍有部分病人出现脑脊液漏。对漏口较小的脑脊液漏可抬高床尾，颈部适度加压，3~4天拔出引流管，保持切口干燥，切口大部分能够愈合（图3-10）。

但因颈椎椎体前方缺乏肌肉覆盖，吞咽、咳嗽等动作可直接增加脑脊液的正压力和负压力而引起压力波动。即使使用常用的治疗措施，仍存在难治性CSFL。因此，有的学者主张采用持续性封闭式蛛网膜下腔引流治疗难治性CSFL（图3-11）。

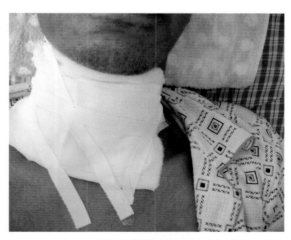

图3-10　脑脊液漏后颈部适度加压

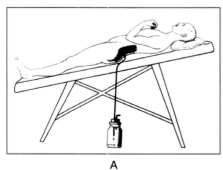
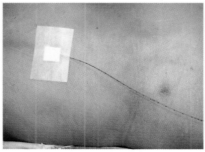
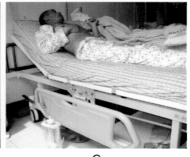

图3-11　蛛网膜下腔引流
A.持续性封闭式蛛网膜下腔引流示意图；B.引流局部示意图；C.引流大体示意图

其具体方法为：通过导针在L_2、L_3或L_4、L_5棘突间穿刺，将导管置入蛛网膜下腔5～10mm，然后拔出导针，将导管与引流导管和引流瓶连接，保持引流速度大约是15mL/h，每天引流总量200～400mL脑脊液，如果患者没有头痛症状，保持引流5天，脑脊液漏一般均可治愈。其具体机制目前尚不甚清楚，可能是由于脑脊液经导管流出而不是通过裂口外漏，有利于裂口的闭合。但其可能引起头痛、椎管内感染、切口感染和神经根激惹等并发症及导管阻塞等并发症，而且，由于患者需要制动，下肢深静脉血栓形成率增加，这使许多脊柱外科医生，不喜欢使用蛛网膜下腔引流，仅术中处理硬脊膜破裂口。有国外的学者认为，在蛛网膜下腔引流期间，允许患者适当的下床行走，可以降低下肢深静脉血栓形成，且不影响治疗效果。引流过程中应严密观察病情，注意水、电解质及酸碱平衡，定期进行生化检查，及时补液、补充电解质，预防性应用抗生素，一般不会出现意外。此外，口服减少脑脊液分泌的药物，如醋氮酰胺0.25g，每天3次，有助于裂口愈合。

总之，脑脊液漏是颈前路手术比较少见的并发症，继发感染会造成灾难性后果。因此，详细的术前计划，认真仔细的术中操作是预防脑脊液漏的关键，一旦发生，应及时的采用纤维蛋白胶、筋膜片、明胶海绵等进行封堵，必要时同时给予持续封闭式蛛网膜下腔引流3～5天，脑脊液漏均可获得满意的治疗效果。

（梅　伟　王庆德）

第二节　颈椎前路手术食管损伤的防治

一、食管损伤的有关问题

颈椎前路手术的适应证范围较广，包括颈椎外伤骨折脱位、颈椎病、颈椎后纵韧带骨化、颈椎间盘突出等，由于颈部解剖上存有很多对维持生命不可缺少的血管及神经，因此前路手术时有许多不可损伤的组织，要求术者要有充分的解剖学基础，颈椎前路手术并发症较多（表3-1），术前既要对可能发生的并发症有充分的认识并注意防止。前路手术食管损伤（食管瘘）的发生率为0.25%～0.7%，一旦发生则无法经口进食。并由瘘导致植骨及内置物感染，导致手术失败。

表3-1　颈椎前路手术的并发症

不严重的并发症	严重的并发症
咽头痛，声音嘶哑	颈动脉、颈静脉、椎动脉损伤
咽下困难，取骨部血肿	食管损伤，气管损伤，气胸，胸导管损伤
	喉返神经损伤，脊髓损伤，神经根损伤
	血肿，脊液漏，手术创感染，髓膜炎，间盘炎
	植骨片脱落，植骨片骨折，颈椎变形
	Horner综合征，金属内置物不适合
	假关节，取骨部痛，股外侧皮神经痛，外固定器引起的并发症

颈椎前路手术并发症如Zeidman所述，有数日至数周自然消失的不严重的并发症及严重的并发症二类，而Graham则分为术中并发症、术后并发症及Halo架引起的并发症，也有按软组织、神经组

织、骨组织并发症分类的。

食管损伤的机制有以下5种：①骨折片、骨棘、脱位椎体直接挫裂损伤；②椎体分离移位致前纵韧带撕裂使食管后壁伸展过度或被夹住；③气管内插管及经鼻胃管插入时损伤；④手术操作中损伤；⑤植骨边缘，金属内置物钢板螺钉松动而逐渐引起的损伤。

Newhouse等统计，损伤约有半数于术中发现，另一半于术后数日至数月方能明确，手术器械引起者为1/3，但几乎均为医源性所致，即手术或内镜等。术中使用的气钻或Cloward的有齿牵开器，可引起损伤，特别是食管周围软组织粘连的剥离，损伤食管的危险性最大，一旦发现，术中应立即修补，有可能安然无事，否则延迟诊断的病例则治疗困难，常引起某种病态，亦有引起败血症、脑脊膜炎、纵隔炎而致死者。

预防食管损伤要特别慎重地选择手术器械及细心地操作，特别是牵开器的使用要特别小心，避免对气管，食管的长时间压迫及牵拉，对于大的后纵韧带骨化多椎体切除以及脊髓型颈椎病多椎体减压植骨内固定术时，要避免对食管的强力压迫或牵拉。如术中有损伤可能性时，要注意观察，以便早期发现。如有损伤应立即修复，不再植骨或放置内置物。上部食管壁薄，修复困难，要请专科医师支援，至修复部治愈前要留置经鼻胃管，进行经管营养及静脉高营养，给予抗生素。术后数周至数月方发现者，治疗更加困难，诊断要行食管造影及瘘道造影，如原因为植骨或内置物时要尽早除掉。

当炎症被控制后，身体状态较好时进行食管重建及瘘道闭锁，需要前方固定者要考虑带血管蒂的自家骨移植。食管损伤虽属少见的并发症，但治疗困难，术中、术后均要铭记此种可能，怀疑食管损伤时要积极早期诊断及早期治疗。

二、食管瘘的锁骨骨膜胸锁乳突肌肌瓣修补术要点

1. 适应证及时期　发生食管瘘主要有2个原因，其各自发生的时期有所不同。

（1）早期食管瘘：术中发生咽、食管损伤，几乎均由拉钩所致，术中发现可直接缝合闭锁，为此在手术结束时要仔细观察有否食管瘘，如有可疑，可从口腔注入甲蓝确认有否存在。

术后24h内发现（有在术后次日行食管造影时发现）时，若瘘道小可用禁食、局部压迫、使用抗生素等待其闭合。如由食管造影从瘘道处有造影剂明确向周围扩散时，必须手术治疗。此时由术中所见，判定是一次缝合还是用肌瓣覆盖。

术后24h以上发现食管瘘时，周围组织多已脆弱仅直接缝合多不能闭合，此时应采用血流丰富的肌瓣覆盖瘘孔闭锁法。

（2）迟发性食管瘘：植入骨片脱落前移，钢板及螺丝钉突出慢性压迫咽、食管一段时间后发生食管瘘，也有的患者术后从床上跌落，使植骨片扭曲移动而产生的，因此术中注意钢板螺丝钉不可突出，并用头长肌将其覆盖，术中及术后定期检查骨片亦很重要。一旦发生瘘孔，由于慢性刺激及瘘孔炎症使其周围组织变得更加脆弱，一期缝合是不可能的，要用血流好的肌瓣来闭合，此时采取肌肉放入突出部与食管之间既达到充填瘘道又起到了保护垫的作用。

2. 器械准备　剥离锁骨骨膜器械及甲状腺手术器械。

3. 手术方法　此骨膜肌瓣手术原本用于咽喉及气管损伤闭锁，由Friedman等及Tovie及Gittot等报道，此法较单纯胸锁乳突肌肌瓣优越，因有坚固的结缔组织骨膜，能很好地充填并闭合瘘道。

首先显露瘘道存在侧的胸锁乳突肌，然后尽可能在前下端（头侧为12点，大致为4点）水平切开胸锁乳突肌锁骨部的锁骨骨膜，从锁骨上剥离（图3-12）。此时内侧不露出胸锁关节，外侧到该肌锁骨部的外侧端，沿锁骨剥离骨膜到锁骨的内侧，在紧靠下限（约7点）水平切断骨膜，注意勿伤其下面静脉。

　　锁骨骨膜沿锁骨剥离至锁骨头内侧，提起肌瓣可抵达瘘孔部时，上提该肌瓣的锁骨头，使肌瓣穿过胸骨头的内侧并到达瘘孔部，用锁骨骨膜覆盖瘘孔部，用可吸收缝线先将骨膜与瘘孔周边缝合，进而使骨膜与食管间无空隙而将骨膜外缘缝于食管（图3-13）。此时从口腔注入甲蓝，确认从瘘口部无漏出。为术后管理，在缝合肌瓣前，予先经鼻插入留置胃管。用生理盐水冲洗创部，留置持续吸引，闭合手术创。1周后用水溶性造影剂行食管造影，一旦确认瘘道闭合，则开始经口摄入流食。

　　因假牙致食管穿孔的病例曾用两侧肌瓣治愈，在浸润到气管的甲状腺癌合并气管切除时采用此法亦获得满意的结果。在进行这一手术时能与耳鼻喉科、头颈外科、骨科共同协商为最佳，总之，预防及早期发现最为重要。

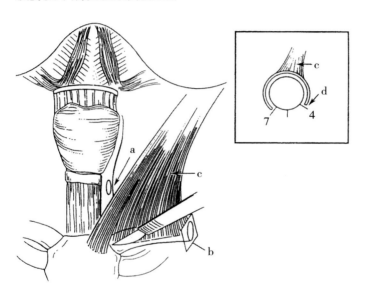

图3-12　锁骨骨膜胸锁乳突肌瓣
a.食管；b.锁骨；c.胸锁乳突肌；d.骨膜切开开始点；
7.7点处；4.4点处

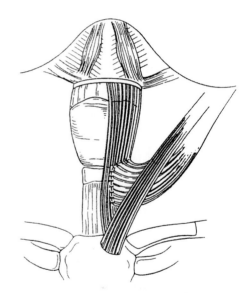

图3-13　锁骨骨膜胸锁乳突肌瓣食道瘘闭锁后食道瘘部用骨膜缝合，其外侧周围组织与骨膜的边缘缝合

（周天健　李建军　杜良杰）

第三节　C_1、C_2间静脉出血的处理要点

　　在颈1/2侧方，由粗大静脉形成静脉丛，一旦损伤则静脉血涌出，止血很困难，双极电凝对粗血管无效，明胶海绵也只能起到暂时止血的效果，一旦松开仍会再出血（图3-14、图3-15）。近来由于Magarl法在颈1/2侧方切开的机会增加，故需简便确切的止血方法。

　　方法：出血时暂用明胶海绵压迫止血，将明胶海绵制成小片，用粗吸引管吸涌出的血液，此时最好将吸引管保持在空中2～3mm，如此可便于确认出血的裂口，在确认血管裂口的同时，再将米粒大至大豆大明胶海绵用镊子不断插入血管内，血管内充满明胶海绵会使出血减少，此时再在其周边用棉片2～3层压迫，进行其他操作一段时间之后取下棉片，止血后再适当地取下血管内填充的明胶海绵，在取下明胶海绵过程中有小出血时再用棉片重新压迫止血（图3-16～图3-19）。

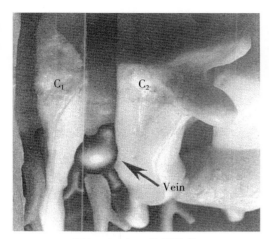

图3-14　C_1、C_2静脉丛

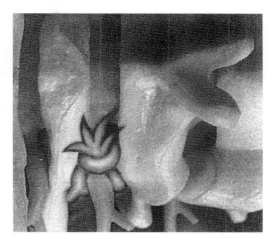

图3-15　出血

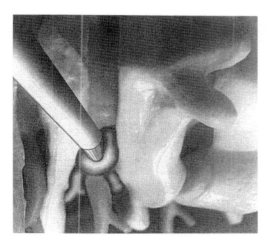

图3-16　为确认出血点，吸管在出血点上
2～3mm处吸引出血

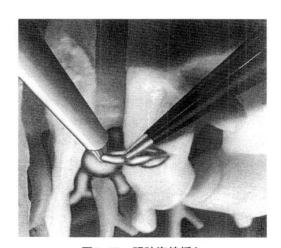

图3-17　明胶海绵插入

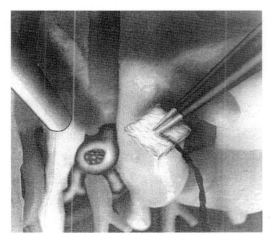

图3-18　填塞完毕

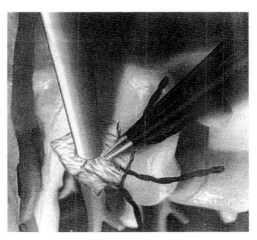

图3-19　用湿棉片压迫止血

静脉出血需压迫出血部位，用双极电凝法不能止血时，可采取血管内插入明胶海绵的方法。本法亦可应用于海绵状静脉窦的手术。在Maganel法、Chiari畸形、脊髓动静脉畸形等各种脊柱脊髓手术中都可应用此法，残留的明胶海绵可形成肉芽，但不会发生静脉环流不全的并发症。

（周天健　李建军　杜良杰）

第四节　颈椎手术并发水肿、出血、声音嘶哑的防治

脊髓和脊柱疾病的大部分手术可以说实际上是功能性手术，不应该在术后引起新的神经症状。现就具有代表性的颈椎手术时术中容易出现的潜在危险（或易犯的错误）为中心，说明应该如何注意避免损伤脊髓和神经根。

一、颈椎病

颈椎病是日常最多见的疾病之一，其外科治疗大致分为经前路减压固定术和经后路减压术两种。

（一）经前路减压固定术

取仰卧位，在肩下放入枕头，使颈部呈轻度后屈位进行手术，但要注意过度后屈将加重对脊髓的压迫。皮肤切开主张沿右胸锁乳突肌前缘做斜切开。在接近椎体时最应注意的是不可引起喉返神经的麻痹。喉返神经在胸腔内始自迷走神经，右侧在锁骨下动脉之前，左侧在主动脉弓之前彼此分开，分别通过各自的动脉下方而转向后方，二者均沿食管与气管之间的沟而上行，通过咽下缩肌下缘深层在环甲关节的紧后方进入喉头（图3-20）。因此，不必要地暴露颈内动脉的周围，或者从肩胛舌骨肌的下方去接近椎体等都可成为引起声音嘶哑的原因。还有在暴露椎体时，牵开器的爪刮着食管等也是非常危险的，必须严加注意。用锐匙或髓核钳在目视下将椎间盘切除2/3左右，再在显微镜下清理椎间盘和切除骨刺。切除骨刺时可用气钻（钢钻头或金刚钻头）及锐匙慎重而充分地刮除到侧方（图3-21）。此时必须注意防止因钻的摩擦生热或压迫而损伤神经根。用气钻切削时要留下骨刺的最后一层骨皮质，用薄刃锐匙括除最后的薄骨皮质是较为安全的方法。锐匙可根据需要使用各种不同大小的直型、微弯型和弯型等，通常可使用10余种不同类型的锐匙。

（二）经后路减压术

椎弓切除术和椎管扩大术都采取俯卧位，在中间位（直位）或稍呈前屈位下做正中切开。通常是用整块的广范围的椎板切除术切除椎弓，椎管扩张术是使用法国窗式的扩大性椎板成形术。在暴露棘突和椎弓之后，用棘突剪刀剪掉棘突，然后用钢钻或金刚石钻钻椎弓的正中间，露出黄韧带。用钻将两侧椎间关节同时钻薄之后，用锐匙同时向左右两侧做钝性推开以扩大椎弓。拉开的椎弓固定在肌肉上，但为了促进骨的融合，此时可将剪下的棘突作为植骨之用（图3-22）。

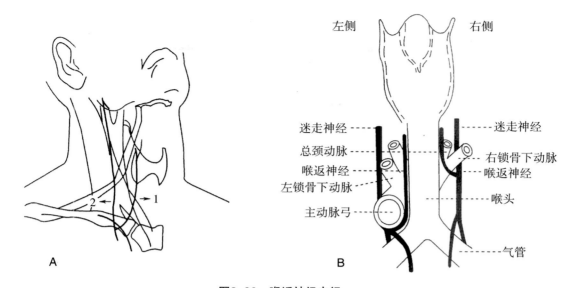

图3-20　喉返神经走行

A.1.喉返神经，2.迷走神经；B.喉返神经走行示意图

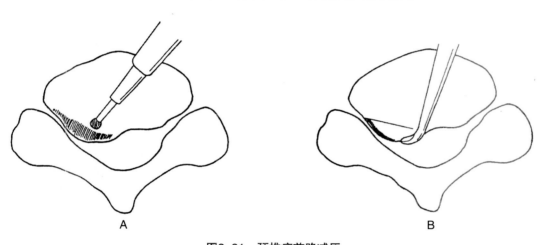

图3-21　颈椎病前路减压

A.用钻削薄骨刺；B.用刮匙将最后薄层骨刺刮除

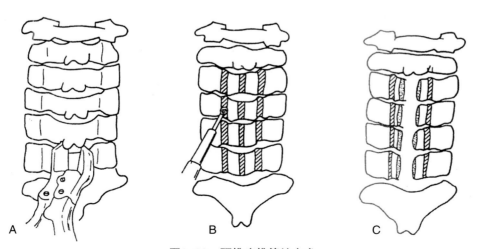

图3-22　颈椎病椎管扩大术

A.用棘突剪切除棘突；B.在椎弓正中及两侧椎间关节内侧用钻做沟槽；C.将椎弓向两侧拉开，固定于肌肉

后路减压的原则是绝对避免在术中操作时对硬膜施加压迫。要充分注意不可把Lexell钳、Glisson钳以及气钻等触碰到硬膜。为了丝毫不损伤脊髓，在钻之前要静注甘露醇300mL和甲基强的松龙250mg。在经后路减压时还有一个必须注意事项，就是脊髓减压后向后方移动，使神经根受到牵拉而拴系或者向残存的椎间关节骨缘的接触。因此，一定要在由术前CT判定骨刺最显著的部位做椎间孔扩大术（图3-23）。椎弓切除或椎管扩大术后出现硬膜搏动时，说明脊髓减压已经成功。如硬膜搏动不充分时应补做上位及下位椎弓的切除。

二、后纵韧带骨化

一般多以直接切除病原性病灶为第一目标，所以尽可能做经前路进入的减压术。在到达椎体前面过程中的注意事项与颈椎病中所述相同。在充分暴露出拟手术椎体的前面之后。用正方形钻（四角形钻，Square burr）切削椎体。切削幅度要大，最低应为15mm，切削方向不可偏于左右任何一方。此手术时也要常规使用甘露醇和甲基强的松龙溶液。在切削椎体后露出骨化灶的同时，可自侧方的椎内静脉丛或后纵韧带出血，可用双极电凝、明胶海绵（gelfoam）和止血海绵（avidin）等止血。用钻将骨化灶尽量切削菲薄之后，再用锐匙或微型Glisson钳边自硬膜剥离边切除之（图3-24）。骨化灶与硬膜有粘连时能引起硬膜破裂，但蛛网膜如未损伤则问题不大。损伤蛛网膜时可用明胶海绵、肌膜和纤维蛋白凝胶等封闭蛛网膜损伤部以防形成脑脊液瘘。在骨缺损部插入移植骨以结束手术。后纵韧带骨化的手术时间较长，有时发生气管肿胀，因此术后拔管要慎重。有时也用鼻导管观察经过，术后第二天拔掉。螺旋导管过硬，易引起气管肿胀，不宜使用。

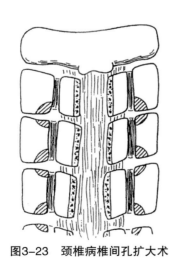

图3-23 颈椎病椎间孔扩大术

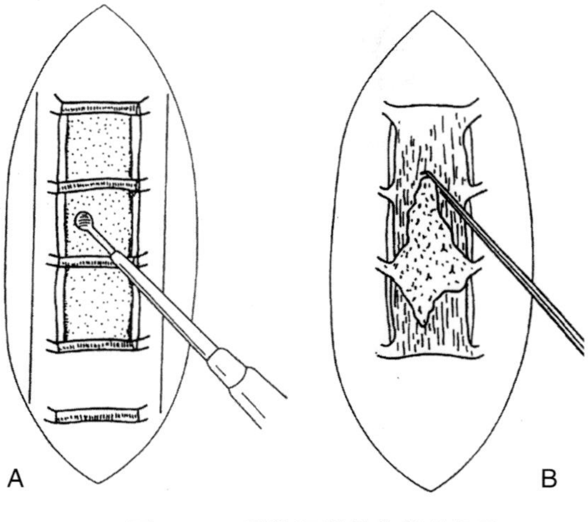

A   B

图3-24 后纵韧带骨化灶的切除
A. 用刮匙切除后纵韧带骨化灶；B. 用手枪式咬骨钳切除后纵韧带骨化灶

三、寰枢椎脱位

寰枢椎脱位有先天性、外伤性和风湿性等各种原因，其外科治疗分为前路和后路两种进入方法，但无论哪种方法，都要注意不可采取过度的伸展位和前屈位施行插管。

经后路进入时取俯卧位，此时如取前屈位有损伤脑干和高位颈髓的可能，因此列为禁止。中间位（直位）和轻后屈位最为合适，以X线确定此位置后进行手术。经后路固定术时必须注意的是椎弓下穿过不锈钢钢丝的操作。此操作的关键是用锐匙剥离椎弓下的黄韧带，将钢丝折成两根的祥（loop）形，再适当地折弯后通过椎弓下（图3-25）。最近已有现成的折为两根的钢丝，用起来很方便。漫不经心的操作有时着力于硬膜从而有压迫和损伤脊髓的可能，必须小心施术。

经前路进入时，纵切咽后壁，剥离黏膜下层和肌膜后就暴露出寰椎前弓，枕骨大孔前缘乃至C_2椎体。用气钻切除齿突时，要将骨皮质均匀地薄薄地留下一层，然后用微型Glisson钳和薄刃的、锐匙等细心地将此薄层切除。

（周天健　李建军　杜良杰）

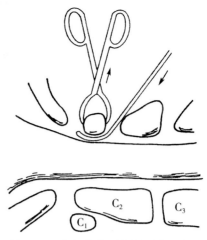

图3-25　寰枢椎半脱位的后路固定法
在椎弓下穿钢丝时，关键是先用锐匙剥离椎弓下黄韧带，将钢丝折成两根祥状，再将其适当折弯穿过椎弓下

第五节　颈椎手术后C_5神经麻痹的治疗要点

颈椎外科领域最常发生的神经并发症为C_5神经根的单独损伤，在CT广泛应用于临床之前的年代，颈椎后纵韧带骨化前方减压，脊髓型颈椎病椎体次全切除减压椎体间固定术后，颈椎间盘突出术后，以及椎板切除或椎管扩大成形术后，有些病例不但未收到预期疗效，反而出现三角肌及肱二头肌髓节性肌力下降或长期残留疼痛，或出现上肢髓节症状较术前恶化，包括单开门或双开门椎管扩大成形术后其发生率可达3%～4%至10%。C_5神经根麻痹的预后一般来说是良好的，但约有半数则残留肌力减弱。

一、临床症状

主要症状为上肢近端肌肉无力致使上肢不能上举，肌力低下的程度与损伤的程度相一致，包括三角肌中部纤维、三角肌前部纤维、肱二头肌、冈上肌、冈下肌、肱桡肌等。发病后5～7周开始出现恢复的倾向。C_5感觉区域在上臂近端外侧的范围较窄故感觉异常及疼痛仅局限于该部。

二、机制

1. 前方手术C_5神经根损伤的机制　原因大致有以下3点：

（1）C_4、C_5入孔部，椎间孔内人为造成狭窄化而压迫神经根，根本的问题在于固定技术的拙劣，有的是椎间固定术中或术后立即出现麻痹，有的是术后迟发性C_4、C_5间因旋转造成不稳定而侧方滑移，多在植骨术后侧方倾斜时发生。

（2）椎体切除范围不够且偏向一侧，加之脊髓前移使前根与椎体及骨刺切除缘相碰撞，特别是由于OPLL减压的宽度不够而引起。

（3）OPLL前方减压术后骨化块的前外侧浮起及旋转，骨化块的外端对其附近的神经根及前根产生一种牵引力（图3-26），而硬膜骨化及增生的纤维组织则妨碍神经根的移动，骨化及上关节突形成对神经根的夹击状态。骨化块及脊髓前移缓慢则成为迟发性麻痹的成因。

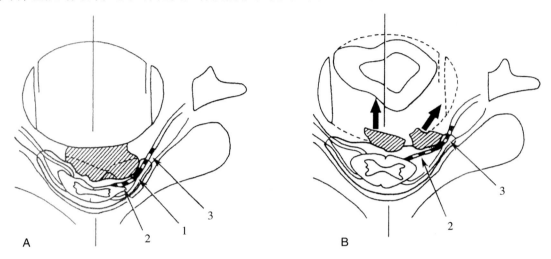

图3-26 OPLL前方减压术后骨化块上浮时前根麻痹示意图

A. 术前示意图；B. 术后，OPLL骨化块前部已切除，中间断开后一侧偏向外侧而损伤了前根

1. 前根受硬膜骨化与OPLL呈拴系状态；2. 受牵引力牵引而呈悬挂状态；3. 外侧神经根处于松弛状态

2. 后方减压术C_5神经根损伤的机制

（1）椎板切除术后切除缘对神经根及后根的碰撞，曾被指责与C_5损伤有关，椎管成形术，掀起椎板的内缘与后根接触的危险性增高，可引起后根的刺激症状，如出现单开门的关门或椎管扩大成形部塌落于椎管内会造成前根、后根的损伤。

（2）后方减压使脊髓向后方移动，颈椎前弯其顶点位置恰好使C_5神经根紧张。椎板切除使脊髓向后移动的程度以C_4、C_5为最大，后方减压后发生神经根损伤者多为脊髓后方移动大的病例，这种牵引力疑为麻痹的主因，亦有认为上关节突前方突出程度大者易于发生根损伤，上关节突起的位置与椎管的前后径有关，椎管狭窄有脊髓症状的病例易发生。钩椎关节切除的病例，其压迫因素周边的纤维增生及硬膜骨化可产生某种程度的拴系效应，对此应予以注意。

3. 三角肌、肱二头肌的支配神经　问题是C_5麻痹频发的部位位于何处？教科书上C_5神经根单独支配的肌肉几乎没有，诸如三角肌、肱二头肌、肱桡肌由C_5及C_6支配，而冈上肌、冈下肌是C_4、C_5以及C_6支配，因此属于重复支配，但C_5神经根占大部分。

4. C_5神经根的易损性　支配三角肌及肱二头肌的C_5神经根易遭受损伤的解剖学特点如下：①神经根从脊髓出来进入长的根袖内，靠上方走行的神经根短，当其走行接近水平并向前时给神经根增加的牵引力则使其单位的长度被拉紧，特别是愈靠上方的神经根被牵拉的强度愈大。②C_4及C_5神经根，特别是C_5前根其进入椎间孔的入孔部恰是钩椎关节的背侧，C_6以下的神经根依个体情况则多由钩椎关节的头侧通过，C_4、C_5钩椎关节排列稍有紊乱则椎间孔起始部的神经根就愈加紧张，C_5上关节突起内侧端之间的压迫率比C_6以下的大，加之椎间盘切除时及椎板扩大成形术时骨槽骨沟制作时物理损伤的危险性都是很高的。

三、预防

颈椎病前路手术减压麻痹预防方法，理论上明确为以下4点：① 术中避免损伤神经。② 确保减压幅度不偏于一侧。③ 骨移植时不要破坏颈椎排列的对位对线。④ 后疗法适当。3个椎间以上固定时要注意植骨的形态及支持性，而腓骨侧方移位的危险性小，严格遵照上述4点可避免并发症的发生。并用Sapphire螺钉内固定可防止术后颈椎的不稳定。

OPLL前方减压术目的是使骨化块整块上浮，如将骨化块断开，上浮后对神经根的应力则较术前增加的可能性并不减少，在行骨化块部分切除或切断时要选好神经根走行的部位以避免损伤。

骨化块偏于一侧时，将骨化块切开上浮则出现左右不均的技术问题，窄小的椎间孔内增生的纤维组织会将骨块拉向优势的一侧而硬膜骨化亦使神经根的活动性减少，遇到神经根固定状态时，神经根周围的硬性组织要在显微镜下切除。

各种椎管扩大成形术都要注意到：① 术后避免神经损伤；② 确保恰当的减压幅度；③ 防止单开门的关门及双开门的塌落，以及由于拴系而使脊髓向后移动的程度事先都要有所预测，前角前方的狭窄率达40%以上时，颈椎后凸则成为危险的因素。椎间孔起始部周围的骨化，韧带增厚，纤维组织增生的存在亦是最危险的因素。

四、治疗要点

前方减压后上臂外侧出现疼痛时，行颈椎牵引以保持颈椎排列的对线，疼痛持续数日则为麻痹的前驱症状，轻度麻痹则采取术后疗法以阻止其进一步发展。

后方减压后脊髓向后移动引起的麻痹处理较为困难，颈椎牵引时要减少前凸。

术后出现麻痹时，是否追加手术要判断其发生的原因及肌力低下的程度，有否椎管扩大成形的植骨脱落或移位或椎间孔入孔部狭窄，对肌力试验不够3级的病例，有必要行再次固定或椎间孔扩大术，其手术效果较等待要好。

亦有OPLL前方减压外侧骨化灶因神经根牵引而上浮缓慢者，骨化灶完全分离上浮一般需要6周。

（周天健　李建军　杜良杰）

第六节　颈部神经根病变手术治疗的要点

近年来由于重视患者的生存质量（QOL），加上微创思想的普及，从医疗经济观点住院期间必须缩短，美国对颈椎神经根手术适应证已大为放宽，手术量大量增加，隐藏在大量颈椎病脊髓型手术中的颈部神经根病变，因其障碍仅限于一侧上肢而易被忽视，而保守治疗的颈部神经根病变又远多于颈椎病脊髓型者。

一、颈部神经根病变手术治疗方法的进展

20世纪初至50年代，颈椎手术均为后路方法，对颈椎病理解为神经根的压迫来自于椎间孔处。

到40年代出现了压迫部位椎间孔的扩大术，但这种侵袭小的手术常带来硬膜外静脉丛出血，致使视野不清常致神经根受损。

50年代出现了颈椎前路减压固定术，此法广为应用于神经根病变，但仍有移植骨块脱出、假关节、取骨部疼痛及住院时间长等。

60年代有单纯减压的前路手术，没有固定术的并发症，但其缺点为招致颈椎后弯变形者较多。

80年代后，手术显微镜、显微镜用手术器械及双极电凝应用于椎间孔扩大术后，已进展到创伤小，但仍存在静脉丛出血的问题，在Luschka关节骨刺成为压迫因素时是否摘除尚无肯定结论。摘除骨刺需全周性解除对神经根的压迫，牵拉时有损伤神经根的可能性，不摘除骨刺仅后方减压则减压又不彻底。对颈部神经根手术治疗有为早期回归社会而主张手术的，亦有保守治疗仅1周即手术的，Tanara主张保守治疗4个月其评定标准仍在13分以下者（正常标准为20分），应成为手术治疗的适应证，特别是C_8神经根病变，手有功能障碍者，常不需到4个月即应手术。

二、前路减压固定术

对脊髓型颈椎病所行的前方减压固定术已标准化，Kokubun法成绩稳定，并可加上部分切除Luschka关节。

1. 适应证　适用于椎间盘突出或Luschka关节骨刺形成致神经根受压者。

2. 手术方法　首先将目标椎间椎体的中央按15～17mm宽将椎体掘槽，然后用气钻将患侧Luschka关节的后部切除，将槽壁后1/2削成底面呈半圆锥形（图3-27），Luschka关节的骨刺则在此操作中被削除。上述手术的顺序是显露硬膜及神经根，后纵韧带骨化切除时要先确切做完骨的切除减压，否则受压淤血的神经根周围硬膜外静脉丛出血则难以避免。前方固定同脊髓型颈椎病。

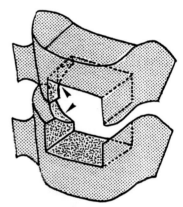

图3-27　前路减压手术中Luschka关节的部分切除

三、椎间孔扩大术

椎间孔扩大术先在肉眼下进行，术式特征是部分切除患病神经根上下两侧的部分椎弓根，然后在手术显微镜下行椎间孔扩大术，如此操作时手术视野可视性好，如皮肤切开及椎弓展开过小的话，则双极电凝、气钻等手术器械操作不便，如不行部分椎弓根切除，则静脉丛的凝固、神经根的牵拉以及Luschka关节骨刺的摘除都很困难。本法可使神经根的上下易形成一个较宽裕的空间，使必要的手术操作易于进行，亦可不在手术显微镜下进行。

1. 适应证　外侧突出的椎间盘，Luschka关节骨刺及椎间关节骨刺，接近正中的间盘脱出摘除时要牵拉硬膜，有招致脊髓损伤的危险，不能成为手术的适应证。

2. 手术方法　俯卧位，halter牵引下进行，正中皮肤切开，显露患侧手术椎间的上下两个椎弓加上其上方的一个椎弓共3个椎弓，使用钻石钻头的气钻削去上下相邻椎弓及部分椎弓根。

（1）手术顺序：首先将手术的椎间及上位椎弓削薄到黄韧带的近端，削去下关节突的内侧部，露出上关节突关节面4mm大小，下关节突的切除向近端延续，削去椎弓根内侧下端约1/4，然后削去下位椎弓近端的1/3。削去露出的上关节突内侧部，进而再削去下位椎弓根的内侧近端的1/4，然后削去下位椎弓近端的1/3。削去露出的上关节突内侧部，进而再削去下位椎弓根的内侧近端约1/4，开窗完毕（图3-28A）。

从硬膜外组织中剥离去除处于游离状态的黄韧带，无伤及硬膜外静脉丛及纤维组织，用双极电凝处理，显露出硬膜及神经根（图3-28B）。椎间关节的骨刺在开窗时予以削除，在脱出间盘的上下两侧牵拉并展开神经根，横切后纵韧带，摘除突出间盘的碎片（图3-28C）。将Luschka关节骨刺同神经根牵拉的同时，使用直径2mm的钻石钻头来削除（图3-28D），变扁变宽的神经根减压后可变圆、变细。上述手术顺序中最重要的是与前路手术相同，重点是彻底的骨刺切除以减压，由此减轻静脉丛的淤血，以双极电凝易于凝固止血，在无血状态下露出神经根（图3-29）。

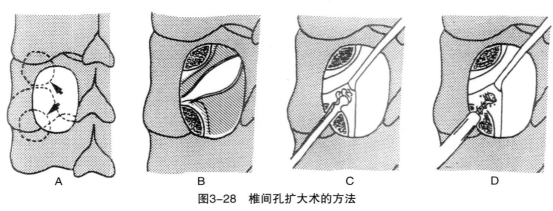

图3-28　椎间孔扩大术的方法

A. 开窗时神经根上下两侧椎弓根部分切除；B. 开窗后，硬膜外静脉丛及纤维组织用双极电凝处理，切开硬膜露出神经根；C ~ D. 外侧椎间盘脱出或Luschka关节骨刺的削除要有充分的空间

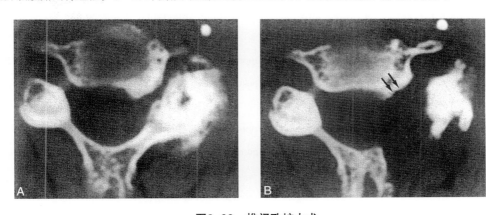

图3-29　椎间孔扩大术

A. 术前CT像，椎间关节及Luschka关节骨刺；B. 术后CT像，Luschka关节的骨刺已经切除

（2）后疗法：术后次日即可在颈椎围领保护下步行，围领3个月。椎间孔扩大术与前路减压固定术两者的结果极为相似，两种手术对改善颈肩胛部痛、上肢痛、劳动能力及Spuling试验的改善率均较优。两种手术对肌力的改善平均可望提高一个级别。颈部神经根疾病手术适应证的判断应由患者做出，因为颈部神经根疾病比脊髓病变的功能障碍小，但颈部、上肢、手指的疼痛、麻木迁延的话，会有损劳动能力及生活质量，是否要手术的判断应由医生负责表达给患者。手术应以椎间孔扩大术为第一选择，因其侵袭小，后疗法简易，可与前路手术相比美。

（周天健　李建军　杜良杰）

参考文献

［1］贺石生，侯铁胜，傅强. 脊柱外科中脑脊液漏的防治[J]. 中国矫形外科杂志，2001，8：222-224.

［2］陈雄生，贾连顺，曹师峰，等. 颈椎前路手术的并发症[J]. 中华骨科杂志，2003，23：644-649

［3］侯铁胜，傅强，贺石生，等. 颈前路减压并发脑脊液漏的处理[J]. 中华骨科杂志，2003，23（11）：650-652.

［4］梅伟，翟明玉，王春丽，等. 颈椎前路手术并发脑脊液漏的防治[J]. 中国矫形外科杂志，2008，16（9）：705-706.

［5］远藤 杜平. 食道瘻に对する锁骨骨膜付き胸锁乳突筋弁による修復術. 脊椎脊髄术中. 術後のトラブルシューティング[M]. 东京：三轮书店，2003：134-136.

［6］Cain JE，Dryer RE，Barton BR. Evaluation of dural closure techniques. suture methods，fibrin adhesive sealant，and cyanoacrylate polymer[J]. Spine，1988，13：720-725.

［7］Houle PJ，Vender JR，Fountas K，et al. Pump-regulated lumbar subarachnoid drainage[J]. Neurosurgery，2000，46：929-932.

［8］SH Kitchel，FJ Eismont and BA Green. Closed subarachnoid drainage for management of cerebrospinal fluid leakage after an operation on the spine[J]. J Bone Joint Surg Am，1989，71：984-987.

［9］Weill-Engerer S，Meaume S，Lahlou A，et al. Risk factors for deep vein thrombosis in patients aged 65 and a case-control multicenter study[J]. J Am Geriatr Soc，2004，52：1299-1304.

［10］Ohara S，Ohi M，Okamoto J，et al. Complications of anterior cervical spine surgery-esofhageal injuly[J]. Spine and spinal cord，1996，11：835-838.

［11］Mii K，Yamazaki Y，Suwa T. Hemostasis for the C1/2 venous bleedin[J]. Spine and spinal cord，1999，8：6-27.

［12］Abe H，Hida K.Prevention for postoperative paralysis of spinal surgery[J]. Spine and spinal cord，1993，3：161-165.

［13］Aoyama T，Hida K. Complications of cervical anterior approach[J]. Spine and spinal cord，2009，12：1270-1274.

［14］Kurosa. y，Yamaura I，Nakai O. Pathophysiology of post operative C_5 nerve root palsy[J]. Spine and spinal cord，1993，6：107-114.

［15］Wadano Y，Hayashi K. Clinical anatomy of the 5th vertebra and nerve rod[J]. Spine and spinal cord，1993，85-92.

［16］Hirano y，Mizuno j. Surgical treatment for cervical spondylotic amyotrophy：anterio approach[J]. Spine and spinal cord，2009，10：1139-1146.

［17］Tanaka Y，Kokubun S，Sato T，et al. Surgery for cervical radiculopathy[J]. Spine and spinal cord，1999，8：791-796.

［18］Otani K，Kikuchi S. Pathogenesis of nerve root cmpression[J]. Spine and spinal cord，2002，1：25-29.

颈
椎外科技术

第四章

颈椎手术入路

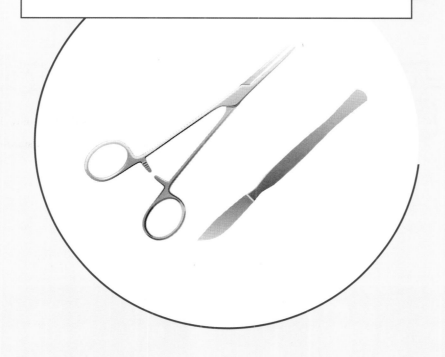

第一节 颈前入路

一、目的及意义

颈前入路减压、植骨融合术的目的在于解除脊髓组织受到的主要来自前方的压迫，伴或不伴有神经根受压，重建颈椎稳定性及生理性前凸。

二、诊断

具有明确的脊髓或神经根受压的临床症状和体征，CT、MRI显示相应节段存在致压物来自脊髓或神经根前方（图4-1）。

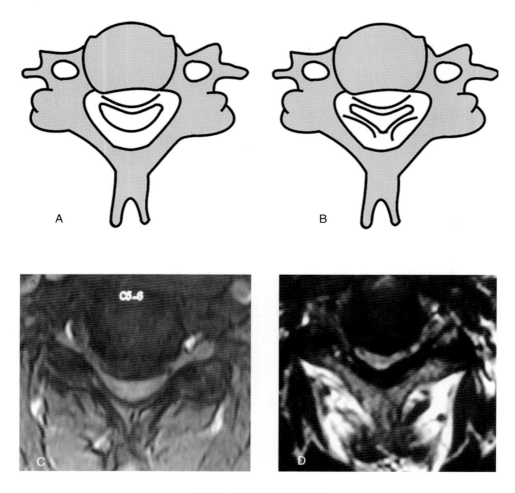

图4-1 脊髓受压的表现

A、C.致压物来自脊髓前方；B、D.致压物来自脊髓后方，脊髓受压呈V形

三、适应证

最佳适应证为脊髓受到主要来自前方的压迫伴有颈椎生理曲度变直或后凸且有不稳。①诊断明确的脊髓型或（和）神经根型颈椎病，非手术治疗无效，症状、体征逐渐加重；②突发性颈椎病或因外伤诱发，出现四肢瘫痪；③脊髓和神经根受压的混合型颈椎病，影响工作及生活；④颈椎椎间盘突出有明显的脊髓压迫症状；⑤多节段脊髓前方均有压迫，对椎管的侵占率<50%，无发育性或退变性颈椎管狭窄，或脊髓前方压迫严重（椎管侵占率≥50%），后方压迫轻；⑥病情进展迅速则应及时手术。

四、禁忌证

1. 合并有重要脏器疾患，或全身情况很差，不能耐受手术。

2. 病程长，脊髓损害严重，表现为四肢瘫痪、肌肉萎缩，关节僵硬，即使手术减压，脊髓功能也难以恢复。

3. 虽有颈椎病相似症状，但神经系统检查和影像学检查没有相关证据，诊断不明确者。

五、手术方法

（一）术前准备

加强医患沟通，减轻患者的忧虑心理。进行气管、食管推移训练和呼吸功能锻炼。

（二）麻醉

气管插管，全身麻醉。

（三）体位

仰卧位，肩背部垫薄枕，脸略朝向施术对侧，颈轻度后伸。

（四）手术操作程序

取颈部横形或胸锁乳突肌内侧斜形切口，切开颈阔肌，切断肩胛舌骨肌，将气管、食管推向左侧，将颈动脉鞘及胸锁乳突肌牵向右侧，切开椎前筋膜，显露椎体（图4-2）。C形臂机透视确定病变椎间隙。切开前纵韧带及骨膜，分离骨膜，使用颈椎撑开器撑开椎间隙，在发生病变的椎间隙行椎体次全切除术，突出的椎间盘、增生肥厚的黄韧带、增厚的后纵韧带及骨赘等，以使颈髓得到充分的减压，直至减压满意，植骨（或放置Cage），最后使用颈椎前路钉-板系统进行固定。

（五）术后处理

予患者颈围外固定3～4个月。

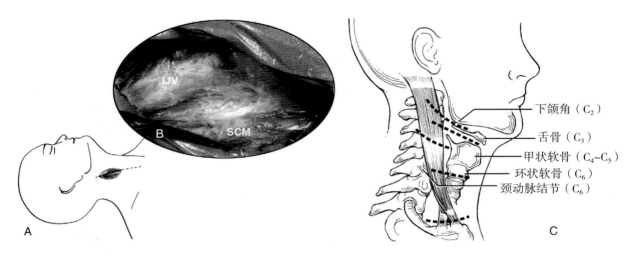

图4-2　颈前入路胸锁乳突肌内侧缘斜形切口与横切口

A．胸锁乳突肌内侧缘斜形切口外观；B．IJV-颈内静脉、SCM-胸锁乳突肌；C．横切口对应的颈椎水平与解剖标志

六、典型病例

病例1：男性，41岁，诊断：脊髓型颈椎病。施行手术：经前路$C_4 \sim C_5$、$C_5 \sim C_6$椎间盘切除、取自体髂骨Cage椎间植骨融合/钉-板系统内固定（图4-3）。

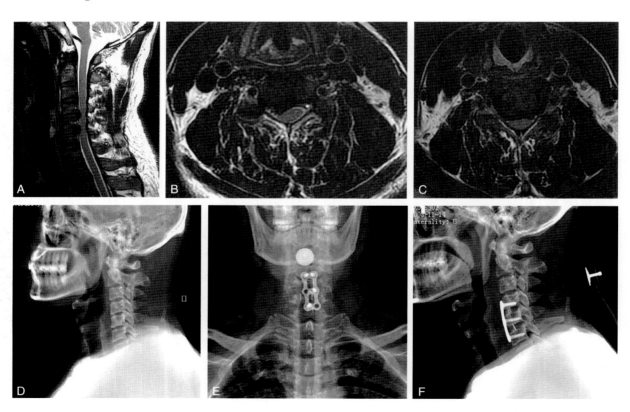

图4-3　脊髓型颈椎病

A．矢状位MRI示$C_4 \sim C_5$、$C_5 \sim C_6$椎间盘突出，脊髓受压；B、C．轴位MRI示$C_4 \sim C_5$、$C_5 \sim C_6$节段脊髓受到来自前方的压迫；D．颈椎X线侧位片示颈椎生理曲度变直；E、F．术后颈椎X线正侧位片

病例2：男性，45岁，诊断：C$_6$椎体骨折并脊髓不完全性损伤（ASIA D级）。施行手术：经前路C$_5$～C$_6$、C$_6$～C$_7$椎间盘切除、C$_6$椎体次全切、取自体髂骨植骨、钉–板系统内固定（图4-4）。

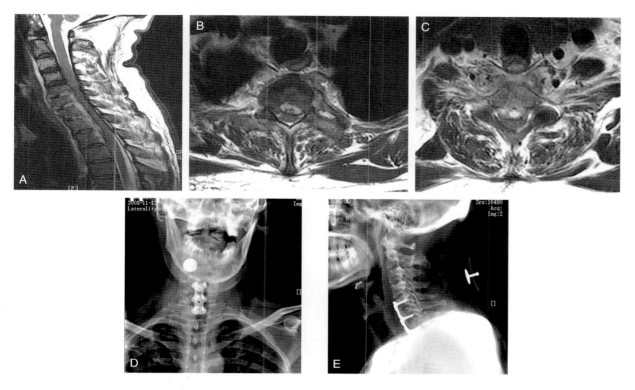

图4-4　C$_6$椎体骨折并脊髓不完全性损伤（ASIA D级）
A．矢状位MRI示C$_6$椎体骨折，椎管内弥漫性出血灶；B、C．轴位MRI示
脊髓损伤、脊髓内高信号出血影；D、E．术后颈椎X线正侧位片

病例3：女性，66岁，诊断：脊髓型颈椎病（JOA，10分）。施行手术：经前路C$_3$～C$_4$、C$_5$～C$_6$椎管减压、椎间盘切除、C$_3$～C$_4$椎间人工间盘置换；C$_5$～C$_6$取自体髂骨椎间植骨融合、钉–板系统内固定（图4-5）。

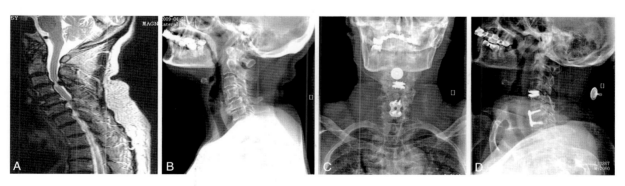

图4-5　脊髓型颈椎病（JOA，10分）
A.矢状位MRI示C$_3$～C$_4$、C$_5$～C$_6$节段脊髓受压；B.术前颈椎侧位片
示颈椎严重退变，椎管狭窄；C、D.术后颈椎X线正侧位片

七、手术要点与陷阱

（一）术前准备

手术前需要综合考虑的影响因素，如：手术指征（创伤或退变），骨的质量（骨质疏松、骨髓炎），减压和融合的节段，移植物的选择（自体或同种异体植骨，植入骨或Cage），影像学检查有无解剖结构的异常。

（二）手术显露

适当的显露途径是避免术后并发症的关键因素。一般来说，标准手术切口为顺着皮纹作横切口，但如要暴露较多的节段（4个或以上），选择平行胸锁乳突肌内侧缘切口更为适宜。植骨床上下方要暴露一部分骨质用以钉-板系统的内固定。为避免螺钉进入椎间隙，通常应对内固定器附着椎体的上下方椎间隙进行显露。而术中C形臂机的使用能避免这一风险。

（三）植骨

不当的植骨技术可能导致钉-板系统应力集中，加大内固定失效的可能性。成功的植骨术应包括3个原则：①建立移植物与骨之间良好的骨性接触；②移植物应承担部分压应力；③骨-移植物接合处的稳定。自体髂嵴骨块的移植仍然是颈椎融合术的金标准，但为避免供区相关并发症的发生，可选用同种异体腓骨移植，亦可同时加用骨形态发生蛋白。尤其重要的是，所有的椎间盘组织都应被咬除，终板骨皮质确保磨至编织骨点状出血，以保证骨床与移植骨的融合。前方骨赘也应修剪，以利于钉板系统的贴附。移植骨块的头侧和尾侧端应平整，根据椎间隙的高度修剪至合适大小。推荐的骨块高度至少为 7mm，深度为15mm，以减小移植骨骨折的可能性。应注意的是，移植骨与脊髓之间应有3mm的安全间隙，可用神经拉钩探查移植骨下方，确认没有对脊髓造成压迫。如果移植骨块高度明显高于椎间隙，可能由于过度牵拉而导致持续的肩胛间疼痛，少见神经失用症。Brodke等改进传统的Smith-Robinson手术方法，把三面皮质骨的皮质面置于后方，认为脊柱的中柱承受最大的压负荷，如此放置植骨块可防止椎间隙的塌陷，从而减少移植骨脱出的概率，但增加了颈椎后凸的发生率。由于腹侧钉-板系统的应用，移植骨块脱出和颈椎后凸大大减少，移植骨的选择方案也不再显得那么重要了。

（四）钉-板系统内固定

钉-板系统内固定系统可供选择的有很多种，基本的技术原则如下：①确认中线的位置；②清除椎体前方骨赘使钉-板与脊柱良好贴附；③选择合适长度和钉孔位置的内固定板；④拧入螺钉前仔细测量螺钉的长度、骨块及椎体的深度；⑤螺钉的选择应遵循单侧皮质固定的最大化和椎管内双侧皮质钻孔最小化的原则；⑥内固定板应置于中线位置，螺钉孔应位于椎体上；⑦螺钉应避免进入椎间隙；⑧螺钉拧入后应与钢板稳固锁定。

多种钉-板系统应用于临床。早期是以Caspar梯形钢板和AO Orozco钢板为代表的双皮质螺钉、非限制型钢板。Caspar钢板呈梯形，无锁定螺钉，中间螺钉位置可适当调整。AO钢板由H型钢板发展而来，4个固定螺钉尾部各有一个锁定螺钉，中间螺钉位置固定。这两种钢板的共同特点是两端的固定螺钉与椎体垂直，并穿透椎体后皮质。为避免损伤脊髓，需要借助C臂X光机透视螺钉位置。Morscher钢板即CSLP（cervical spine locking plate），由AO钢板改进而来，两端固定螺钉分别与椎体

颈
椎外科技术

平面呈12°角，上下各两个锁定螺钉。Orion 钢板即A-CLPS（anterior cervical locking plate system），钢板的冠状面与矢状面有一定弧度以适应椎体的生理曲度，可紧贴椎体。两端固定螺钉分别与椎体平面呈15°角，上下各一个锁钉螺钉，中间螺钉与椎体垂直，位置可调整。这两种钢板的共同特点是两端的螺钉与椎体成一定角度，和钢板一同形成弓形，不穿透椎体后皮质。目前有4种轴向动力颈椎前路钢板应用于临床：DOC VCSS钢板系统、ABC钢板、premiere钢板和C-Tec钢板（图4-6）。

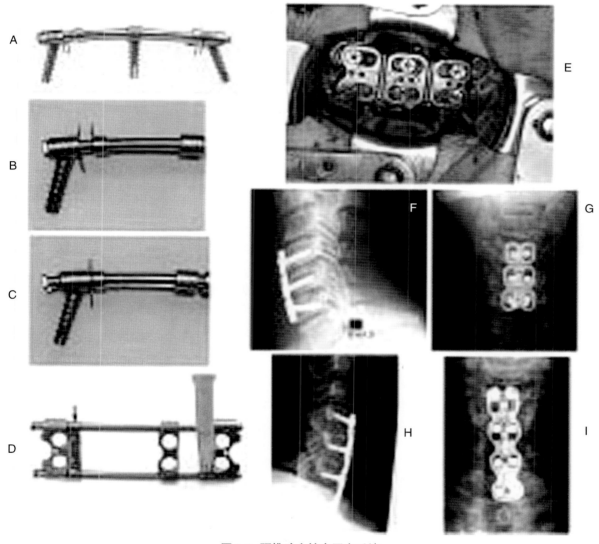

图4-6　颈椎动力性内固定系统

A～D．DOC钢板系统，该系统不适合单节段固定，由几枚平行的滑片连接两个侧杆组成。滑片通过螺钉固定于椎体，并限制螺钉在椎体内的滑动和滑片自身在两侧杆上的滑动。该系统允许一定程度的下沉（B、C）；E～G．ABC钢板系统，为带孔钢板系统，螺钉角度和位置均可以调节，通过螺钉在螺槽内的滑移达到加压固定的效果；H～I．premiere钢板，是滑移半限制型钢板，螺钉角度不变，与C-Tec钢板具有相似的螺槽设计，可防止螺钉的脱出

八、并发症防范要点

（一）内植物相关并发症

文献报道术后钢板与螺钉松动的发生率0～15.4%，螺钉折断的发生率0～13.3%，钢板断裂的发

生率0～6.7%，钢板和植骨块移位（伴或不伴植骨块骨折）的发生率0～21.4%，内植物错位（螺钉进入椎间隙，钢板移至非融合节段等）的发生率0～12.5%（图4-7）。采用新型的钢板-螺钉系统，可减少内植物移位的风险，避免吞咽困难和食管穿孔的发生。多数新型的钉-板系统采用螺钉锁定技术减少植入物松动。颈椎前路的植骨融合可以使多节段的椎体次全切除获得稳定，同时省却后路融合。但也有报道前路植骨融合联合后路手术可以减少前路钉-板内植物的相关并发症的发生。

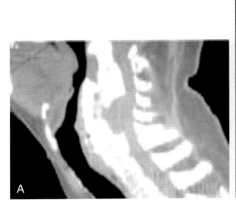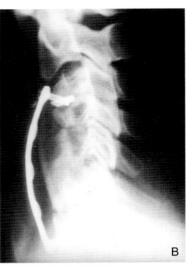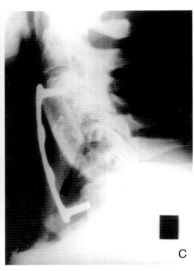

图4-7　内植物相关并发症

A.CT扫描显示钢板和植骨块移位；B.三节段椎体次全切-近端
螺钉折断；C.三节段椎体次全切-板远端脱出、植骨块骨折

（二）吞咽困难

颈椎前路术后吞咽困难的发生率高达60%，融合节段越多，发生率越高。食管损伤少见，却是致命的并发症（图4-8）。可由术中的磨钻、牵开器或术后移植骨块脱出、钉-板松动等造成。通过改进手术操作、规范的植骨和使用新型内固定系统可有效减少此类并发症的发生。

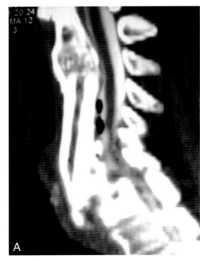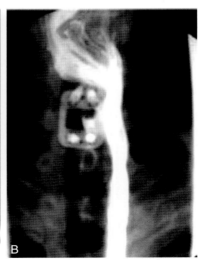

图4-8　食管损伤

A.颈椎CT扫描显示移植骨块尾侧端向前移位，导致吞咽困难；B.食管钡透示钡剂外渗，食管损伤

（三）喉返神经损伤

最常见的神经损伤并发症，发生率0.2%～11%。临床症状轻重不一，可仅有轻度声音嘶哑和咳嗽反射障碍，也可有吞咽困难表现，而双侧喉返神经损伤严重时可发生致命的通气障碍。自动牵开器放置过深，气管或气管食管鞘受压等因素可直接导致喉返神经损伤。右侧喉返神经走行较多变异，因此右侧入路常见此类损伤，尤其是二次手术的病例。监测气管内套管压、间歇性地放松自动牵开器以及牵开器置入后短暂松弛套管可以减少神经损伤的发生。

（四）Horner综合征（上睑下垂、瞳孔收缩、面部无汗）

为损伤颈交感干引起。下颈椎前路手术中，如相比C_6，C_3手术颈交感神经干损伤更为多见，这是因为下颈椎颈交感神经干走行更贴近于颈长肌内侧缘。C_6水平，颈长肌向两侧分开，毗邻颈交感神经干（图4-9）。因此，此处应注意由内向外分离至该肌。

（五）脊髓损伤

颈前路手术中少见，但却是潜在的危险并发症。脊髓损伤可能发生于摆放体位、减压、融合、放置内固定甚至是关闭切口的过程中。术中应避免极度的屈伸颈部。过屈可导致脊髓腹侧受压，这种并发症的严重程度甚至超过颈椎病本身。过伸可能由于黄韧带的皱曲导致脊髓背侧受压。清醒气管插管可避免此类损伤。

Flynn等报道颈前入路椎间盘切除、融合术后脊髓损伤的发生率是0.05%，可由于术中器械（磨钻、刮匙和咬骨钳等）使用不当或意外松脱引起。应避免使用大号的器械，推荐使用高速磨钻和微型刮匙，并辅以术中C形臂机透视达到安全、有效的减压。移植骨块的植入是脊髓损伤的另一潜在危险。骨块的厚度应小于椎体矢状径。其向后方移位

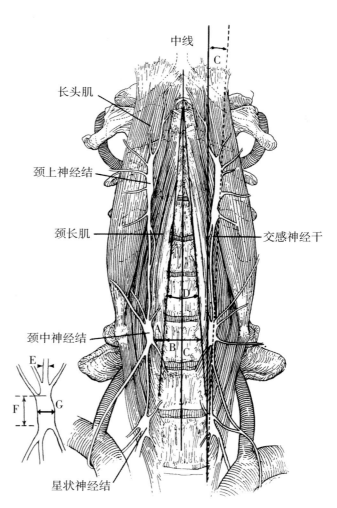

图4-9　颈交感干及其周围重要解剖结构示意图
A. 颈交感神经干与颈长肌内侧缘的距离；B. 两侧颈长肌内侧缘的距离；C. 颈交感神经干与正中线的夹角；D. 两侧颈长肌内侧缘之间的夹角；E. C_6水平颈交感神经干的直径；F. 颈中神经节的长度；G. 颈中神经节的宽度

可能导致脊髓受压；而向前方移位则可能发生气管阻塞、吞咽困难、神经损伤和颈椎后凸。移植骨移位的发生率1%～13%，熟练的手术操作和器械使用可以避免它的发生。螺钉的拧入可能导致直接的脊髓损伤，尤其是双皮质螺钉。注意钻孔和螺钉的深度，使用钻头定位器可限制钻孔的深度，在双皮质螺钉的固定过程中有效避免医源性脊髓损伤的发生。

神经根麻痹的发生率大约是0.17%，前侧入路手术报道C_5～C_6神经根刺激的发生率在2%～15%，大多数病例发生于脊髓受压解除后，由于局部解剖位置突变导致神经根过度屈曲和牵

拉。Saunders总结了术后神经根病发生的危险因素包括：年龄大于60岁、术前脊髓受压的严重程度、减压的节段和颈椎后凸的度数。他同时发现，把椎体次全切的宽度从20mm减小到15mm，能明显减小术后神经根病的发生。

脑脊液漏同样是少见的并发症，术中发现即予以修复或纤维蛋白胶填塞。如果术后发现脑脊液漏，即改变体位至头高脚低位，并经腰椎蛛网膜下腔持续引流治疗。

（六）血管损伤

可能发生于手术暴露的过程中。过度的牵拉可能导致颈总动脉的撕裂和闭塞，引发血小板的聚集和颅内血肿。要避免这类损伤，在牵开器置入前应仔细识别重要的血管，从内侧提起颈长肌后，小心地将牵开器的叶片置于其下（图4-10）。正确使用尖齿牵开器叶片可以防止牵拉导致的损伤。椎动脉损伤的发生率为0.3%～0.5%，可能发生于过度的侧方分离或侧方减压过程中，高速磨钻的直接损伤。因此在侧方钩椎关节切除或椎间孔切开等减压过程中，尤其应注意器械的正确使用。此类并发症的避免，应在减压前注意识别体内的解剖标志，如中线、钩椎关节和颈长肌。

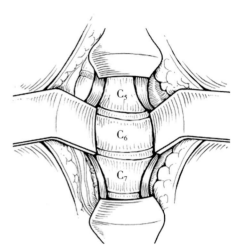

图4-10 牵开器的叶片应置于颈长肌深部

颈椎术后感染的发生率很低，为0～4.5%，伤口清创和静滴敏感抗生素可进行有效的治疗。但在极少数耐药的病例，应二次手术取出植入物。

（陈建庭　许子星）

第二节　前侧入路

一、目的及意义

通过手术切除或取出导致病变的骨折碎片、清理血肿，复位移位的椎体及间盘，以达到解除压迫，消除导致脊髓损伤的物理因素，改善局部的血液循环；有助于脊髓或神经根恢复。在椎体间植骨融合，内固定物固定，通过人工的方法去除病变节段不稳的动力因素，恢复或增强颈椎的稳定性，限制局部活动，防止进一步使脊髓、神经受到损害，消除病椎节段的异常活动，以利患者早期活动。

二、适应证

1. 不稳定的颈椎椎体骨折、脱位（包括爆裂骨折、半脱位、全脱位）。

2. 颈椎脱位复位后，后突椎间盘或骨块压迫脊髓。

3. 颈椎体骨折、脱位前侧压迫脊髓可行颈前路减压植骨，若超过一个以上的椎体骨质切除较多时，宜加钢板内固定。

4. 主要累及椎体和间盘的损伤。

5. 颈椎三柱损伤，严重不稳定。

6. 陈旧性脱位具有颈椎不稳或后突畸形。

7. 后路术后脊髓前方尚压迫者。

三、禁忌证

一般状态差不能耐受手术者；有严重的心血管疾患或肝肾功能不良者；年迈体衰者；有严重的神经官能症者；有精神病者。

四、手术方法

（一）术前准备

1. 配合做各种化验检查。

2. 做好心理护理，消除恐惧紧张情绪。

3. 指导患者练习手术体位及气管推移训练。

4. 训练床上大小便，防止术后尿潴留发生。

5. 术前1日根据医嘱做药敏试验，配血、洗澡、更衣，除颈部常规备皮外，需植骨者尚需准备髂骨皮肤。

6. 术前1日通便或灌肠，术前禁饮食。

7. 备好氧气，吸痰器等设备。

8. 用物准备：血压计，气管切开包，负压吸引器，无折纱布若干，颈围。

（二）麻醉

全麻插管，或局部浸润麻醉。

（三）体位

仰卧位，肩背部及颈后垫软枕，使颈椎呈自然伸展位。

（四）$C_1 \sim C_3$前侧入路

经口前侧入路：病人仰卧，行颅骨牵引将头固定，棉球堵塞双侧外耳道，凡士林油纱条覆盖保护眼睛。术者俯在病人的头部上方，从两侧鼻孔各放入1根橡胶导管，缝于悬雍垂上。向上牵拉导管使悬雍垂和软腭上提，显露术野。将自动拉钩伸入口中，将气管内插管牵开并维持在术野外，消毒口咽部，将油沙团填塞于声门部防止误入异物（图4-11A）。在咽后壁触摸深部的寰椎前弓，从寰椎上方到C_3上方纵向切开咽后壁（图4-11B），在切口内用骨膜剥离器作骨膜下剥离，显露寰椎前结节到C_2的前侧（图4-11C），如需显露寰椎前弓和枢椎侧块，应于前结节处将颈长肌切开，向两侧牵开。当到达后纵韧带时，换用磨钻去除最后的残余骨组织，解除上颈髓的压迫。如果上颈椎需要前路融合，则从髂嵴切取骨块，修整成合适形状后植入。用抗生素溶液冲洗术野，逐层关闭咽后壁切口。

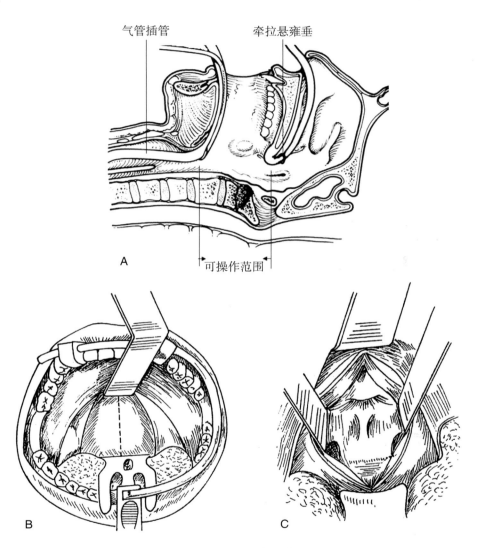

图4-11 口咽部入路

A. 用自动拉钩将气管内插管牵开并维持在术野外；B. 从寰椎上方
到C₃上方纵向切开咽后壁；C. 显露寰椎前结节到C₂的前侧

（五）C₂～C₇的前侧入路

患者仰卧位（图4-12），行颅骨牵引和脊髓监测。根据实际情况选择横形或纵形切口（图4-13），横切口术后瘢痕小。一般取右侧切口。沿皮肤切口方向切开颈阔肌，确认胸锁乳突肌前缘（图4-14），纵行切开颈深筋膜的浅层，通过触摸动脉搏动确定颈动脉鞘的位置，小心切开颈动脉鞘内侧包绕肩胛舌骨肌的颈深筋膜中层，必要时切断肩胛舌骨肌。将胸锁乳突肌和颈动脉鞘拉向外侧，即可触及颈椎椎体的前侧（图4-15）。确认位于气管后侧的食管，将气管、食管和甲状腺拉向内侧。钝性剥离颈深筋膜深层，包括气管前筋膜和颈长肌表层的椎前筋膜（图4-16）。骨膜下从脊柱前侧向外剥离颈长肌至钩突关节平面，然后即可行病灶清除或植骨。

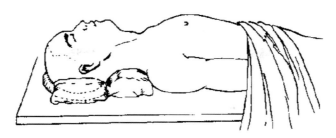

图4-12 颈前侧入路手术卧位

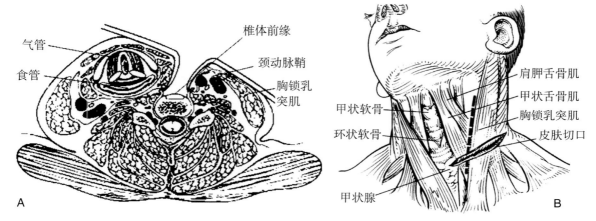

图4-13 前侧入路切口的选择

A. 入路解剖示意图；B. 根据实际情况选择横形或纵形切口

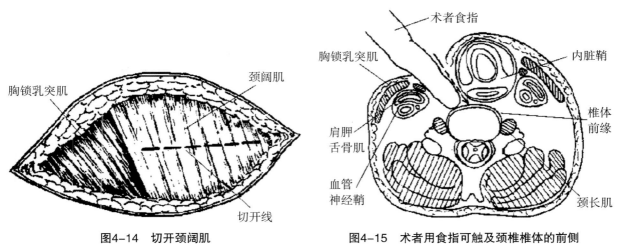

图4-14 切开颈阔肌

图4-15 术者用食指可触及颈椎椎体的前侧

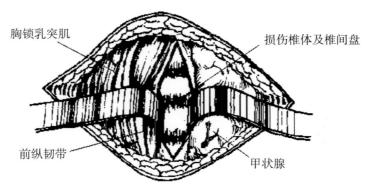

图4-16 钝性剥离颈深筋膜深层，显露伤椎

可施行手术举例：

1. 前路齿状突螺钉固定术　患者仰卧位，头颅牵引下颈后伸，抬高下颌，X线透视证实复位满意后行手术治疗。左胸锁乳突肌前缘入路，显露C_2、C_3椎体，在C_3椎体上缘正中磨一斜形凹槽，透视下将导针打至C_2下缘软骨终板内，正侧位透视示导针角度正确后拧入导针至齿突尖，测量深度，确保导针未弯、未进入枕骨大孔（图4-17A），拧入中空加压螺钉2枚（图4-17B），拔除导针，关闭切口。施术的病例采用手术导航系统定位更准确安全。

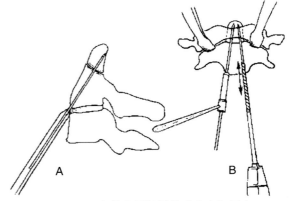

图4-17　齿状突骨折做前路空心钉固定
A. 拧入导针；B. 拧入两枚中空加压螺钉

2. 颈椎前路带锁钢板内固定术　暴露椎体前缘，在椎间隙插入定位针后，通过C形臂机透视，确定施行手术的间隙或椎体位置。将前纵韧带切开显露间隙或伤椎及上、下各1个相邻的正常椎体，如为单一椎间盘损伤，仅作该间隙手术，如为椎体骨折，宜将病椎的上下椎间盘切除（刮除软骨组织后，应尽量保留终板骨组织），用磨钻去除后侧部分到后纵韧带水平（图4-18）；再用刮勺将损伤的椎体行椎体次全切除，并切除残留的破裂的椎间盘，到达后纵韧带或硬脊膜后，操作轻柔，要将后突的髓核组织、

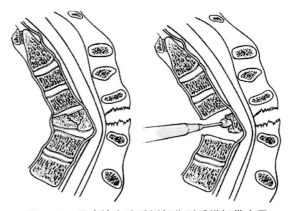

图4-18　用磨钻去除后侧部分到后纵韧带水平

椎体后缘增生突出的骨刺或椎体骨折的骨片彻底清除。根据减压的范围，截取大小合适的植入物（自体骨、钛网、人工骨等），植入减压骨缺损处（图4-19），松开撑开器及颅骨牵引，然后安放合适的颈椎前路带锁钢板。钢板上、下螺钉固定在减压椎体的上、下各一个相邻的正常椎体上，随即C形臂机观察钢板位置、颈椎弧度以及椎间高度的变化（图4-20），证实固定满意后，旋入锁定螺钉，冲洗伤口，放置橡皮管引流，逐层关闭切口。

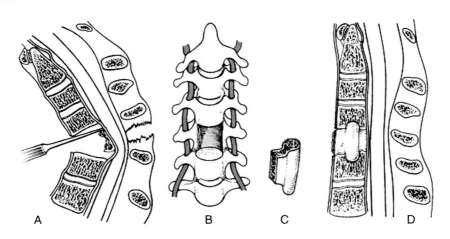

图4-19　颈前路减压植骨
A. 将损伤的椎体彻底切除；B. 前面观；C. 取自体髂骨块；D. 将骨块植入减压骨缺损处

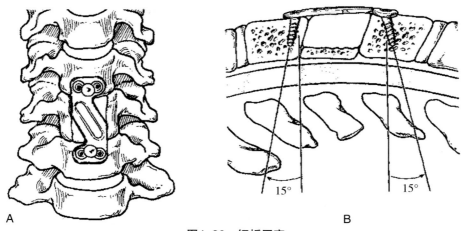

图4-20　钢板固定

A. 钢板上、下螺钉固定在减压椎体的上、下各一个相邻的正常椎体上；

B. C形臂机观察钢板位置、颈椎弧度以及椎间高度的变化

（六）术后处理

术后患者去枕平卧位，备气管切开包，吸痰器，心电、血氧监护，常规应用激素、脱水药3天，抗生素1周，下床后颈托保护3个月。

五、手术要点与陷阱

（一）枕骨到C₃的前侧入路

经口入路牵拉导管使悬雍垂和软腭上提显露术野时，注意不要太用力牵拉，以免鼻中隔软骨坏死；切开咽喉壁止血时注意不要烧灼过度，以免产生组织的灼伤坏死，增加感染的危险。侧方显露超侧块关节时有损伤椎动脉的可能。切口向下超C₃椎体闭合切口困难。

（二）C₃~C₇的前侧入路

1. 此入路解剖复杂，应用双极电凝止血以使术野显露清楚。

2. 术中必须使用最可靠方法定位椎节，可采用术中拍片或C形臂机透视。

3. 为预防右侧喉返神经的损伤，术中甲状腺下静脉应在其尽可能靠外侧的部位结扎。

4. 牵开与喉返神经伴行的中线部位的组织时应间断性松开。

5. 如需向上或向下显露C₄或C₇，则需结扎甲状腺上动静脉或下动静脉。

6. 此术式如选择左侧入路时，应在颈动脉和颈内静脉的内侧显露，以减少损伤喉返神经的危险。

7. 关闭切口前切口内放置引流条以防血肿形成和可能引起的气道阻塞。

六、并发症防范要点

（一）脊髓损伤

术中应避免任何轻微的压迫及牵拉性损伤，一旦发生脊髓损伤，应立即给予大量激素及脱水药

物，按急诊处理。

（二）喉返神经损伤

大多数病例为术中牵拉引起暂时性损伤，伤后1~3个月即可恢复。但如完全切断或严重挫灭伤，则可能遗留永久性症状。颈椎前路手术后，苦声音嘶哑持续6周以上，应行喉镜检查。神经损伤后观察6个月，待其自行恢复。长期不恢复者应行手术治疗。

（三）椎动脉损伤

直接缝合结扎是最常用的方法。若已损伤了一侧椎动脉，在对侧选择更短的螺钉以避免双侧损伤。颈椎前路手术滑行减压造成的椎动脉损伤常较轻，多可通过压迫控制出血；一旦磨钻损伤椎动脉，出血凶猛，需扩大显露，打开横突孔，用棉片压迫出血处，然后决定结扎还是修补。

（四）食管损伤

术前训练对气管食管的推移训练，术前可置胃管，以利术中辨认食管。治疗方法包括静滴抗生素、引流、鼻饲、清创和修补，及早期请相关科室医师会诊治疗。

（五）脑脊液漏

术中应保证硬膜缝合严密，术后一旦发生，可在颈后置物适当压迫数日，若不见好转则再次手术，探查修补硬膜。

（六）植骨块脱出

术中应将植骨块嵌插牢固，外固定物牢固固定，一旦脱出则需尽快手术。

（七）血肿压迫

术中严格止血，术后引流条放置24h，必要时手术解除血肿压迫。

（八）内固定物松动

术中清晰暴露视野，借助影像设备准确定位，严格按照标准程序确定钢板及螺钉位置及方向，尽量选用优质内固定物。

（九）感染

术中严格执行无菌操作，术后常规应用抗生素，若发生感染应切开引流或置管冲洗直至感染消除。

（十）椎管内感染

椎管感染包括硬脊膜外间隙及蛛网膜下腔感染。多由深部组织感染处理不当引起。椎管感染时，应调整全身抗生素的应用，选择能透过血脑屏障的药物，加强全身支持和对症治疗，并采用局部清创、灌注冲洗等措施。蛛网膜下腔感染时不宜缝闭硬脊膜破口。可进行脑脊液引流，避免蛛网膜下腔粘连。

（十一）心脑血管意外

术前完善相关检查，有效控制高血压糖尿病等，术后高度警惕，合理应用预防药物，一旦发生，立即处理，请相关科室会诊。

（十二）睡眠性呼吸暂停综合征

及早或预防性气管切开，呼吸机辅助呼吸。

（吕　刚　曹　阳）

第三节　后侧入路

一、目的及意义

1. 解除压迫　通过手术切除或取出导致病变的骨折碎片、清理血肿，复位移位的椎体及间盘，以达到解除压迫，消除导致脊髓损伤的物理因素，改善局部的血液循环，有助于脊髓或神经根恢复。

2. 增强稳定　在椎体间植骨融合，内固定物固定，通过人工的方法去除病变节段不稳的动力因素，恢复或增强颈椎的稳定性，限制局部活动，防止进一步使脊髓、神经受到损害，消除病椎节段的异常活动，以利患者早期活动。

二、适应证

1. 因创伤所致的枕颈不稳，需枕颈部减压者。

2. 后路寰枢椎融合。

3. 椎板骨折或关节突骨折向前移位压迫脊髓或神经根。

4. 关节突交锁，颅骨牵引复位失败。

5. 前路术后脊髓后方尚有压迫者。

6. 外伤骨折、脱位合并多节段颈椎管狭窄或后纵韧带钙化。

7. 合并骨质疏松的屈曲型颈椎损伤。

三、禁忌证

一般状态差不能耐受手术者；有严重的心血管疾患或肝肾功能不良者；年迈体衰者；有严重的神经官能症者；有精神病者。

四、手术方法

（一）术前准备

常规化验检查。训练床上大小便，防止术后尿潴留发生。颈部常规备皮，需植骨者尚需准备髂骨皮肤。术前1日通便或灌肠，术前禁饮食。

（二）麻醉

全麻插管，或局部浸润麻醉。

（三）体位

俯卧位，胸腹部垫起，以免受压影响呼吸。

（四）后侧入路手术操作

后侧入路所提供的充分显露可用于广泛的各种各样的减压和融合手术，可用或者不用内固定。病人俯卧，注意避免过度压迫面部器官。为减少出血，可应用1：200000肾上腺素生理盐水注射液皮下浸润注射（高血压、心脏病患者禁用）。

1. 枕骨到C_2的颈椎后侧入路　从枕骨到C_2切后正中皮肤切口（图4-21）。用电刀和骨膜剥离器骨膜下显露颈椎后部结构，置入自动拉钩将切口拉开。向两侧牵开软组织，在后正中线上确定C_1后结节，然后骨膜下剥离直到骨质显露枕骨、寰椎和C_2后部结构以后（图4-22），就可进行进一步的手术步骤。术毕，放置引流条，逐层关闭切口。

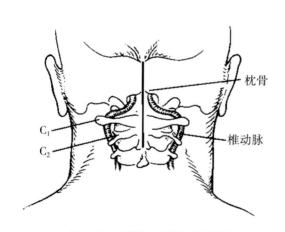

图4-21　后侧入路切口示意图

枕骨

椎动脉

C_1

C_2

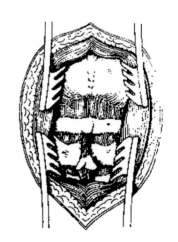

图4-22　显露枕骨、寰椎和C_2后部结构

可施行手术举例：

（1）枕颈融合术：枕骨到C_2的颈椎后侧入路，显露枕骨、C_1、C_2，使用磨钻在枕外隆突磨出骨嵴，骨嵴上钻孔（图4-23）；钢丝穿过枕骨外板、寰椎下弓和枢椎棘突（图4-24）；钢丝穿过植骨块（图4-25）；扎紧钢丝使植骨块固定到需要位置（图4-26），冲洗伤口，放置橡皮管引流，逐层关闭切口。

（2）寰枢间融合术：有钢丝内固定法，侧块关节螺钉内固定法，椎板夹固定法等。以钢丝内固定法举例：枕骨到C_2的颈椎后侧入路，显露枕骨、C_1、C_2；在寰椎和枢椎下方穿过钢丝（图

4-27）；钢丝就位后插入植骨块（图4-28）；钢丝将植骨固定（图4-29）；不同植骨块固定方法（图4-30）。

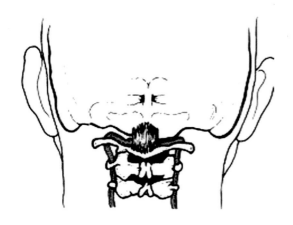

图4-23　枕外隆突磨出骨嵴，在骨嵴上钻孔

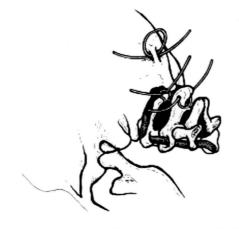

图4-24　钢丝穿过枕骨外板、寰椎下弓和枢椎棘突

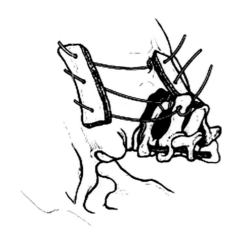

图4-25　钢丝穿过植骨块

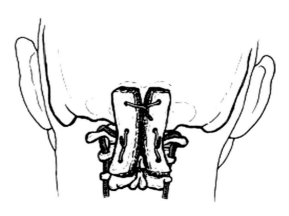

图4-26　扎紧钢丝使植骨块固定到需要位置

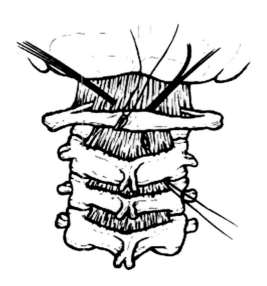

图4-27　在寰椎和枢椎下方穿过钢丝

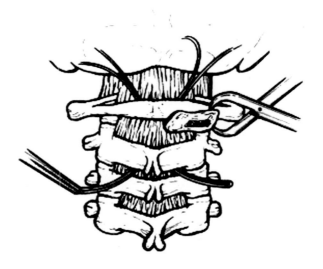

图4-28　钢丝穿好后插入植骨块

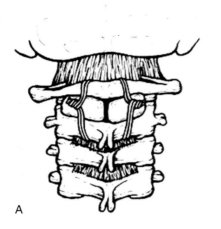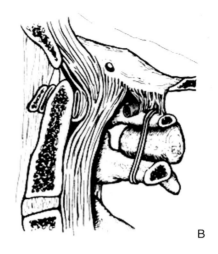

图4-29 寰枢间融合术

A. 钢丝将植骨块固定后面观；B. 钢丝将植骨块固定侧面观

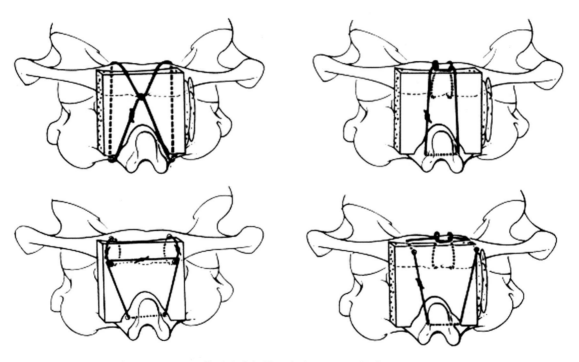

图4-30 颈椎后路寰枢椎融合术，不同植骨块固定方法

2．C₃~C₇的颈椎后侧入路　病人俯卧，颅骨牵引，在相应椎体上切后正中皮肤切口（图4-31），用电刀沿白色的薄层中缝（项韧带）切开深层组织，避免切开有血管的肌肉组织（图4-32）。用电刀和骨膜剥离器游离棘突处的韧带附着点，暴露满意后行进一步手术步骤。

可施行手术举例：

侧块固定椎管成形术：全麻下俯卧，并行头环或颅骨牵引。暴露C₃~C₇椎板之后，将拟固定的侧块暴露，进钉点取侧块中点内下1~2mm处，用开路锥开孔，可控钻头钻孔，方向为头向角45°，外向角20°~25°（图4-33）。钻透对侧皮质。暂不上钢板、螺丝钉；之后逐步行单开门或双开门等椎管成形术其他步骤（图4-34），此时将关节突及关节间隙去皮质并植骨；用磨钻去除外侧块的外侧缘骨皮质，选择适当长度的螺钉及与颈椎弧度相符的钢板或棒固定（图4-35），术毕。

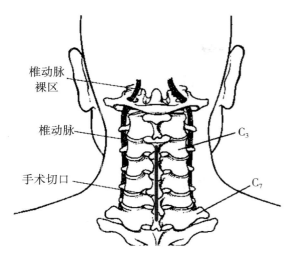

图4-31　在相应椎体上作后正中切口

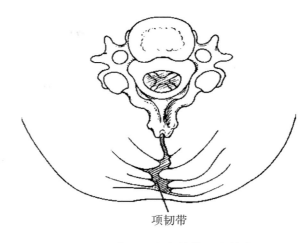

图4-32　用电刀沿白色的薄层中缝（项韧带）切开深层组织

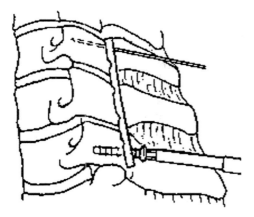

图4-33　可控钻头钻孔

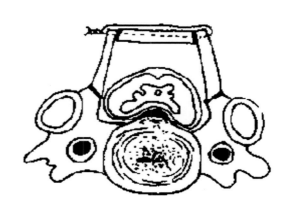

图4-34　彻底减压椎管

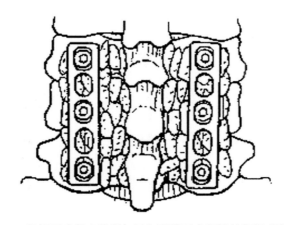

图4-35　选择适当长度的螺钉及与颈椎弧度相符的钢板或棒固定

（五）术后处理

术后患者去枕平卧位，备气管切开包，吸痰器，心电、血氧监护，常规应用激素、脱水药3天，抗生素1周，起床后颈托保护3个月。

五、手术要点与陷阱

1. 枕骨到C_2的颈椎后侧入路保持在中线通过薄的白色中缝（项韧带）加深切口，避免切开肌肉组织，这很重要。

2. 在儿童，不要显露不必要的颈椎和枕部节段，包括枕部，以免术后在相邻平面自发融合。

3. 显露上颈椎时，要注意在中线两侧1.5cm范围内解剖，以免损伤椎动脉。

4. $C_3 \sim C_7$的颈椎后侧入路用电刀和骨膜剥离器游离棘突处的韧带附着点，应从远侧向近侧显露棘突，因为肌肉附丽处和骨头之间成锐角，容易自棘突剥离。如果试图向相反的方向剥离，刀刃或骨膜剥离器很容易顺着纤维方向进到肌肉内，分断血管，增加出血。

六、并发症防范要点

（一）脊髓损伤

术中应避免任何轻微的压迫及牵拉性损伤，一旦发生脊髓损伤，应立即给予大量激素及脱水药物，按急诊处理。

（二）脑脊液漏

术中应保证硬膜缝合严密，术后一旦发生，可在颈后置物适当压迫数日，若不见好转则再次手术，探查修补硬膜。

（三）植骨块脱出

术中应将植骨块嵌插牢固，外固定物牢固固定，一旦脱出则需尽快手术。

（四）血肿压迫

术中严格止血，术后引流条放置24h，必要时手术解除血肿压迫。

（五）内固定物松动

术中清晰暴露视野，借助影像设备准确定位，严格按照标准程序确定钢板及螺钉位置及方向，尽量选用优质内固定物。

（六）感染

术中严格执行无菌操作，术后常规应用抗生素，若发生感染应切开引流或置管冲洗直至感染消除。

（七）椎管内感染

椎管感染包括硬膜外间隙及蛛网膜下腔感染，多由深部组织感染处理不当引起。椎管感染时，应调整全身抗生素的应用，选择能透过血脑屏障的药物，加强全身支持和对症治疗，并采用局部清创、灌注冲洗等措施。蛛网膜下腔感染时不宜缝闭硬脊膜破口，可进行脑脊液引流，避免蛛网膜下腔粘连。

（吕刚 曹阳）

第四节　颈后正中入路

颈后正中入路是颈后部最常用的入路，可以很清楚地显露后部结构，此切口的优点后部重要结构少，风险小，安全。切口沿后正中线向上下延伸，可根据情况选择切口长度。病人取俯卧位，将头部抬高，颈部保持中立位或轻度屈曲位，对不能耐受俯卧位的病人，侧卧位也是一种选择，只是由于皮肤下垂，在切口时易偏离中线，应注意此点。

一、目的及意义

颈椎骨折脱位、颈椎附件结核、肿瘤、超过3个节段的颈椎间盘突出、神经根鞘瘤、颈椎的椎板棘突或关节突关节病变、颈椎管狭窄症黄韧带骨化症等疾病可以行后路手术。目的在于治疗骨折脱位、切除肿瘤、脊髓神经根减压、后路椎弓根侧块螺钉内固定等。可以重建颈椎稳定，减轻疼痛保护脊髓、神经根及椎动脉等重要结构。

二、诊断

除根据症状体征结合辅助检查确定病变的节段部位外。注意棘突的形态特点，有无椎板畸形，对术中辨认结构确认节段很有意义。清晰合格的颈椎正侧位片非常重要且必不可少。影像范围包括枕部全部颈椎及上胸椎。颈椎MRI片对于手术来说是必须的，但病灶定位一定要结合颈椎正侧位片。

三、适应证与禁忌证

1. 适应证　颈椎骨折脱位尤其关节突交锁、颈椎附件结核、肿瘤、超过3个节段的颈椎间盘突出、神经根鞘瘤、颈椎的椎板棘突或关节突关节病变、颈椎管狭窄症、黄韧带骨化症等。
2. 禁忌证　颈椎椎体前方病变。

四、手术方法

（一）术前准备

检查颈部可耐受屈伸的程度，以评估麻醉插管及手术时体位的选择。一般情况下，颈部较细长的病人较颈短者更易显露，瘦弱者其标志清楚，切口较浅在，肥胖者则相反，故术前应根据病人的这些特点准备合适深度的拉钩及手术器械。不能俯卧者可采取侧卧位，要准备足够的体位垫。

（二）麻醉

首选全麻，或局麻。

（三）体位

病人可以采取俯卧位或侧卧位。侧卧位，患侧在上；俯卧位为首选，因为侧卧位时肩部使术野变得深在，影响操作。

（四）手术入路操作程序

1. 切开皮肤及浅筋膜后，用皮肤撑开钳向两侧牵开，即可见到浅筋膜，向两侧分开，保持在后正中切开。可以用肾上腺素盐水沿切口进行皮肤皮下浸润，可以明显减少出血。

2. 沿正中切开项韧带向侧方剥离肌肉，在$C_2 \sim C_3$之间，项韧带较薄甚至部分缺如，此时两侧肌肉牵开后中线部仅有少量疏松结缔组织而没有明显的韧带结构，只需用电刀将疏松结缔组织切开就可向深面显露。由于双侧椎旁肌纤维走行对称，斜方肌自内上向外下，头夹肌的纤维自内下向外上，棘肌的纤维自上而下纵行，所以根据双侧纤维走行确定中线部位，这样可保持不偏离中线。在下颈椎部分，项韧带明显且棘突较大，表浅易于触及，可以较容易地沿正中切开。

3. 在切开项韧带后，可以在深面触摸到棘突。一般情况下，C_7棘突不分叉，$C_6 \sim C_3$棘突分叉且自上而下逐渐增大，C_2棘突分叉高耸，C_1后正中结节深凹，位于枕骨与C_2棘突之间，可根据这些形态特点并结合术前颈椎侧位片棘突的影像特点进行定位，一般不用术中拍片或透视辅助即可准确定位。

4. 沿正中切至棘突分叉后向两侧触摸分叉棘突，将肌肉自其上完全剥离。由于棘突与椎板之间呈凹陷，故在剥离棘突根部时易进入肌间，从而造成多量出血。预防的办法是，用骨膜剥离器将肌肉向下压，用电刀在棘突深面向中线切开直至椎板骨膜，然后在椎板外将椎旁肌向外侧剥离，这样可以清楚地显示椎板，两侧完成肌肉剥离后牵开，将肌肉剥离至关节突关节外缘处，即完成了椎板外显露。

5. 后路切口的缝合应将双侧深层肌肉完全缝合，将项韧带缝合。由于没有损伤到颈神经后支，肌肉的神经支配未受损伤，故此切口不损伤神经，肌肉功能恢复较好。

（五）术后处理

①24h后拔出引流管。②应用脱水药物治疗7 ~ 10天，一般用法：甘露醇250mL，每8h1次，静滴。③激素应用：氟美松10mg 每天1次静滴。④改善微循环药物：口服复方丹参片或银杏叶片，也可以静脉应用脉通或凯时等药物。⑤神经营养药物：口服甲钴胺、维生素B_1、谷维素等。⑥可应用抗生素3 ~ 5天。⑦术后带颈托3 ~ 6个月。

五、典型病例（交锁病例）

患者，男性，53岁，外伤后左上肢放射性疼痛1周，不伴有双下肢感觉运动障碍及二便障碍。

查体：双上肢无运动障碍，中指痛觉迟钝，病理征（－）。X线片示$C_6 \sim C_7$椎体滑脱（图4-36、图4-37），CT 示$C_6 \sim C_7$左关节突骨折脱位交锁（图4-38、图4-39），MRI示脊髓未见明显受压（图4-40）。诊断为C_6、C_7左关节突骨折脱位交锁，C_7神经根压迫症。全麻下行后路复位侧块螺钉内固定植骨融合术，侧卧位（图4-41），后正中切开（图4-42），显露椎板，见关节突交锁及骨折（图4-43），取除骨折块，复位神经根减压（图4-44、图4-45），术中为了稳定脊柱，复位后在进行螺钉拧入时先用钢丝将C_6、C_7棘突捆绑（图4-46），术后症状消失。X 线片示椎体复位，螺钉位置良好（图4-47、图4-48）。

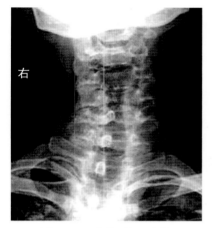

图4-36　术前X线正位片

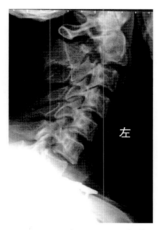

图4-37　侧位片示C_6、C_7椎体滑脱

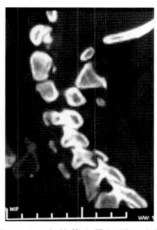

图4-38　左关节突骨折脱位交锁

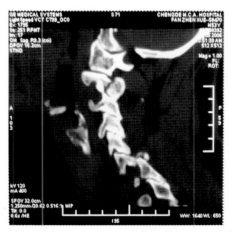

图4-39　CT示C_6、C_7左关节突骨折脱位交锁

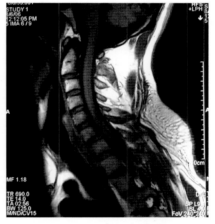

图4-40　MRI示脊髓未见明显受压

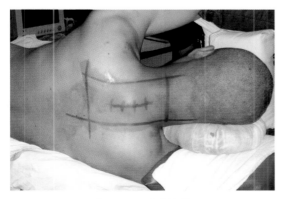

图4-41　手术体位

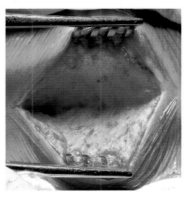

图4-42　后正中切开皮肤、肌肉组织

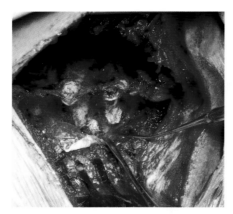

图4-43　显露椎板，见关节突交锁及骨折

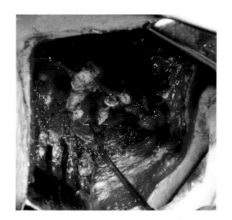

图4-44　取除骨折块

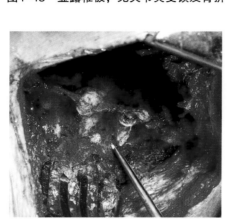

图4-45　取除骨折块，减压神经根

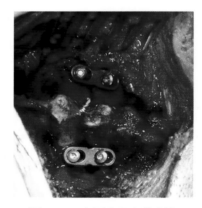

图4-46　内固定已安装完毕

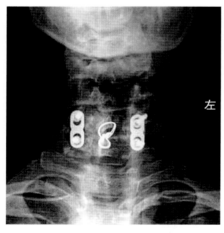

图4-47　术后X线正位片示内固定良好

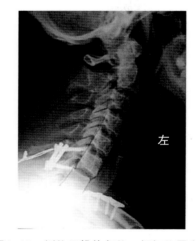

图4-48　侧位示椎体复位、螺钉位置良好

六、手术要点与陷阱

由于颈部项韧带自C₇棘突向上至枕外隆凸，向深面连结各棘突，项韧带呈韧性，在俯卧位及侧卧位时此韧带也难以完全绷紧，往往呈弯曲状，在侧卧位时更是如此，所以保持正中切开项韧带并

非易事，应根据项韧带走行情况切开之，这样才能保持正中切开而不会误入椎旁肌。由于在后正中部没有粗大的静脉，只有少量小静脉交通支，所以后正中切口出血少，易操作。椎管外后静脉丛收纳颈后部肌肉的静脉血，位于椎板后方，在颈部夹肌及竖棘肌各肌层之间，切开时如误入椎旁肌可能损伤或撕破了椎管外后静脉丛，出血较多。由于静脉丛壁薄，压迫容易止血，所以当手术误入椎旁肌时可用明胶海绵或纱布压迫止血，亦可以重新找到后正中切开项韧带后，将破裂的椎旁肌缝合止血。操作范围过大，过于偏外，尤其剥离椎旁肌至关节突外缘继续向前剥离时危险大，出血多应注意。如果发生此类损伤，压迫缝合电凝止血均可。

七、并发症防范要点

（一）脊髓损伤

一旦发生则后果严重，常见原因如下：

1. 直接损伤　如操作不轻柔，器械直接打击脊髓。另外，体位不当，颈部过度过伸，如全麻插管时头过度后仰，使本已受到卡压的脊髓再度损伤，出现瘫痪加重。时刻注意操作轻柔，应用平镊而不是尖镊协助止血可以防止捅入椎管。

2. 硬膜黄韧带韧带或硬膜粘连　在颈椎黄韧带与硬膜之间有韧带样结构，称为硬膜黄韧带韧带，另外还有粘连，这些结构均有可能在手术时牵拉脊髓，尤其是后路椎管扩大成形术时易发生。在开门时边掀开边切断粘连带和韧带样结构。

（二）硬膜损伤脑脊液漏

后部椎管内硬膜粘连严重时容易发生，分离时撕裂硬膜囊。一旦发生可以缝合，可以用生物蛋白胶喷涂和明胶海绵压迫，术后切口适度压紧。一般在5～6天停止漏液，同时注意补液充足，应用抗生素。如果病人有头晕恶心可以平卧位，笔者体会是适当头部较高位置对病人较好。

（三）硬膜外血肿

多因止血不彻底或引流不畅造成。主要是创口内渗血，形成血肿而压迫脊髓，也有凝血功能不良的病例，所以注意止血，观察引流是否通畅很重要。一旦出现血肿，立即清除血肿，更换粗引流管。

（杜心如　叶启彬）

第五节　颈后路椎板成形术

一、目的及意义

扩大颈椎椎管，减轻脊髓压迫。优点是直接解除颈脊髓后路压迫，尤其可以对多节段颈脊髓压迫进行减压。

二、适应证

1. 多节段颈椎间盘突出或脊髓型颈椎病（节段等于或大于3个）（图4-49）。

2. 发育性颈椎管狭窄或多节段退变性颈椎管狭窄（图4-50、图4-51）。

3. 多节段或广泛的颈椎后纵韧带骨化（图4-52、图4-53）。

4. 单一或两个节段的重症颈椎病，前后方均有受压（图4-54）。

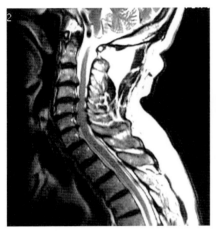

图4-49 男性，75岁，四肢麻木伴行路不稳1年

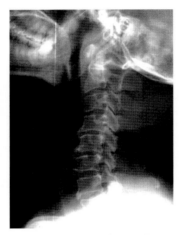

图4-50 颈椎病X线片（男性，54岁，双上肢麻木无力2年）

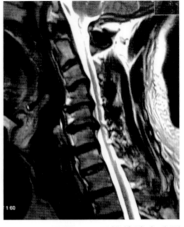

图4-51 颈椎MRI示椎管狭窄（男性，54岁，双上肢麻木无力2年）

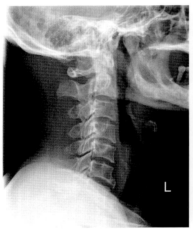

图4-52 颈椎后纵韧带骨化的X线片表现（男性，55岁，$C_2 \sim C_7$后纵韧带骨化）

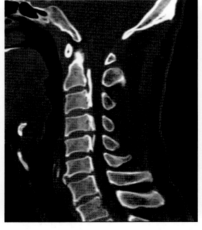

图4-53 颈椎后纵韧带骨化的CT片（男性，55岁，$C_2 \sim C_7$后纵韧带骨化）

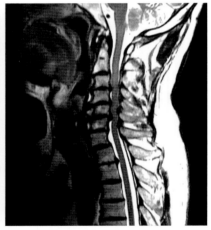

图4-54 男性，59岁，$C_4 \sim C_6$椎体平面颈髓前后均有压迫

三、禁忌证

1. 颈椎严重的后凸畸形者。

2. 颈椎板先天性畸形、融合或椎板裂。

3. 颈椎椎体间不稳或有脱位者。

四、手术方法

（一）术前准备

1. 术前一般让患者行俯卧位训练，以增加术中对体位的耐受。

2. 剃光头，颈枕部备皮。

（二）麻醉

一般用0.5%普鲁卡因行局部浸润麻醉。

（三）体位

俯卧位。

（四）手术操作程序

1. 第一步　病人取俯卧位，头部置于手术台前U形头托上，面部外露，颈部根据需要取屈曲或伸直位（图4-55）。也可用Mayfield颅骨钳固定，有利于保护头部并维持理想的颈椎对线。后正中切口，一般自发际上1.0cm至C_7棘突做正中直切口（图4-56），锐性显露颈后肌肉、筋膜，一般颈深筋膜、项韧带、棘上韧带在颈正中线汇集成一条正中线，为相对无血管区，沿此线切开剥离可减少出血，术中通过对棘突的触诊确定此正中线很有必要（图4-57）。切开项韧带后，显露棘突，骨膜下剥离附着在棘突上的肌肉组织，显露双侧椎板及侧块（图4-58）。

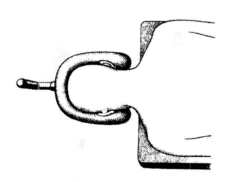

图4-55　术中俯卧位，头部置于手术台前U形头托

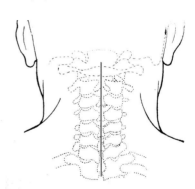

图4-56　发际上1.0cm至C_7棘突正中切口

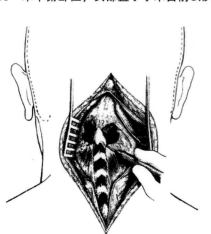

图4-57　由枢椎棘突下行，从正中开始贴着骨面剥离深层项肌

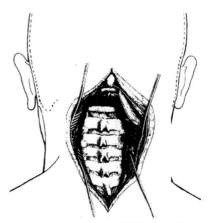

图4-58　显露双侧椎板及侧块

2. 第二步　确定椎板的开门侧以及铰链侧，通常以症状重的一侧作为开门侧，咬除需要椎板成形节段的棘突作为植骨用，并在此棘突基底部用布巾钳打孔，作为穿粗丝线或者钢丝用，采用尖部为金刚石钻头的高速球头磨钻在关节突（侧块）和椎板的连接部开槽。对于开门侧应将椎板全层完全切断，显露硬膜囊。对于铰链侧仅保留部分松质骨和内侧皮质（图4-59）。

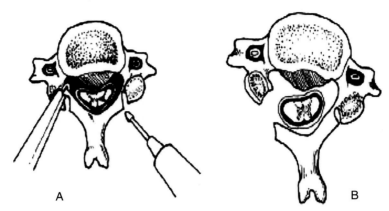

图4-59　连接部开槽并保留铰链侧骨质

A.高速球头磨钻在关节突（侧块）和椎板的连接部开槽，开门侧椎板最后用薄的
Kerrison咬骨钳（1.0mm）咬断椎板；B.对于铰链侧仅保留部分松质骨和内侧皮质

3. 第三步　当开门侧的椎板完全切断后，一边将游离侧椎板向铰链侧方向翘起，同时用尖刀将开门侧椎板间黄韧带切断并分离，使铰链侧椎板内侧皮质造成不完全骨折，使椎板形成开门状态。为保持椎板开门侧处于长期稳定状态，在棘突基底部的孔中穿过粗丝线，将棘突基地部牵拉缝合至铰链侧的关节突关节囊或者椎旁肌上，将切除的棘突骨块咬碎植入铰链侧骨槽上（图4-60）。

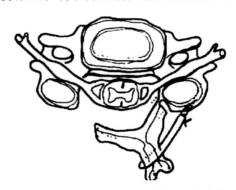

图4-60　将棘突基底部牵拉缝合至铰链侧的关节突关节囊

（五）术后处理

术后给予颈托固定，一般6周后鼓励病人开始进行颈项肌的收缩抵抗运动，术后可以根据X线片以及CT确定铰链侧植骨融合情况。

五、典型病例

患者，男性，45岁，以"四肢麻木无力伴行路不稳半年"入院。入院诊断：颈椎病（脊髓型）（图4-61～图4-64）。手术：颈椎后路椎管扩大椎板成形术（图4-65～图4-68）。

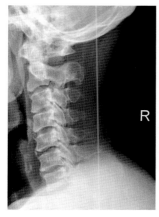

图4-61 术前X线片

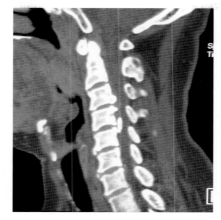

图4-62 术前CT重建

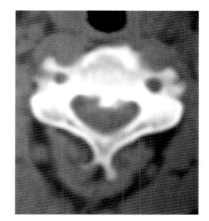

图4-63 术前CT

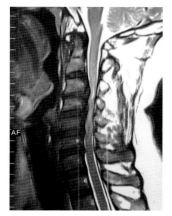

图4-64 术前MRI

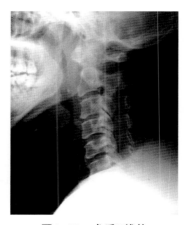

图4-65 术后X线片

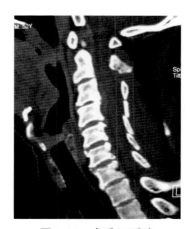

图4-66 术后CT重建

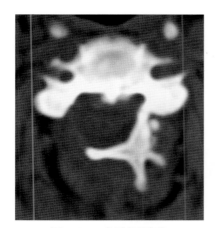

图4-67 术后CT重建

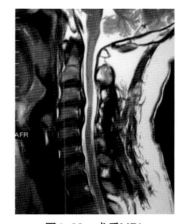

图4-68 术后MRI

六、手术要点与陷阱

1. 在进行椎板开门时，除了切除开门侧椎板下的黄韧带，在椎板下缘与硬脊膜之间的纤维性粘连组织会形成"束带"，应一并切除后再翻开椎板，以免造成"束带"对颈脊髓的切割损伤。

2. 开门后椎板掀开的角度保持在45°~60°，不应超过60°；铰链侧门轴的位置应靠近椎板，而非靠近椎间关节部。

3. 关闭伤口时，一定要把椎旁肌及项韧带缝合至原位，尽量保证C$_2$棘突的完整以利于肌肉的附着，这样可以改善术后颈椎活动度的减少及减少轴性症状的发生。

七、并发症及其处理

（一）术中脊髓减压不充分

后路椎管开门减压范围应包括病变节段上、下各1~2个椎板。当椎板开门范围不够时，因开门处局部脊髓后移，在椎板开门的上、下缘处脊髓折屈成角形成脊髓压迫，并可导致脊髓损害的临床症状加重，但这也提示在行后路椎管开门减压时一定要注意减压的范围，特别是对椎管广泛狭窄的病例，开门的范围一定要得到重视。

（二）术中操作不当

开门时门轴骨折，而强行开门，门轴侧骨折的椎板可直接嵌入椎管，损伤脊髓或遗留脊髓新的致压因素。故术中尽可能避免因手术操作造成的医源性损伤。

（三）术后"再关门"

维持椎板开门的固定不牢靠，引起术后"再关门"，失去减压作用，或开门侧椎板边缘陷入椎管，使椎管更狭窄甚至直接压迫脊髓或神经根。一些新的技术，如颈椎后路微型钢板的使用，对于预防颈椎术后"再关门"能起到一定作用。

（四）术后出血

术中未能严格止血，往往造成硬膜外血肿压迫。手术过程中的彻底止血以及术后引流通畅是预防术后出血的有效方法。

（杨惠林　朱若夫）

第六节　联合切口入路

颈部的手术在特殊情况下可以将两种切口联合应用，常用的有侧后方入路、前侧方入路和双侧入路。

侧后方入路指将后方入路和侧方入路联合应用，切口一般沿上项线自外侧向内侧至后中线，然后沿后正中线向下，呈T形或倒L形，这种联合切口适用于侧后病灶的显露与切除。

由于颈后部皮肤较厚，血运较丰富，可用副肾上腺素盐水皮内浸润。切开皮肤和浅筋膜后，在横切口外侧部可遇到枕大神经和枕动脉。枕大神经和枕动脉多伴行在上项线的外侧部自深面浅出，故在切开此皮肤后应寻找到此两结构。一般情况下不要结扎枕动脉，也不要切断枕大神经，将它们牵开保护后，沿上项线将斜方肌、头夹肌、棘肌的起始点锐性切断。在中线将项韧带切开，这样可将肌肉较完整地剥离。由于此处无静脉丛，出血少，沿中线向下至棘突后，锐性切断肌肉止点，在骨膜下剥离，可清楚地显露$C_1 \sim C_4$侧后方诸结构，此入路特别适合一侧附件肿瘤的切除。

前侧方入路适用于下颈椎和臂丛同时显露，对于臂丛肿瘤及下部颈神经根肿瘤的切除、颈肋切除、椎动脉松解减压者可采用此切口。纵切口部分沿胸锁乳突肌后缘的中下部分至锁骨，然后转向外侧沿锁骨上1cm横切口至锁骨中外1/3处。切开皮肤后，将颈阔肌纤维切断，在其深面遇到颈外静脉，将之结扎切断。由于锁骨上神经在锁骨中外1/3处由上向下斜行走行，可将之分离开向外侧牵开，不必结扎。将胸锁乳突肌的锁骨端切断向内侧牵开，深面即可见到颈动脉鞘的下端及外侧前斜角肌、中斜角肌、臂丛前面的筋膜，保护好颈动脉鞘，在气管、食管与颈动脉鞘之间显露椎体前方。剥离臂丛浅面的筋膜时颈横动脉常自臂丛前面横过，根据需要可牵开之或结扎切断。然后将前斜角肌、臂丛及中斜角肌显露，根据需要可将前斜角肌的肋骨起始部切断，将臂丛游离后掀起，此时可沿臂丛向上逆行至$C_5 \sim C_7$神经根，这样就可完成了手术所需暴露的所有结构。

双侧联合切口很少应用，如果双侧前切口可以同时显露双侧椎动脉，对于肿瘤切除及椎动脉手术可选择应用。

（叶启彬　杜心如）

参考文献

［1］李家顺、贾连顺. 当代颈椎外科学[M]. 上海：上海科技出版社，1997：75-100.

［2］饶书城、宋跃明. 脊柱外科手术学[M]. 第3版. 北京：人民卫生出版社，2007：383-395.

［3］郑联合，马保安，王育才，等. 脊髓损伤围手术期急性呼吸窘迫综合征的处理[J]. 中国矫形外科杂志，2003，11（11），725-727.

［4］刘少喻，梁春祥，陈栢龄，等. 颈前路中空加压螺钉内固定单枚治疗齿状突骨折[J]. 中华骨科杂志，2003，10（11），595-597.

［5］陈滨，韩晓峰，刘祖德，等. 前路手术与后路手术治疗颈椎损伤的比较[J]. 中华创伤骨科杂志，2008，10（1）：95-96.

［6］吴战勇，魏运动，郁来报，等. 颈椎椎弓根螺钉置钉方向偏差原因分析及预防[J]. 中国脊柱脊髓杂志. 2004，14（2）：178-180.

［7］黄东生，苏培强，马若凡，等. 颈椎椎弓根CT测量在椎弓根螺钉内固定中的作用[J]. 中国临床解剖学杂志. 2004，22（2）：186-189.

［8］赵森，刘执玉，毕玉顺，等. 椎动脉椎前部的形态特点及临床意义[J]. 中国临床解剖学杂志，2002，20（1）：51-53.

［9］丁自海，杜心如. 脊柱外科临床解剖学[M]. 济南：山东科学技术出版社，2008：222-227.

［10］侯铁胜，石志才，傅强，等. 颈前路植骨融合内固定术治疗不稳定性Hangman骨折[J]. 中华创伤骨科杂志. 2004，6（1）：82-84.

［11］Ebraheim N A，Lu J，Yang H，et al. Vulnerability of the sympathetic trunk during the anterior approach to the lower cervical spine[J]. Spine（Phila Pa 1976），2000，25（13）：1603-1606.

［12］Gonugu nta V，Krishnaney A A，Benzel E C. Anterior cervical plating[J]. Neurol India，2005，53（4）：424-432.

［13］Mobbs R J，Rao P，Chandran N K. Anterior cervical discectomy and fusion：analysis of surgical outcome with and without plating[J]. J Clin Neurosci, 2007, 14（7）: 639-642.

［14］Harrop J S, Hanna A, Silva M T, et al. Neurological manifestations of cervical spondylosis: an overview of signs, symptoms, and pathophysiology[J]. Neurosurgery, 2007, 60（Suppl 1）: 14-20.

［15］Wei-Bing X, Wun-Jer S, Gang L, et al. Reconstructive techniques study after anterior decompression of multilevel cervical spondylotic myelopathy[J]. J Spinal Disord Tech, 2009, 22（7）: 511-515.

［16］Brain W R, Northfield D, Wilkinson M. The neurological manifestations of cervical spondylosis[J]. Brain, 1952, 75（2）: 187-225.

［17］Ebersold M J, Pare M C, Quast L M. Surgical treatment for cervical spondylitic myelopathy[J]. J Neurosurg, 1995, 82（5）: 745-751.

［18］Chibbaro S, Benvenuti L, Carnesecchi S, et al. Anterior cervical corpectomy for cervical spondylotic myelopathy: experience and surgical results in a series of 70 consecutive patients[J]. J Clin Neurosci, 2006, 13（2）: 233-238.

［19］Reinhold M, Magerl F, Rieger M, et al. Cervical pedicle screw placement: feasibility and accuracy of two new insertion techniques based on morphometric data[J]. Eur Spine J, 2007, 16（1）: 47~56.

［20］Ugur HC, Attar A, Uz A, et al. Surgical anatomic evaluation of the cervical pedicle and adjacent neural structures[J]. Neurosurgery. 2000, 47（5）: 1162-1169.

［21］Xu R, Kang A, Ebraheim NA, et al. Anatomic relation between the cervical pedicle and the adjacent neural structures[J]. Spine, 1999, 24（2）: 451-454.

［22］Yoshimoto H Sato S, Hyakumachi T, et al. Spinal reconstruction using a cervical pedicle screw system[J]. Clin Orthop Relat Res, 2005, （431）: 111-119.

［23］Cornefjord M, Alemany M, Olerud C. Posterior fixation of subaxial cervical spine fractures in patients with ankylosing spondylitis[J]. Eur Spine J, 2005, 14（4）: 401-408.

［24］Cagnie B, Barbaix E, Vinck E, et al. Extrinsic risk factors for compromised blood flow in the vertebral artery: anatomical observations of the transverse foramina from C_3 to C_7［J］. Surg Radiol Anat, 2005, 27（4）: 312-316.

［25］Cho KH, Shin YS, Yoon SH, et al. Poor surgical technique in cervical plating leading to vertebral artery injury and brain stem infarction—case report[J]. Surgical Neurology, 2005, 64: 221-225.

颈

椎外科技术

第五章

上颈椎手术

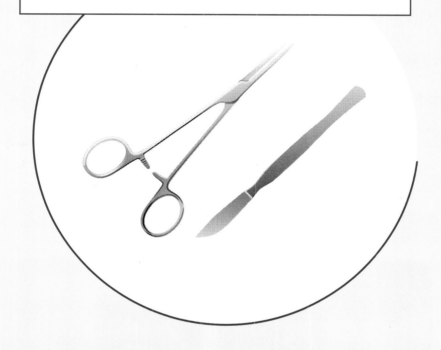

第一节　齿状突螺钉内固定术

一、目的及意义

固定断裂的齿状突，促进愈合，阻止寰椎脱位，保留寰枢旋转功能。

二、适应证与禁忌证

1.适应证　新鲜单纯齿状突Ⅱ型骨折（Anderson Ⅱ型）。

2.禁忌证

（1）齿状突骨折并寰椎骨折或横韧带断裂者。

（2）齿状突骨折不能复位者。

（3）齿状突粉碎性骨折或伴有枢椎体骨折。

（4）陈旧性齿状突骨折。

（5）桶状胸、颈部过短过粗、下颌过长、过于肥胖者。

三、手术方法

（一）术前准备

1.术前常规颈椎正、侧位和张口位X线片、CT、MRI检查，了解齿状突损伤类型、脱位情况，是否合并有寰椎碎裂或横韧带损伤。

2.脱位者需要体位复位或枕颌带牵引、颅骨牵引复位（图5-1）。

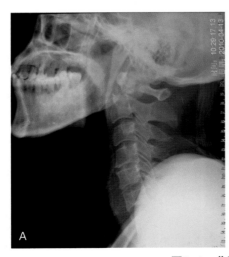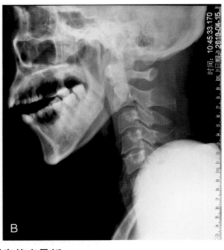

图5-1　Ⅱ型齿状突骨折

A．复位前；B．复位后

3. 器械及配套工具（图5-2）。

4. 双头C形臂机透视，或单头C形臂机。

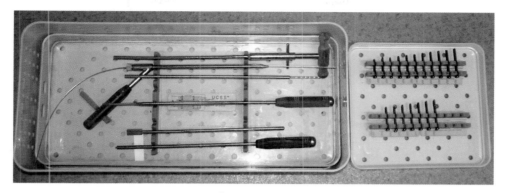

图5-2　齿状突空心螺钉及工具

（二）麻醉

经鼻或口腔插管全麻。

（三）体位

仰卧位。

（四）手术操作程序

1. 第一步　仰卧位，两肩后适当垫高，使颈部后伸，颈后空虚处用卷成卷的开刀巾填实，口腔内填入纱布绷带使患者处于张口位（图5-3）。C形臂机透照正侧位，观察齿状突骨折是否处于复位状态，可通过调整肩后垫高，也可并用颅骨牵引复位。透照时于C_4、C_5椎间皮肤对应处画横线，并沿气管中线和胸锁乳突肌内缘处划纵线（图5-3）。消毒铺单。

2. 第二步　显露过程同第一节。但手指潜行分离由C_4椎前向头侧直至C_2、C_3椎间隙前。定位针头插入C_2、C_3并透视确认无误。

3. 第三步　切开椎前筋膜及前纵韧带，显露C_2椎体前下缘和C_3椎体前上缘。于正中线上C_2、C_3纤维环和C_3椎体前上部开槽，器械套管插入槽中，透视确认进钉点和方向指向断裂的齿状突尖部（图5-4）。并确认操作过程中断裂的齿状突仍为满意复位状态。连续透视下导向钢丝针电钻钻入

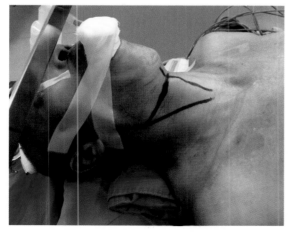

图5-3　齿状突螺钉固定术体位，绷带填塞使其处于张口位

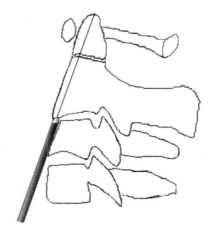

图5-4　进钉点和方向指向齿状突尖部

直至齿状突尖部，也可严格量取进针深度而点摄观察（图5-5）。拔出套管，由导向钢针插入空心钻头扩孔至齿状突尖部。拔出扩孔钻头，合适空心拉力螺钉沿导针拧入直至越过齿状突骨折线并透过尖部皮质为好。透视确认位置满意后抽出导向钢针（图5-6）。检查确认咽喉壁无误伤，止血、冲洗逐层缝合、关闭切口。

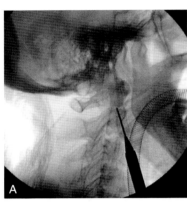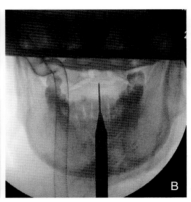

图5-5　钢针少许钻入后透照侧位与正位

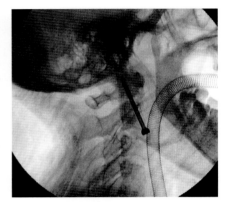

图5-6　空心齿状突螺钉拧入后透照
确认满意

（五）术后处理

1. 术后心电监测，密切观察生命体征、肢体运动、感觉变化，注意声音有无嘶哑，喝水有无呛咳现象。

2. 原有高血压、糖尿病等疾病治疗。

3. 静滴抗生素5～7天、止血药2天，气道雾化吸入3～5天，消化道抑酸制剂和激素（甲强龙、地塞米松），甘露醇等视情况使用。

4. 3天后非瘫痪者可颈托保护下地行走，肿瘤、类风湿等特殊患者视情况而定。

5. 术后给予颈椎正、侧位检查，并定期复查CT。

6. 术后肢体功能锻炼，颈托保护3～4个月。

7. 术后应加强营养，可同时服用钙剂药物以促进骨折愈合。

四、手术要点与陷阱

1. 详细询问外伤史，仔细术前X线片、CT、MRI等检查，如为陈旧性骨折，愈合率不高。

2. 术前体位复位、牵引复位需达到解剖复位，且术中在解剖复位的状态下才可钻孔置钉，否则未能解剖位置的齿状突会给寰椎旋转功能带来影响。

3. 桶状胸、颈部过短过粗、下颌过长、过于肥胖者，不可勉强手术，否则手术操作相当困难。可在手术室于胸前放置金属棍棒，透侧位像观察胸高是否影响置钉操作。

4. 尽量术中连续透视下操作，一发命中，可提高置钉准确率和质量。多次打孔调整位置易引起C_2椎体前下皮质骨的破坏，置钉后易导致螺钉松动，带来术后问题。

5. 空心拉力螺钉的螺纹部分不可跨越骨折线，需完全进入骨折游离端内，否则易导致骨折分离，影响愈合。

6. 1枚螺钉既有相当的稳定作用，2枚螺钉增加手术难度，不应勉强。

7. 术后坚强颈托或头颈胸支具佩戴不小于3～4个月，具体依手术情况而定，定期影像复查。

五、并发症防范要点

（一）骨折不愈合

陈旧性骨折即使复位满意不愈合率仍很高，应禁忌使用；对于新鲜骨折，拉力螺钉螺纹部分跨越骨折线时失去拉紧作用，易导致骨折分离而不愈合；攻丝操作时应螺钉全长攻丝，否则螺钉拧入时易将骨折块顶起造成分离。

（二）螺钉松动断裂

操作时应透照确认进钉点与方向满意后一次钻入置钉，多次钻孔导致C_2椎体前下皮质骨破坏、松质骨空洞，易螺钉松动固定失效，甚至断裂。术后外固定时间应足够长，并可给予钙剂促进愈合。

（三）其他并发症防范

见第六章第三节。

（毛广平）

第二节　前路经寰枢关节螺钉内固定植骨融合术

一、目的及意义

寰枢关节不稳患者大多需要手术治疗，前后路手术方式繁多。1985年Magerl等报道了后路经寰枢关节螺钉内固定治疗寰枢关节不稳的手术方法，这种方法已逐渐被广泛采用。临床实践证明Magerl技术在抗三维运动中的稳定性要优于之前所提及的任何后路技术，被认为是寰枢关节融合术选择的金标准。但该项技术的成功实施有一个必要的前提，即内固定完成前必需先使寰椎充分复位，而临床中就有相当一部分病例因寰椎长时间向前下方移位，下颈椎代偿性前凸及下颈椎背侧软组织挛缩而无法实现下颈椎屈曲及屈曲位下寰椎复位，另外有近20%的患者存在椎动脉变异，不适合后路螺钉内固定这些都使得颈椎后路屈曲位下方能实施的Magerl技术一筹莫展。

而前路经寰枢椎关节螺钉固定术是在颈椎极度后伸位时实施，此位置寰椎易复位，且颈前组织充分伸展，暴露简单，螺钉至枢椎前弓由内向外进入寰椎侧块，基本可避免穿入椎管，且螺钉与椎动脉毗邻较不密切，不易受到椎动脉变异的影响，故损伤脊髓及椎动脉的概率相对经典的Magerl技术就小得多。前路经寰枢关节螺钉内固定的螺钉通道由枢椎体下缘，经寰枢关节至寰椎侧块，在寰枢椎骨质内穿行较长，稳定性可靠。一旦2枚螺钉固定成功，寰枢关节立即在复位的位置上获得稳定。有学者证实前路经寰枢侧块螺钉内固定生物力学稳定性与后路Magerl钉无统计学差异。螺钉只要在枢椎体和寰椎侧块的骨质内即能起到固定作用，对螺钉置入的位置和进钉方向的精确度要求不是太高，操作比较容易。国内已有经皮置钉的报道，相对则需要更高的置钉技术。该技术无需复杂的配套器械、具有治疗费用低、效果可靠等优点。

二、适应证

由于该手术的螺钉通道不受寰枢椎生理解剖结构的限制，原则上只要寰椎侧块和枢椎椎体保持完整并能基本复位的寰枢关节不稳都可应用。

手术适应证：①寰椎前后弓骨折但侧块完整；②急性齿状突骨折位移>5mm、明显的成角畸形，或不符合上述条件但患者不能耐受头颈石膏、头颅环–双肩牵引外固定架等外固定；③寰枢横韧带、翼状韧带撕裂；④创伤性寰枢关节旋转性半脱位，经手法或牵引已经复位；⑤先天性寰枢椎发育异常，如先天性齿状突或寰枢椎畸形伴有寰枢椎不稳；⑥医源性不稳或不愈合；⑦肿瘤和炎症所致寰枢椎脱位，如骨髓瘤、结核、类风湿等；⑧自发性寰枢椎脱位；⑨可复位的陈旧性齿状突骨折合并寰枢关节不稳。

三、禁忌证

手术禁忌证：①不能复位的寰枢关节不稳；②寰椎侧块或枢椎椎体骨折；③寰枢椎骨折块压迫脊髓需做前后路减压；④严重的骨质疏松症；⑤全身状况不允许；⑥短颈畸形患者慎用。

四、手术方法

（一）术前准备

根据影像学资料，对寰枢关节明显脱位、齿状突骨折并明显移位及陈旧性可复性寰枢关节脱位者常规行自行研制设计的头颅环–双肩牵引术（图5-7）。X线片或CT复查复位满意后才能进行该手

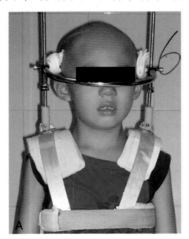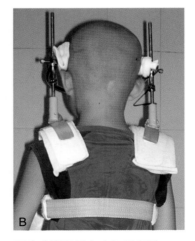

图5-7　自行研制设计的头颅环–双肩牵引外固定支架示意图

A.前面观；B.后面观

颈
椎外科技术

术治疗，否则只能采取另外的手术方式。对寰枢关节无明显脱位者可不施行头颅-双肩牵引术。在开口位X线片做寰椎侧块外1/3与侧块下关节面中点连线的延长线可测量出进钉点（O）（延长线与枢椎椎体前面下缘的交点），外斜角（α）（延长线与枢椎前缘中垂线所形成的夹角），以及寰椎侧块外1/3与进钉点间的距离（A）和进钉点与枢椎下缘中点间的距离（B）（图5-8）。在侧位X线片分别测量上斜角（β）（寰椎侧块上关节面后1/3至枢椎体下缘进钉点间的连线与枢椎体前缘平行线所形成的夹角），以及寰椎侧块后1/3与枢椎椎体下缘进钉点间的距离（C），并选择合适长度的螺钉（图5-9）。

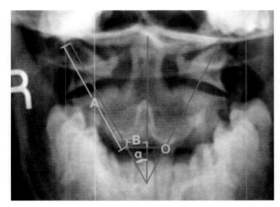

图5-8 开口位X线片测量出进钉点

α.外斜角；A、C.螺钉通道

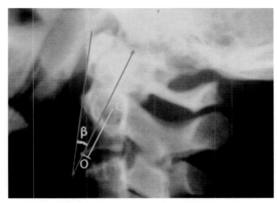

图5-9 侧位X线片分别测量上斜角、进钉点间的距离

β.上斜角；O.进钉点

（二）麻醉

气管插管全麻。

（三）体位

仰卧位，头颈部冠状面中立，矢状面适度后伸，张口位，已经行头颅环-双肩牵引者术中维持牵引。

（四）手术操作程序

1. 第一步 常规消毒铺无菌巾单。做左侧颌下颈前斜切口（图5-10），长约3～5cm。切开颈阔肌及颈前筋膜，结扎并切断浅静脉。在咽喉部与颈动脉鞘之间钝性分离，向外牵开胸锁乳突肌和颈动脉鞘等，向内牵开甲状软骨、咽喉部等内脏鞘。

2. 第二步 显露颈长肌，切开椎前筋膜，骨膜下剥离。如需显露更大范围，可酌情结扎咽升动脉、甲状腺上动脉和静脉等血管，注意保护喉上神经及面神经下颌支。除体型矮胖、颈部特别粗短患者外一般不需做双侧切口，单侧切口即可满足双侧手术。

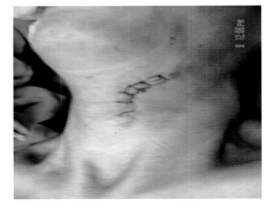

图5-10 左侧颌下颈前斜切口

3. 第三步 用C形臂机定位C_2、C_3间隙。显露C_1～C_3椎体及双侧寰枢关节，根据术前测定的进针点与枢椎下缘中点的距离确定手术进钉点，亦可采用左

右颈长肌内侧缘与枢椎体前面下缘相交处作为进钉点；切除C₂、C₃椎体纤维环的前上部和相应C₂椎体下缘定位点附近部分骨质，用细手锥按术前已测定的外斜角和上斜角先于切口对侧向外、向后、向上钻入，直至寰椎侧块上关节面骨皮质下方；换用一直径3mm的丝锥扩大螺钉通道至寰椎侧块下关节面；再于螺钉通道中置入一枚直径3.5mm拉力螺钉或皮质骨螺钉。

4. 第四步　然后将甲状软骨、咽喉部等内脏鞘尽量牵拉致切口对侧，同法置入切口侧螺钉。术中C形臂机拍摄张口位和侧位像，随时调整置钉方向。电刀切除寰枢关节前部软组织，电动磨钻打磨寰枢关节前缘，弯刮匙去除寰枢关节前半部关节软骨，取髂骨松质骨制成细骨粒，植入寰枢关节之间及前方，覆盖明胶海绵。逐层关闭创口，留置引流。

（五）术后处理

术后24～48h内拔除引流。保持呼吸道通畅，注意有无喉头水肿，一旦发生，应及时处理。术后第2天下床活动、复查X线片，常规用抗生素3～5天。颈围领保护2～3个月。

五、典型病例

患者，男，32岁。诊断：寰椎前脱位，寰枢横韧带断裂。术前张口位X线片示齿状突与寰椎左右侧块不对称，前屈侧位X线片寰齿前间隙增大，CT扫描示寰椎前脱位、寰枢横韧带断裂。经前路寰枢关节螺钉内固定植骨融合术，术后张口正位及侧位X线片示经寰枢关节螺钉位置满意，寰枢关节的稳定性得到恢复。术后3个月复查CT显示寰枢关节出现植骨融合（图5-11）。

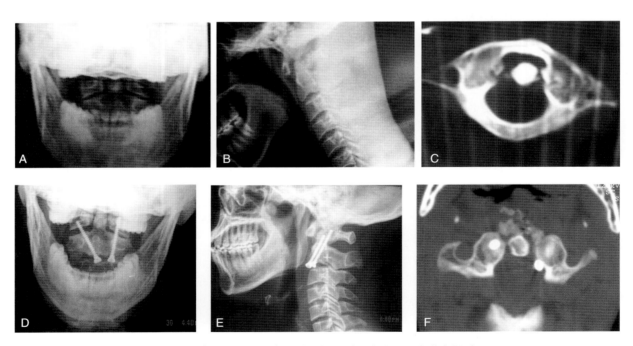

图5-11　寰椎前脱位、寰枢横韧带断裂手术前后影像学资料对照

A. 术前张口位X线片示齿状突与寰椎左右侧块不对称；B. 术前前屈侧位X线片示寰齿前间隙增大；C. 术前CT扫描示寰椎前脱位，寰枢横韧带断裂；D. 术后张口正位示经寰枢关节螺钉位置满意；E. 术后侧位片示经寰枢关节螺钉位置满意，寰枢关节的稳定性得到恢复；F. 术后3个月复查CT显示寰枢关节出现植骨融合

六、手术要点与陷阱

由于寰枢椎位于枕颈移行部，毗邻关系复杂，椎动脉变异大，致使手术操作技术要求高，风险大。因此开展此项手术仍需强调以下几点：

1. 术者对寰枢椎的三维结构和邻近的解剖结构必须有充分的了解，并要有在人体标本上成功置钉和传统前路手术的经验。

2. 术前一定要通过X线摄片、CT扫描或MRI检查，看是否适合前路经关节螺钉固定并确定螺钉长度、进钉点及置钉角度。

3. 术中暴露术野和置钉过程中，不要过度牵拉或损伤喉上神经、气管及食管，以免发生术后呛咳、喉头水肿及食管瘘等。

4. 术中可应用C形臂机透视辅助确认置钉的位置和方向，进一步提高手术的安全性和准确性。

5. 本术式不如后路植骨融合率高。其原因与本术式虽然较好地显露了寰枢关节，但由于解剖位置较深，目前手段无法彻底清除寰枢关节面的关节软骨，只能完成寰枢关节前半部分的植骨有关。目前相关文献报道尚没有有效前路植骨融合方法，但并没有远期寰枢关节稳定性丢失的报道，临床稳定性得到保证，分析可能与寰枢关节螺钉良好的生物力学稳定性及稳定环境下骨折、损伤韧带与关节囊得以较好修复有关。进一步提高植骨融合率有赖于植骨手段与方式的改进。

6. 由于局部解剖结构的关系，术侧颌下颈前斜切口下完成切口侧置钉有一定难度，外斜角容易偏小，有穿入椎管损伤脊髓的风险。双侧切口有利于寰枢关节的显露及置钉，但损伤过大且增加了血管神经损伤的概率，因而切口应尽量靠近中线，不宜偏外。

七、并发症防范要点

（一）椎动脉损伤

螺钉外斜角与上斜角过大、进钉点偏外都易损伤椎动脉，一旦发生就应采取紧急措施，停止操作，骨蜡填塞钉道压迫伤侧椎动脉；出血无法控制时则应结扎伤侧椎动脉。

（二）脊髓损伤

螺钉进钉点位置入太偏内或外斜角过小易穿破内侧皮质损伤颈髓。明确有颈髓损伤的患者，术后应行脊髓损伤常规治疗。术中应用X光机辅助可以避免损伤椎动脉和颈髓。

（三）术后呛咳

术中牵拉喉上神经所致，一般数日后都能恢复。

（四）喉头水肿

术中过度牵拉气管以及气管插管损伤等都有导致喉头水肿的可能，术后应加强观察，常规备气管切开包于床旁，一旦发生应立即抢救。

（五）食管损伤

术中牵拉或术后退钉均可能损伤食管。如果是螺钉松动所致螺钉外露，应手术取出螺钉。清创置管引流冲洗伤口，同时予以禁食胃肠减压，伤口愈合后改用其他固定方法。

（六）寰枕关节损伤

多为螺钉置入过长所致，注意进钉的阻力或在术中电透监视下调整螺钉位置即可，术前必须准确测量螺钉长度、进钉点及置钉角度。

（七）术后螺钉位置不好或断钉

可加用牵引外固定并行二期后路寰枢椎植骨融合术。

（王文军　晏怡果　蔡　斌）

第三节　经颌下咽后上颈椎前路钩状钛板内固定术

一、目的与意义

对于因枢椎椎体骨折、肿瘤及结核等因素所导致的上颈椎不稳和脱位在临床上并不罕见，此处解剖结构复杂、生理功能重要，是脊柱外科手术治疗较为困难的区域。为了清除病变，解除上颈段脊髓、神经根和椎动脉的压迫并重建或保持上颈椎的稳定性，少数枢椎椎体骨折及大部分肿瘤、结核病例需要行手术治疗。但由于枢椎椎体解剖位置的特殊性，目前国内外还没有成型的适合枢椎前方内固定的装置，手术中固定问题成为难点。现今大部分学者采用的是前后路联合的手术方式，不仅增加了手术风险、加重了患者的痛苦和经济负担且后路的枕颈内固定术牺牲了正常的枕寰关节。因此很有必要设计一套能够从前方一期完成C_2病灶清除和稳定性重建的内固定系统，由湖南南华大学附属第一医院王文军等研制设计的"经颌下咽后入路上颈椎前路钩状钛板系统（Neotype retropharyngeal cervical vertebra hook-plate，RCHP）"，以其钩板一体的巧妙设计，可以较好地解决经口咽途径难以安装寰枢椎前方内固定并重建枢椎椎体稳定性的难题，具有重要的临床应用价值。具体表现如下。

1. 枢椎椎体骨折　枢椎椎体骨折并不罕见，大概占上颈椎损伤的10%。目前对于枢椎椎体骨折的治疗倾向于非手术方式并可获得较高的愈合率，但保守治疗存在固定周期长且不确切，易丢失复位位置，融合节段扩大以及携带外固定架痛苦等缺点，而内固定术具有即时稳定性好、术后并发症少等优点。曹正霖主张把所有合并C_2、C_3关节不稳的枢椎椎体骨折作为早期手术的指征。笔者认为对于枢椎椎体骨折合并上颈椎不稳患者诊断明确后，应尽快行手术治疗以固定不稳定节段。目前手术方法主要是枕颈固定结合植骨融合术，临床效果可靠，但丧失了上颈椎活动度。RCHP的应用则可达到前路一次减压和固定的目的。

2. 枢椎肿瘤　枢椎构成寰枢关节，一旦遭受肿瘤的侵犯，易导致寰枢关节的不稳及上颈髓、神经根、血管的刺激或破坏，严重者危及生命。虽然手术是枢椎肿瘤最好的治疗方式，但由于其肿瘤部位深在，邻近重要神经，血管丰富，术中不易显露，且肿瘤切除后缺乏相应颈椎固定技术而成为临床治疗的难题。虽然已有少数学者进行了枢椎椎体前方重建内固定术的尝试并取得了较好的临床效果，但其内固定装置仅是用现有的钛板、钛网或齿状突螺钉进行一些修改加工而成，缺乏相关的

颈
椎外科技术

解剖参数和完整的产品规格。对于此类枢椎椎体肿瘤病例，可予以RCHP+植骨块或RCHP+骨水泥一次性前路完成上颈椎病灶清除、减压和融合固定的手术过程。

3. 枢椎结核 临床上较为少见。枢椎结核可造成寰枢椎周围韧带及骨质结构发生破坏以至寰枢椎不稳，且可形成咽后脓肿压迫气管食管，因此一旦确诊应早期手术清除病灶并重建寰枢椎稳定性。目前手术方法为多为前路经口腔病灶切除髂骨植骨+后路枕颈融合内固定术，手术创伤大，易感染。而采取颌下切口RCHP+植骨块既能彻底切除结核病灶，又能同期完成$C_1 \sim C_3$植骨和内固定术。

4. 前路手术本身存在着难以克服的并发症

（1）前路钢板固定术均经口咽入路操作，此入路存在切口感染率高、愈合困难、脑脊液漏、脑膜炎甚至脊髓感染等可能。术后伤口感染率可达50%，脑脊液漏及颅内感染率为1%~6%，且手术操作空间小、难度大，围手术期的准备和护理复杂，基层医院难以广泛开展。

（2）齿状突螺钉内固定术适应证狭窄、禁忌证多，目前仅适应于新鲜Ⅱ型及不稳定浅Ⅲ型的齿状突骨折，限制其应用范围。

（3）前路经关节突螺钉术存在损伤舌下神经、椎动脉甚至脊髓的风险，且关节间植骨困难。

二、器械设计

1. 钩状钛板系统的设计 钩状钛板根据手术目的分为$C_1 \sim C_2$固定和$C_1 \sim C_3$固定两种型号（天津正天骨科医疗器械公司生产）。材质均采用医用钛合金（TA_2），左右各一，形状相对，其外轮廓为一上端弯曲向后下的钩形结构与下端平面板状结构的结合体。除下端向上15mm的钛板厚度为2.5mm外，其余厚度均为2.0mm。钛板下方正中部设有一圆形固定孔，用于固定板体于C_2或C_3椎体上。近邻固定孔上方有一用于临时固定和牵拉的小圆孔。在$C_1 \sim C_3$钩状钛板中部设有3个相连的直径为3.5mm的螺钉固定孔，用于置入1枚螺钉固定植骨块。往上板体开始偏向外侧以避开寰椎前弓的前节结，随后板身向内侧变窄并向后向下弯曲成钩形，用于向下钩住寰椎前弓以达到固定作用（图5-12~图5-15）。

2. 配套螺钉 枢椎固定螺钉直径4.0mm，长为13~17mm，单皮质骨固定，具有万向锁定功能；植骨块固定螺钉直径3.5mm，长为12~16mm，松质骨固定。

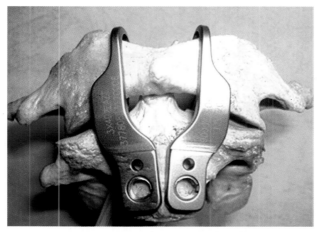

图5-12 钩状钛板$C_1 \sim C_2$固定示意图

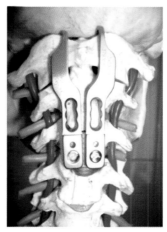

图5-13 钩状钛板$C_1 \sim C_3$固定示意图

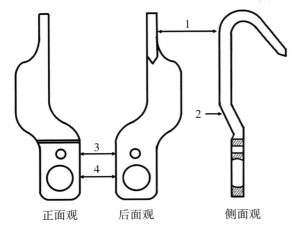

图5-14 C$_1$、C$_2$钩状钛板示意图

1. 钩状钛板钩体部; 2. 中部板身向后凹曲2.0mm以适应寰枢椎前缘正常的生理曲度; 3. 临时固定牵拉小圆孔; 5. C$_2$椎体螺钉孔

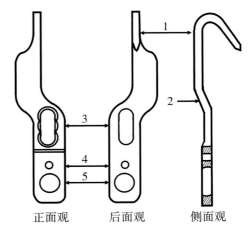

图5-15 C$_1$~C$_3$钩状钛板示意图

1. 钩状钛板钩体部; 2. 中部板身向后凹曲2.0mm以适应寰枢椎前缘正常的生理曲度; 3. 植骨螺钉孔; 4. 临时固定牵拉小圆孔; 5. C$_3$椎体螺钉孔

三、适应证与禁忌证

1. 适应证 ①各种原因造成的枢椎椎体病变, 需进行枢椎椎体病灶处理并植骨重建的患者是RCHP的最佳适应证; ②各种原因造成的无需腹侧齿状突减压的T形寰枢椎脱位或不稳患者; ③一些后方内固定术式的补充术式, 如后方骨性结构缺失以致无法行后方内固定手术的患者。

2. 禁忌证 ①寰枢椎前部结构破坏以致无法安装内固定者; ②存在明显的腹侧脊髓压迫, 需要行前方齿状突减压者; ③术前无法复位的O型和不可复位型(Irreducible type, I型)寰枢椎脱位; ④桶状胸、明显的驼背畸形、短粗颈等导致咽后入路暴露不佳者。

四、手术方法

(一)术前准备

所有患者术前常规行颈椎正侧位、张口位X线片、CT及MRI检查以明确诊断和制定手术计划。伴有寰枢椎不稳的患者术前按病情和影像学资料常规行"Vista颈围"固定。

(二)麻醉与体位

气管插管全麻, 取仰卧位, 垫肩、头尽量后伸并稍转向右侧, 颈部取伸展位。

(三)手术操作程序

1. 麻醉和显露 采取单侧颌下切口, 于胸锁乳突肌上部内侧, 下颌与颈交界, 相当于甲状软骨水平处斜行向颈前中线切皮肤切口, 再于甲状腺前肌和胸锁乳突肌之间隙行钝性分离, 将颈动脉鞘和胸锁乳突肌牵向外侧, 甲状腺前肌、甲状腺及喉头向内侧牵开, 显露甲状腺上动脉和喉上神经并加以保护，剪开椎前筋膜后即可暴露至C₃及C₂、C₃椎间盘，继续向上分离可达枢椎椎体及寰枢关节（图5-16）。

2. 病灶清除　根据术前影像学资料和术中所见，对枢椎骨折或肿瘤部位进行彻底的病灶组织清除，充分减压至显露硬膜囊。修整病灶切除区域，准备植入植骨块或骨水泥或钛网加骨水泥。

3. 关节间隙植骨　对骨折导致上颈段不稳患者有时需要行寰枢关节植骨，在深部S拉钩帮助下从一侧颌下入路可显露双侧寰枢关节间隙，用打磨钻去除关节软骨制造植骨床，再取自体髂骨或同种异体骨，剪成碎骨块，均匀植入双侧寰枢关节间隙中并嵌紧完成植骨。

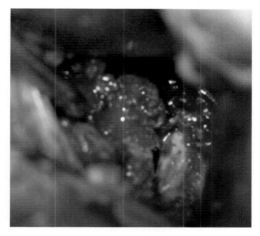

图5-16　寰枢椎外侧关节面的暴露

4. 安装固定　手指探及寰椎前结节后，用寰椎前弓剥离器的直钩端清理前弓周围软组织及前纵韧带，再用弯钩端尝试钩挂前弓以了解两侧齿状突与侧块间隙的准确位置。C形臂机定位后，取大小合适的对侧钩状钛板，预弯后持板钳钳夹，钩子向后紧靠寰枢椎前缘向上滑行，待钛板有向后落空感后即钩子已达前弓上缘，此时稍将钛板下端翘起并向后向下顺势将钩子钩挂于前弓上。手指确认钩子落位并C形臂机透视检查后，持续向下牵拉钛板并用临时固定锥通过临时固定孔将钛板固定于C₃椎体上。取4.0mm直径的皮质骨万向锁定螺钉沿内上方固定钩板于C₃椎体，去除临时固定锥，再于植骨螺钉孔上拧入1枚锁定松质骨螺钉，将枢椎椎体植骨块与钩板固定在一起。同法安装术侧的钩状钛板（图5-17）。

5. 关闭切口　C形臂机检查钛板位置正确后，用椎旁软组织覆盖钢板，放置引流管1根，逐层缝合伤口。

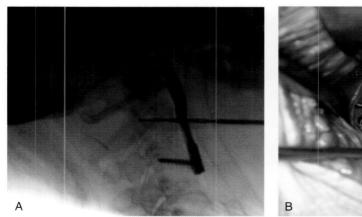
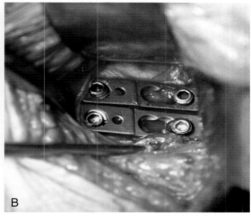

图5-17　术中安装钩状钛板

A. C形臂机透视；B. 安装钩状钛板术中

（四）术后处理

术后24～48h拔除伤口引流管，观察神经功能及生命体征情况。静脉应用抗生素，雾化吸入3天，术后3天下床活动，颈围制动3月。肿瘤患者术后继续接受常规放化疗。结核患者术后予以常规抗痨治疗。

五、典型病例

病例1：患者，女，45岁，车祸摔伤致C_2骨折，术前X线片示C_2齿状突及椎体骨折，术前MRI、CT示C_2、C_3椎间盘破裂、椎体骨折。行C_2次全切髂骨块植骨、$C_1 \sim C_3$钩状钛板固定术，术后6个月X线片及CT平扫示内固定位置良好，C_2椎体植骨已融合（图5-18）。

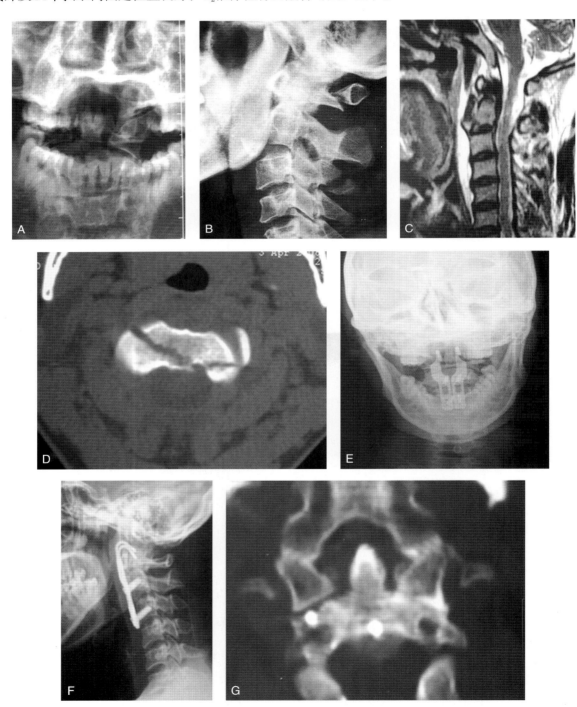

图5-18　车祸摔伤致C_2骨折，行C_2次全切髂骨块植骨、$C_1 \sim C_3$钩状钛板固定术，手术前后X线片及CT平扫对照

A. 术前张口位X线片；B. 术前颈椎侧位X线片；C. 术前MRI示C_2、C_3椎间盘破裂、椎体骨折；D. 术前CT示C_2、C_3椎间盘破裂、椎体骨折；E. 术后6个月张口位X线片；F. 术后6个月颈椎侧位X线片；G. 术后6个月CT片

病例2：患者，男，52岁，因枕颈部疼痛进行性加重2个月入院，诊断为枢椎椎体恶性转移性肿瘤。术前CT示枢椎椎体病变，并侵犯左侧附件；行枢椎椎体病灶清除，骨水泥填充+$C_1 \sim C_3$钩状钛板固定术，术后3天复查X线片示内固定及骨水泥位置良好（图5-19）。

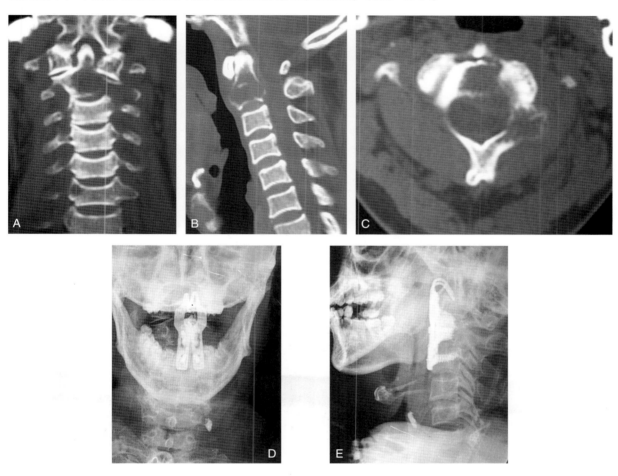

图5-19　枢椎椎体恶性转移性肿瘤，行枢椎椎体病灶清除、骨水泥填充+$C_1 \sim C_3$钩状钛板固定术
A～C. 术前CT示枢椎椎体病变，并侵犯左侧附件；D～E. 术后X线片示内固定及骨水泥位置良好

病例3：患者，男，57岁，因枕颈部疼痛进行性加重4个月入院，诊断为枢椎椎体结核。术前X、MRI、CT提示枢椎椎体病变，伴有咽后冷脓肿；行枢椎椎体病灶清除，髂骨块植骨填充+$C_1 \sim C_3$钩状钛板固定术，术后三个月X线和CT复查显示内固定及骨块位置良好，骨融合发生（图5-20）。

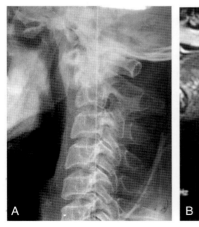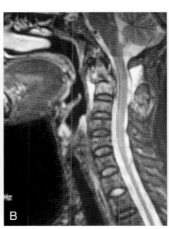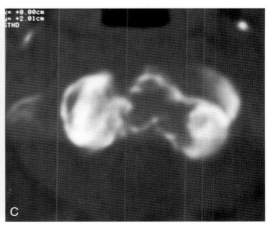

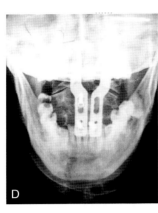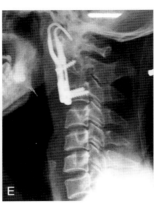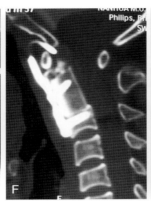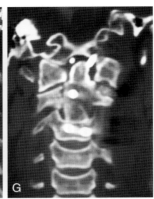

图5-20 枢椎椎体结核，术前枢椎椎体病变，伴有咽后冷脓肿；行枢椎椎体病灶清除，
髂骨块植骨填充+C_1～C_3钩状钛板固定术

A～C. 术前X线侧位片、MRI、CT提示枢椎椎体病变，伴有咽后冷脓肿；D. 术后张口位X线片；
E. 术后颈椎侧位X线片；F～G. 术后3个月CT片示内固定及骨块位置良好，骨融合发生

六、手术的可行性分析

（一）手术入路具有可行性

目前寰枢椎前路钢板几乎均经口咽入路安装，此入路由于术后伤口感染率高、位置深、视野狭窄不利于枢椎椎体病灶操作等原因使该术式难以广泛开展。为了避免此弊端，笔者选择经颌下咽后入路作为显露途径。本组手术病例显示该入路显露枢椎椎体前方满意，便于枢椎椎体病变切除、植骨融合等操作且创伤小、并发症少。术中、术后检查未发现明显的喉上神经、椎动脉及硬膜囊等重要组织的损伤。谢应桂等通过对32例尸体解剖观察后认为该入路显露充分、安全方便，且无感染及较少后遗症。因此除部分短颈、肥胖或伸颈困难的患者外，该入路可以满足RCHP的安装与植骨的暴露需要。

（二）器械安装具有可行性

由于下颌的阻挡，常规内固定器被安装至寰椎上显得相当困难。但RCHP由于采用钩挂固定代替钉板固定，所以在未直视寰椎前弓的情况下，只要用指尖扪及前弓前结节的位置，再将钩板紧贴寰枢椎前缘上移至前弓上缘后即可顺利完成钩挂操作，随后拧入固定螺钉，操作相对简便。本组所有病例手术中RCHP安装均顺利完成。

（三）植骨融合具有可行性

内固定术最终目的是通过手术节段植骨融合来达到永久的稳定性以保持良好的手术远期疗效。本术式采用颌下颈三角入路可以较好地暴露双侧关节间隙完成寰枢关节融合术，也可方便地进行寰枢椎椎体间植骨融合术。

RCHP可以加强植骨块的稳定性从而促进骨性融合：①上方挂钩与下方螺钉的纵向加压使得中间嵌入的植骨块获得足够的轴向稳定性，即使在颈屈曲和后伸时也具有较强的抗张力和抗压力，同时也在一定程度上提供了抗旋转和平移的能力。②双侧钩板在植骨颗粒和植骨块前形成了一道屏墙，可以有效地阻挡植骨块向前滑脱和移位。③C_1～C_3钩板中部设有植骨螺钉孔，用1枚植骨螺钉

颈
椎
外
科
技
术

可将钩板与植骨块结合一起，从而加强了植骨块与内固定器的整体性和稳固性，更有效的防止植骨块松动以利于其融合。

七、手术的优势与不足

（一）优势

这种钩板结构既能充分利用椎钩安装简便的优点又具有钛板固定牢靠和咽后入路的优越性。具体有以下几点：

1. 后路寰椎椎板钩及枢椎椎弓根内固定在临床初步应用中取得了良好效果，倪斌等认为此内固定生物力学稳定性良好。理论上前路钩状钛板与前者应具有相似的力学特点。上方挂钩与下方螺钉的纵向加压和中间嵌入的植骨块获得足够的轴向稳定性，即使在颈屈曲和后伸时也具有较强的抗张力和抗压力，同时也在一定程度上提供了抗旋转和平移的能力。

2. 挂钩固定避开了寰椎侧块置钉带来的困难和风险，使操作简单方便，减少了手术时间和难度。

3. 采用单侧上颈椎前外侧显露途径即可完成全部操作，既可避免经口咽入路带来的严重并发症，又能充分地显露寰枢椎外侧关节面以利于关节间隙内植骨融合。

4. 钩挂固定方式安全性高 挂钩设计理论上不会超过齿状突后缘，不进入椎管，几乎不存在损伤脊髓神经及椎动脉的可能。

5. 解决了枢椎椎体前方内固定重建的空白和难题 $C_1 \sim C_3$ 型钩板向下可以固定于 C_3 椎体，因此针对枢椎椎体的病变切除重建具有独特的优势，可以一次性经高位颈前入路完成枢椎椎体病变清除、植骨重建术且理论上无需附加后路手术。

6. 避免经口咽入路围手术期的治疗、护理的困难，有望缩短住院时间，减少了患者痛苦和经济负担。

（二）不足

本研究证实了此点，通过对正常状态组、寰枢椎不稳组、新型上颈椎钩状钛板固定组、前路经寰枢关节螺钉固定组及后路Brooks钢丝固定组共5组进行比较。从试验结果看，3种内固定后较正常状态和损伤后的前屈、后伸、侧屈和轴向旋转ROM值均显著减少，均表现出良好的即时稳定性。其中在后伸和侧屈上，新型上颈椎钩状钛板与前路经寰枢关节螺钉的稳定性相似，差异无统计性意义（$P=0.372$、$P=0.216$）；在旋转稳定性上，新型上颈椎钩状钛板稍弱于前路经寰枢关节螺钉，但强于Brooks固定；而在前屈稳定上，新型上颈椎钩状钛板等同于Brooks，两者均不及寰枢关节螺钉。以上提示本器械在旋转和前屈稳定性方面还有待继续改进，考虑其原因是将寰椎的钉板结构改为钩挂结构后，钩板与寰椎前弓不能完全固定，之间存在空隙，在前屈和旋转活动时有微动。据此拟定对新型上颈椎钩状钛板进行进一步的改良：设计寰椎前弓斜行螺钉或采用镍镉记忆合金以加强钩挂的服帖性和稳定性。

八、并发症防范要点

（一）避免术中相邻结构损伤

高位颈前入路行上颈椎手术最大的忧虑是损伤喉上神经，术中分离颈动脉鞘和内脏鞘间隙时必然会遇到包括喉上神经的血管神经束。处理经验如下：①在舌骨平面以下、甲状软骨旁侧的筋膜中操作才可能避免损伤喉上神经，再向上需用拉钩拉开椎前器官。②术者必需明确喉上神经与骨性标志的相对关系，术中随时触摸骨性标志，避免解剖时损伤喉上神经。③助手在向上牵拉血管神经束时应尽量轻柔，避免喉上神经牵拉损伤。其他如气管、食管损伤，血管损伤及硬脊膜、脊髓损害则较少见，只要操作仔细、动作轻柔，一般不会发生。本组2例术后出现喉上神经牵拉症状，其中1例严重的患者1个月后才有恢复，均考虑为术中牵拉过度所致。

（二）左右钩板的安装顺序

由于采用单侧高位颈前入路行双侧钩板的安装，所以寰枢椎对侧暴露欠佳，安装难度较术侧高。因此笔者的经验是先安装对侧的钩板，再安装术侧。这样可以防止术侧钩板的阻挡，减少手术难度。

（三）利用C形臂机监测钩板的安装

术中钩挂钩板的操作是在不能直视的情况下进行的，而且齿状突与寰椎侧块间距离很小，所以术中易出现钩板位置不良。因此挂钩后必须C形臂机检查正侧位X线，明确钩板位置是否正确后再安装固定螺钉。

（王文军　蔡　斌　晏怡果）

第四节　寰枢关节螺钉固定术（Magerl法）

一、目的及意义

减少寰椎、枢椎之间的相对运动。寰枢椎间解剖决定其受伤后不能提供内在稳定和难以愈合（即使是横韧带的撕脱骨折），需要早期积极地手术融合。

二、适应证

陈旧性齿突骨折后假关节形成、外伤性寰枢关节脱位及其他疾病导致的寰枢关节脱位慢性类风湿性关节炎（慢性类风湿性关节炎、齿突发育畸形、Down症）。术前不能完全复位但术中可以复位者和寰枢椎有多方向不稳定者最为合适。

三、禁忌证

1. C_1 侧块骨折。
2. C_2 关节间部骨折。
3. 术前复位不佳，预判术中也难以复位。

四、手术方法

（一）术前准备

术前尽可能复位。术前CT扫描重建，测量锚钉轨迹是否存在解剖缺陷而不适螺钉植入；C_2 关节间部的宽度和椎动脉距螺钉轨迹的距离。备齐各类心电、血氧和神经功能监控设备。调试好C形臂机，以便术中透视，可获得颈椎的前后位像和侧位像。

（二）麻醉

气管插管全麻。在上颈椎不稳病人，建议清醒下气管插管。麻醉诱导后常规插管，颈部肌肉松弛和过深颈椎可导致颈椎半脱位和神经损伤。

（三）体位

俯卧位或坐位，后者临床少用。

（四）手术操作程序

1. 参见"上颈椎后路手术入路"节，暴露出上颈椎后方骨面。

2. 显露 C_2 下关节突，于其下缘上方 $2 \sim 3mm$ 和 C_2、C_3 小关节内缘的外侧 $2 \sim 3mm$ 处用磨钻或尖锥破皮质（图5-21）。直视 C_2 关节间部和 C_2、C_3 小关节的内壁（图5-22），透视下拧入一直径1.4mm导针，进针方向：向中线 $0 \sim 10°$，向前指向环椎前结节中点（图5-23）。

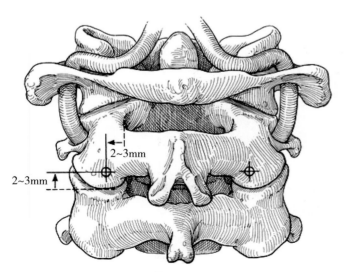

图5-21　C_1、C_2 经关节螺钉的进针点

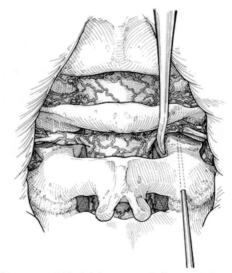

图5-22　进针时直视 C_2、C_3 关节和 C_2 关节间部

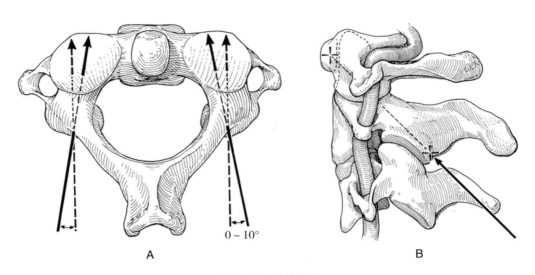

图5-23 进针角度

A. 进针角度，内倾0～10°，指向C₁前弓中点（上面观）；B. 进针角度（侧面观）

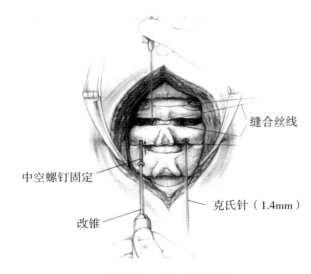

图5-24 植入中空螺钉

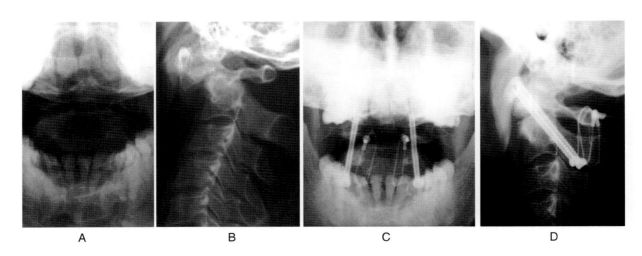

图5-25 陈旧性齿突骨折、寰枢椎脱位，行Magerl＋Brooks内固定术

A、B.术前正侧位X线片；C、D.术后正侧位X线片

3. 中空丝锥套入导针拧入扩大针道，将长度合适的中空全螺纹钉套入导针后拧入（图5-24）。

4. 打磨寰椎后弓和枢椎椎板后方皮质，植入自体骨块，加用Books法或Apofix法固定融合（图5-25），也可采用单纯植骨融合。

（五）术后处理

术后带颈围8～12周。一般无需Halo架外固定。定期X线正侧位和动力位片评估结构稳定性和骨融合情况。

五、手术要点与陷阱

1. 寰枢关节复位，恢复成线是Magerl螺钉固定的前提。尽量术前复位或基本复位，术中置入导针前必须复位，否则改变手术方法以免失败。Magerl手术一般先植入螺钉后再穿钢丝，如果复位不满意（寰椎仍有前脱位）可先穿钢丝过后弓并向后提拉，Allis钳夹持C_2棘突向前压有助复位。

2. 导针置入如在切口内难以完成，可应用经皮技术完成，即在皮肤的延长线上开口穿针。穿针时直视C_2关节间部和C_1、C_2关节的内壁，防止穿透。导针的扭矩不可过大，以免折弯；发现位置不满意，取出重新置入并无大碍。

3. 螺钉应从C_1、C_2小关节后缘进入C_1侧块并穿透其皮质。螺钉植入不可过前，进入咽部；不可过上，过寰枕关节伤及舌下神经；不可过内，伤及脊髓；不可过外，伤及椎动脉。

六、并发症及其处理

并发症主要有高位脊髓损伤，椎动脉损伤，硬膜撕裂、脑脊液漏，假关节形成和内植物失效等。具体处理方法可参考相关章节。

（刘少喻　王　立　刘　伟）

第五节　寰枢椎椎弓根螺钉固定技术在上颈椎不稳的应用

一、目的及意义

1987年Magerl和Seeman报道C_1、C_2经关节螺钉固定技术以前，Gallia或Brooks-Jenkins技术一直是治疗C_1、C_2不稳的标准方法。经关节螺钉固定技术可以提供坚强的内固定和较高的融合率，但有4%的患者并发椎动脉的损伤，而且肥胖或有胸椎后凸畸形的患者很难获得准确的螺钉钉道，不适于应用这项技术。C_1侧块螺钉内固定技术是近年来开展的新技术，可以提供坚强的内固定，对某些无法放置经关节螺钉的病例也可以应用，但C_1侧块螺钉内固定技术有损伤C_2神经根和血管的危险。寰椎的后路螺钉固定技术包括寰椎椎弓根螺钉和寰椎侧块螺钉，主要区别在于进钉位置不同，因而螺钉的长度也不同。寰椎侧块螺钉是经寰椎后弓下缘与寰椎侧块后缘的移行处直接沿寰椎侧块矢状轴置入；而寰椎椎弓根螺钉则是指螺钉由寰椎后弓和后弓峡部至寰椎侧块内的固定技术。寰椎椎弓根螺钉固定较侧块螺钉固定不仅具有更长的钉道，明显增强了固定强度，而且不用分离$C_1 \sim C_2$间硕大的静脉丛和C_2神经根，出血少，减少了手术难度和并发症的发生。

二、适应证与禁忌证

1. 适应证　Anderson II 型齿状突骨折伴寰枢椎脱位或半脱位，尤其对于陈旧性骨折脱位，由于骨折不愈合合并瘢痕组织粘连，采用牵引及椎板钩等方法很难使其复位，传统的枕颈固定术治疗此类损伤，由于术后导致上颈椎大部分功能丧失，尤其旋转功能，因此不被患者所接受。本技术还适应于横韧带损伤伴寰枢椎不稳，类风湿性关节炎导致的寰枢椎不稳和鹅颈样畸形，游离齿突或齿突发育不良伴寰枢椎不稳，以及上颈椎因疾病而将后弓切除需要重建稳定性者。另外，对于上颈椎不稳需要手术治疗者，大部分手术方法都是为了融合而设计，而本方法可以采用临时固定，待骨折愈合后拆除内固定，这样可以保留寰枢椎的功能。

2. 禁忌证　外伤导致寰椎侧块和椎弓根粉碎骨折及寰枢椎不稳合并枕颈不稳者。

三、手术方法

（一）术前准备

对所有患者均进行颈椎正侧位、开口位和CT扫描检查。并进行颅骨牵引，X线片主要观察C_1后弓和C_2峡部的高度、走行方向及其后缘对应的解剖关系。CT片主要观察C_1后弓、侧块及C_2峡部的上下径、内外径和前后径，C_1后弓和侧块的关系与C_1侧块和C_2峡部轴线在冠状面上的投影线。仔细观察C_1侧块和C_2峡部轴线与椎动脉和椎管的关系以确定进针点、进针方向；仔细测量C_1侧块和C_2峡部的前后径以确定进针深度。

（二）麻醉

气管插管全麻。

（三）体位

俯卧位，头部置入头架上，头颈部略屈曲。

（四）手术操作程序

1. 第一步　俯卧位，头部置入头架上，头颈部略屈曲；气管插管全麻；由枕外隆凸向下沿正中线切6～8cm直切口，在项部沿中线切开筋膜及项韧带；首先切到较大的C_2棘突，显露C_2棘突。显露C_1后结节。骨膜下剥离至后结节旁开18～20mm的后弓，用神经剥离器测定后弓内侧壁（即C_1椎管外侧壁）和寰椎侧块的范围，必要时，可挑起椎动脉显露椎弓上缘及侧块。

2. 第二步　进钉点的确定。以寰椎后弓在椎动脉沟下变狭窄处为寰椎椎弓根螺钉的进钉点；用神经剥离器骨膜下剥离暴露出枢椎椎弓峡部的上面和内侧缘，直视椎弓根下，推测出进针点。用球形钻头磨去骨皮质。

3. 第三步 丝锥锥入。用Axis或Vertex内固定系统之丝锥向寰椎经后弓向侧块穿刺，直视下沿寰椎后弓上面和内侧缘的皮质下逐渐深入到侧块，钉道方向与冠状面垂直，矢状面上螺钉头端向头侧倾斜约5°~10°，深度控制在24~32mm。在直视下沿枢椎椎弓峡部上面和内侧缘的皮质下逐渐深入到椎弓根。钉道方向与矢状面夹角为15°~20°，与横断面夹角约30°。对侧同样操作。螺钉直径3.5~4.0mm，长度26~32mm。在丝锥锥入注意进入时寻找松质骨区的"软区"，若遇较大的阻力，则要改变方向，尽量顺软区前进。

4. 第四步 孔道的探察。利用椎弓根探子探测通道的四周及底部，若是骨性、有摩擦感的侧壁及硬的底部，则通道正常，注意探察时轻柔操作；若为软区、无阻挡的软性侧壁或底部则说明已穿出骨皮质外侧，此时应仔细考虑差错的原因并二次仔细锥入，并行C形臂机透视检查。

5. 第五步 螺钉置入。用圆头探子测量椎弓根通道的深度及进入的方向，选取适当长度的Axis螺钉，在事先放置好预弯成前凸状的钢板后植入，此时要慢且把握好进钉方向，第1枚螺钉不要拧紧，在同侧所有螺钉拧入后再逐次拧紧各螺钉。拧入直径3.5~4.0mm，长度24~32mm的螺钉固定，对侧同样操作；使用Vertex系统则可以先拧入螺钉，再安置钛棒，操作更加简便。

6. 第六步 植骨融合。用磨钻在寰椎后弓和枢椎椎板、棘突骨皮质面打磨出粗糙面。由一侧髂后上棘处开骨窗取20~25g松质骨，剪成细颗粒状，覆盖在寰枢椎后弓表面。放负压引流，关闭切口。

（五）术后处理

术后切口负压引流24~48h拔除。术后即刻除去颅骨牵引，术后2~3天即可坐起或下地活动。

四、典型病例

病例1：患者，男性，29岁，陈旧性寰枢椎脱位，行寰枢椎椎弓根螺钉内固定术，术后脊髓压迫完全解除，内固定位置和植骨融合良好（图5-26）。

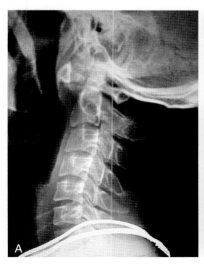
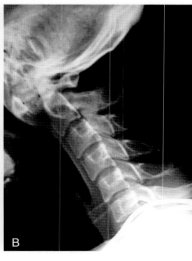
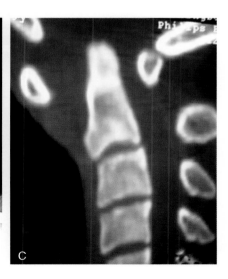

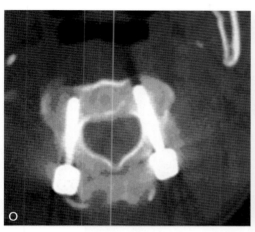
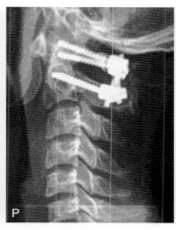
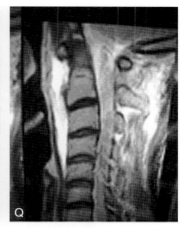

图5-26　典型病例1，术前术后对照

A. 术前后伸位X线片；B. 术前前曲位X线片；C. 术前CT重建；D. 术前横断面CT片；E. 术前MRI显示脊髓受压；F. 术前MRI横断面；G. 前路经口腔入路；H. 术中前路经口腔松解情况；I. 术中经后路固定植骨情况；J. 术中C形臂机透视；K. 术后X线侧位片示复位良好；L. 术后X线前屈位动力片；M. 后伸位X线片；N. 术后CT示寰枢椎椎弓根螺钉位置良好；O. 术后CT示枢椎椎弓根固定螺钉位置良好；P. 术后3个月X线片示内固定位置良好、植骨已经融合；Q. 术后MRI示脊髓压迫完全解除

　　病例2：患者，女性，56岁，Ⅱ型齿状突骨折术前X线侧位片（图5-27A），术前MRI（图5-27B），术前CT重建（图5-27C），行Axis内固定术中（图5-27D），Axis内固定术后X线正侧位片固定位置良好（图5-27E、F），术后CT显示椎弓根螺钉位置良好（图5-27G、H）。

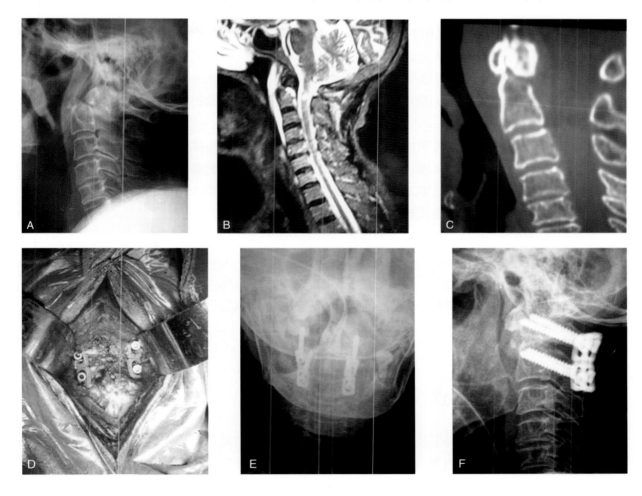

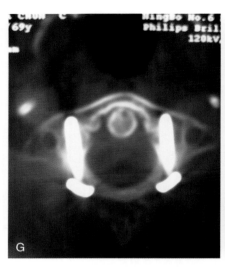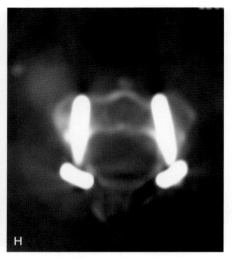

图5-27 典型病例2，Ⅱ型齿状突骨折，行Axis内固定术，术前术后对照

A. Ⅱ型齿状突骨折术前X线侧位片；B. 术前MRI；C. 术前CT重建；D. 行Axis内固定术中；E. 术后X线正位片；F. 术后侧位X线片固定位置良好；G. 术后CT：寰枢椎椎弓根螺钉位置良好；H. 术后CT：枢椎椎弓根固定螺钉位置良好

五、手术要点与陷阱

寰枢椎椎弓根螺钉固定的关键是准确置钉。寰椎椎弓根螺钉固定的技术要点是在离后结节约18～20 mm的后弓变狭窄处，确定进针点并显露出后弓的上、下及内侧壁，神经剥离器将C_2神经根和静脉丛挑起后探测寰椎侧块下关节面内、外侧面的范围，必要时挑起椎动脉直视下沿寰椎后弓上面和内侧缘的皮质下逐渐深入到侧块，这样，不但可以减少出血和副损伤，还可以大大提高置钉的安全性和准确性。

C_2椎弓根（峡部）螺钉的位置应该位于峡部中央，并在侧块和椎体内的行程尽可能地长，以增加固定强度。入钉点通过探查峡部内缘和上缘来最后确定，入钉点的参考位置在下关节突中垂线、椎板上缘下方约4mm处。走行方向可参考峡部纵轴角（15°）和峡部内缘的位置，直视下沿椎弓峡部上面和内侧缘的皮质下逐渐深入到椎弓根。

要确保螺钉的准确性，对所有患者均进行颈椎正侧位、开口位、CT扫描和CT重建检查。X线片主要观察C_1后弓和C_2峡部的高度、走行方向及其后缘对应的解剖关系。CT片主要观察C_1后弓、侧块及C_2峡部的上下径、内外径和前后径，C_1后弓和侧块的关系和C_1侧块和C_2峡部轴线在冠状面上的投影线。仔细观察C_1侧块和C_2峡部轴线与椎动脉和椎管的关系以确定进针点、进针方向；仔细测量C_1侧块和C_2峡部的前后径以确定进针深度。

六、并发症防范要点

上颈椎后路解剖结构及毗邻关系复杂，寰椎椎弓根上方为椎动脉沟（管）和其内的椎动脉，外侧为横突孔内的椎动脉，下方为C_1～C_2间硕大的静脉丛和C_2神经根，内侧为硬膜和脊髓。对枢椎椎弓根外侧为横突孔内椎动脉，内侧为硬膜和脊髓。许多人认为经椎弓根螺钉固定手术风险很大，有损伤神经血管的可能，由于手术操作方法的不同，其并发症的发生率，也不尽相同。

本项技术最常见的并发症是椎动脉和脊髓损伤，但笔者认为只要严格按照技术操作，基本可以避免。然而术中螺钉松动与退出可能会出现，其原因有：①由于怕误入椎管，容易下意识地将进针点外移，在旋入螺钉时造成关节突外缘皮质破裂；②有时因害怕损伤椎动脉和神经根，不敢钻破对侧皮质，螺钉仅通过一侧皮质；③由于选择进针点不准确，多次反复钻孔；④在已发生骨折的侧块上钻钉固定。因此置钉前要仔细探测骨通道四壁完整无穿透，选用合适长度与直径的螺钉，确保椎弓根螺钉固定的牢固性。

（马维虎）

第六节　枢椎椎板螺钉技术在颈椎疾病的应用

一、目的及意义

在寰枢椎固定或枢椎与中、下颈椎的节段固定中，枢椎椎弓根螺钉可提供良好的稳定性，为最终取得满意的融合率提供保障。然而，在某些病例由于枢椎横突孔过大、枢椎峡部细小、短颈后凸畸形、头枕部遮挡等解剖因素，使得枢椎椎弓根螺钉和枢椎侧块螺钉无法在枢椎提供螺钉固定点。采用枢椎椎板螺钉固定可作为替代传统枢椎后路螺钉固定技术的补充。

二、适应证

创伤、肿瘤、先天畸形等各种原因造成的上颈椎不稳需行枕颈或寰枢椎融合或需经C_2的下颈椎各节段颈椎内固定融合而C_2完整性未破坏者，特别是C_2椎弓根发育异常或纵行骨折不适合椎弓根螺钉固定的患者或椎动脉走行异常致行椎弓根螺钉固定高度危险者尤其适用于枢椎椎板螺钉固定。

三、禁忌证

为上颈椎减压需行C_2椎板切除减压和C_2椎板被炎症和肿瘤等疾病破坏者则不宜使用经椎板螺钉固定，另外对于严重的骨质疏松患者应该慎用。

四、手术方法

（一）术前准备

对所有的患者均进行颈椎X线片、CT和MRI影像学评估。内固定系统应选用多轴万向螺钉，以便于安装。

（二）麻醉

气管插管全麻。

（三）体位

患者均取俯卧位，头部中立位置入头架上，头颈部略屈曲。

（四）手术操作程序

常规方法暴露上颈椎后方结构。首先暴露枢椎棘突，清楚地显露枢椎棘突、椎板和侧块的内侧部分，然后根据术前计划显露要固定的其他节段。

寰椎的固定运用前述的技术，行寰椎双侧经椎弓根螺钉固定，置入直径3.5～4.0mm，长度24～32mm的Vertex钉棒系统多轴螺钉。

枢椎的固定运用经椎板螺钉固定技术，以棘突和椎板的交界，椎板头尾方向的中点处为进钉点，为避免钉道的相互干扰，第1枚螺钉的进钉点通常选择枢椎椎板的偏头侧，另一枚螺钉的进钉点偏尾侧，用高速磨钻在进钉点磨去少许皮质骨开口后，用手钻向枢椎对侧椎板钻孔，螺钉方向在直视下与椎板平面并行，并稍向枢椎椎板背侧倾斜，以确保螺钉不穿破椎板腹侧皮质侵犯椎管，宁可穿破枢椎椎板背侧皮质骨。用球型探针探查钉道，以了解是否穿透枢椎椎板腹侧皮质，测深，攻丝，再用探针探查，置入直径4.0mm，长度28～32mm的Vertex钉棒系统多轴螺钉固定，双侧交叉置入椎板螺钉。

对于C$_2$、C$_3$固定，C$_2$采用椎板螺钉固定，C$_3$采用椎弓根螺钉或侧块螺钉固定。

螺钉置入以后，用高速磨钻常规处理拟融合节段及枢椎椎板、侧块植骨床，磨去表面皮质骨，选择适当尺寸和长度的Vertex钉棒系统的钛棒，并安装连接好。常规取自体髂骨行椎板后方植骨融合。

（五）术后处理

术后常规引用抗生素5～7天，创口引流管于24～48h后拔除，若术中对脊髓有干扰，可连续3～5天，每天1次静脉滴注地塞米松10～20g。术后3天可在颈围保护下离床活动。颈托常规制动4～6周。

五、典型病例

典型病例影像学表现见图5-28和图5-59。

六、手术要点与陷阱

枢椎经椎板螺钉固定一个明显的不足之处就是螺钉可能突破椎板的腹侧皮质进入椎管侵犯颈髓。所以置钉时钉道方向应平行于对侧椎板平面，并可稍向椎板背侧倾斜，宁可螺钉穿出椎板背侧皮质，也要避免螺钉穿透腹侧椎板。且要注意在钉道准备中使用手钻时的"手感"，因为螺钉进入

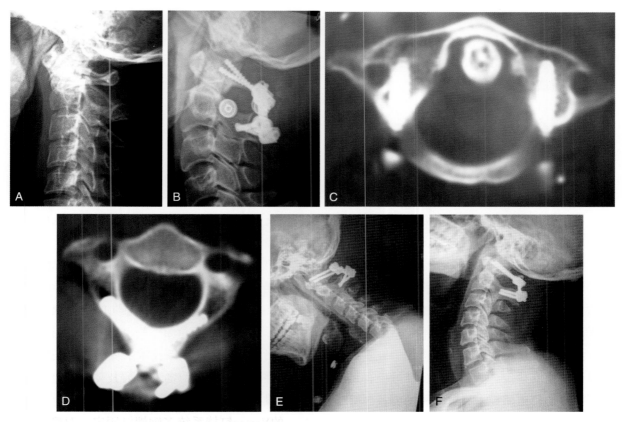

图5-28　女性，46岁，外伤性Anderson Ⅱ型齿状突骨折

A. 术前X线侧位片；B. 术后X线侧位片显示骨折复位固定良好；C、D. 术后CT平扫显示螺钉位置良好；
E、F. 半年后复查X线动力位显示稳定性良好

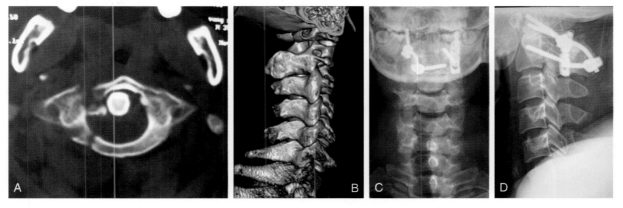

图5-29　男性，35岁，寰椎骨折并寰枢椎侧方不稳

A. 术前CT显示寰椎骨折并寰枢椎不稳；B. 术前CT三维重建显示，右侧C_2椎弓根发育畸形，不适合椎弓根螺钉固定；C、D. 术后X线正侧位显示采用左侧椎弓根固定，右侧采用跨左侧椎板螺钉固定，术后显示螺钉位置良好

椎板两层皮质之间时为松质骨不应有太大阻力。此外，螺钉置入不应过长，以免螺钉固定到C_2、C_3关节突关节，因为枢椎椎板向外逐渐移形为下关节突。术前枢椎CT可以了解椎板的厚度和方向，为术中置钉提供参考。

在内固定的选择上以钉棒多轴万向系统为佳，由于C_1椎弓根螺钉或C_3、C_4椎弓根或侧块螺钉和C_2椎板螺钉的置入角度相差较大，如为钢板固定可能在安装时较为困难。同时应注意，在棒的安装

前按照模棒形状和长度进行塑形，特别是向前弧度应足够的大，以恢复上颈椎的正常解剖关系，另一方面棒的良好塑形则有利于钉棒系统的安装。笔者采用的是直径4.0mm，长度为28～32mm的螺钉，根据经验，螺钉不要太长，否侧可能会穿破皮质，建议螺钉直径和长度的选择应该根据术前CT测量情况而决定。

七、并发症防范要点

牢固的枢椎经椎板螺钉固定螺钉不再依赖于椎弓根、侧块和横突孔的位置，在技术上较为简单。由于椎板螺钉位于C_2的后方结构，钉道完全避开横突孔，所以这项技术几乎没有椎动脉损伤的风险。而且在直视椎板下置钉，并不需要术中持续透视和导航辅助。

枢椎经椎板螺钉固定的一个明显的不足之处就是螺钉可能突破椎板的腹侧皮质进入椎管侵犯颈髓。所以置钉时钉道方向应平行于对侧椎板平面，并可稍向椎板背侧倾斜，宁可螺钉穿出椎板背侧皮质，也要避免螺钉穿透腹侧椎板。且要注意在钉道准备中使用手钻时的"手感"，因为螺钉进入椎板两层皮质之间时为松质骨不应有太大阻力。

枢椎椎板螺钉固定在临床应用中究竟如何选择，笔者认为使用此项新技术最佳的适应证是椎动脉单侧闭塞或移位患者，即使C_2椎弓根有足够的宽度允许椎弓根螺钉的置入。结合文献笔者认为：①从螺钉的钉道路径来看，枢椎的椎板螺钉是从棘突和椎板的交界处进钉，在对侧椎板内走行，由对侧下关节突中心点穿出，钉道途径完全位于枢椎的后柱，仅固定了后方的结构。在没有椎弓根解剖因素限制和椎动脉位置异常的情况下，宜首选枢椎椎弓根螺钉固定。②对于椎弓根峡部的尺寸在3.5～5.0mm者，宜进行侧块螺钉固定，对于小于3.5mm者，可采用椎板螺钉固定。③枢椎椎板螺钉的进钉点过于靠近中线，与其头侧或尾侧颈椎的螺钉进钉点在冠状面上相距甚远，使得在3个以上节段固定时连接棒的放置变得困难。因此，在3个以上节段固定时不宜采用枢椎椎板螺钉固定。在应用枢椎椎板螺钉固定技术时最好选用万向螺钉，本组所有的病例均采用Vertex万向螺钉固定，但费用较高。④双侧椎动脉不对称或椎动脉发育不全甚至椎动脉闭塞的患者宜选用枢椎椎板螺钉固定。⑤在小儿患者，由于骨骼未完全发育，椎弓根普遍细小，在椎弓根进行螺钉固定就更为困难，危险性更大，为这部分患者在枢椎提供螺钉锚点显得尤为必要。当然具体选择哪一种固定方式，则需根据患者具体的病情和术者对不同固定技术掌握的熟练程度而定。

（马维虎）

第七节　C_2、C_3经关节螺钉固定的临床应用

一、目的及意义

提供寰枢椎、枕颈融合、颈椎后路固定融合的C_2螺钉锚点，作为枢椎椎弓根螺钉的候补固定技术。

二、适应证与禁忌证

1. 适应证　① 寰枢椎后路固定融合；② 枕颈后路融合；③ 颈椎后路多节段固定融合；④单纯 C_2、C_3 节段固定融合。

2. 禁忌证　① 颈椎前凸角度过大，造成钉道准备无法完成者；② C_2、C_3 侧块结核、肿瘤、炎症破坏者；③ 严重骨质疏松者。

三、手术方法

（一）术前准备

1. 术前X线片及CT评价 C_2、C_3 侧块骨质情况，初步判定进钉深度及个体化的进钉角度。

2. 术前影像学检查还应注意排除椎动脉走行异常和变异。

3. 准备恰当的手术固定器械　单纯 C_2、C_3 节段固定融合者，采用各种长度的拉力螺钉（直径3.5mm、4.0mm均可）；寰枢融合、枕颈融合、颈椎后路多节段固定融合者，选用颈椎后路钉棒系统，螺钉选用直径3.5mm的多轴螺钉。

4. 准备钉道限深装置。

（二）麻醉

气管内插管全麻。

（三）体位

俯卧位。头高脚底位。

（四）手术操作程序

1. 第一步　令病人取俯卧位，消毒铺单后，沿棘突切后正中切口，暴露手术节段的棘突、双侧椎板和侧块。

2. 第二步　确定进钉点。在头尾方向上，以枢椎椎板的上缘水平线作为枢椎侧块的上缘，枢椎的下关节突的最下缘作为枢椎侧块的下缘，进钉点位于中下三分之一交界处；在内外方向上，以枢椎椎板和下关节突的移行处作为枢椎侧块的内缘，枢椎的下关节突的最外缘作为枢椎侧块的外缘，进钉点位于二者的中点（图5-30）。

3. 第三步　确定螺钉的进钉角度。螺钉的尖端指向前下方，与 C_2、C_3 侧块关节面呈90° 角（ α 角），并与人体的矢状面平行（图5-30、图5-31）。

4. 第四步　确定螺钉的进钉深度。螺钉的长度由两部分组成，一是位于枢椎侧块内的长度，平均6.24mm；二是位于 C_3 侧块内的长度，平均9.70mm；螺钉的总长度在16mm左右。

5. 放置内固定　按上述进钉点和进钉角度，利用椎弓根开路器准备钉道，丝锥攻丝后置入螺钉。内固定的选择根据固定节段确定：单纯 C_2、C_3 节段固定融合者，采用各种长度的拉力螺钉（直径3.5mm、4.0mm均可）；寰枢融合、枕颈融合、颈椎后路多节段固定融合者，选用颈椎后路钉棒系统，螺钉选用直径3.5mm的多轴螺钉（图5-32）。

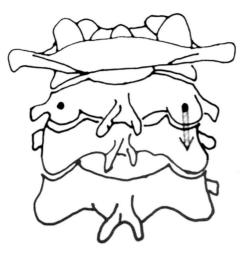

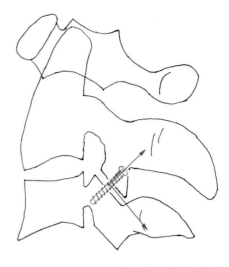

图5-30　C_2、C_3经关节螺钉的进钉点位置
和冠状面进钉角度

图5-31　C_2、C_3经关节螺钉的进钉点
位置和矢状面进钉角度

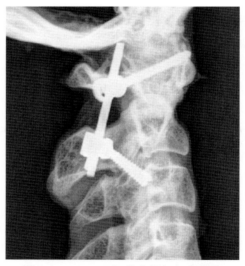

图5-32　C_2、C_3经关节螺钉与寰椎椎
弓根螺钉组成钉棒固定系统

6. 植骨融合　术毕放置引流，分层闭合伤口，手术结束。

（五）术后处理

术后24～48h拔除负压引流管。颈围固定3个月。

四、手术要点与陷阱

1. 螺钉的固定方法　手术固定时，可以将一硬膜剥离器或钝头克氏针插入C_2、C_3侧块关节少许，以判断关节面的方向，而后按上述进钉位置和进钉方向准备钉道。当手锥尖端进入枢椎侧块后，阻力减小，当阻力增大并有突破感时则手锥进入关节间隙，再次遇到阻力增大并有突破感时，提示手锥进入C$_3$侧块，此时，宜匀力缓缓旋进手锥，再次遇到阻力增大时停止旋进。施行该螺钉固定，术者必须有颈椎侧块螺钉固定的经验，对局部解剖结构熟悉，并且具有良好的"手感"。侧方X线透视下操作，将有助于对把握正确的螺钉进钉方向和进钉深度。

2. 在某些短颈患者，枕部对手锥的阻挡可能使钉道准备和螺钉放置难以完成，如果有弹性手锥等手术工具，则可保证螺钉成功固定。

3. C$_2$、C$_3$经侧块关节螺钉经由3层骨皮质，具有足够的固定强度，但固定节段下延至C$_3$，导致固定节段增加，损失了C$_2$、C$_3$间的功能运动范围。所以，除对C$_2$、C$_3$不稳可考虑直接使用外；对于需要枢椎提供螺钉固定点的手术，宜首选枢椎椎弓根螺钉；在不允许枢椎椎弓根螺钉固定时，若合并寰枢椎不稳或需要枕颈融合时，选择Magerl螺钉固定提供固定点；若Magerl螺钉也不允许，选择枢椎椎板螺钉或侧块螺钉；再若枢椎椎板或侧块螺钉固定也不允许，方选择C$_2$、C$_3$经侧块关节螺钉作为固定点。

4. 放置螺钉前，先行用磨钻打磨除去C$_2$、C$_3$关节软骨，植骨后再放置螺钉。

5. 准备钉道前，确认C$_2$、C$_3$侧块关节处于屈伸中立位置。

6. 术前注意排除椎动脉走行异常和变异。

五、并发症及其处理

（一）椎动脉损伤

按照正确的进钉点和进钉方向，损伤椎动脉的概率非常小。一旦怀疑术中椎动脉损伤，应立即沿原钉道旋入螺钉，通常可以止血。但对侧不应再尝试内固定。以往认为患儿的年龄小、血量少，在切除半椎体和截骨中，可能会因血液的丢失而造成休克。实际上并非如此，年龄越小的儿童在做半椎体切除术时出血越少，其原因是他的椎弓、椎体的软骨成分较多，故当手术切除时，出血量更少。

（二）脊髓神经损伤

螺钉不穿出C$_3$侧块前方，可避免神经根损伤；钉道准备应在脊髓减压前完成，可防止器械滑移造成的脊髓损伤。

（马向阳）

参考文献

［1］苗华，周建生. 骨科手术入路解剖学[M]. 合肥：安徽科学技术出版社，1999.

［2］吕厚山，刘海鹰，陈坚，译. 脊柱内固定学[M]. 北京：中国医药科技出版社，2001.

［3］马原，刘少喻，曾昭池. 脊柱外科内固定技术[M]. 北京：人民军医出版社，2010：71-176.

［4］王超，党耕町，刘忠军. 前路经枢椎椎体寰椎侧块螺钉内固定术[J]. 中华骨科杂志，1999，19（8）：457-459.

［5］黄卫兵，陈庄洪，蔡贤华，等. 前路经寰枢关节螺钉内固定三维稳定性的实验研究[J]. 中国脊柱脊髓杂志，2006，16（5）：366-368.

［6］池永龙，徐华梓，林炎，等．经皮穿刺内固定治疗上颈椎骨折与不稳[J]．中国脊椎脊髓杂志，2004，14（2）：73-78．

［7］朱庆三，尹飞，尹利强，等．经口咽入路肿瘤切除钛网植骨融合术治疗枢椎肿瘤1例报告[J]．中国脊柱脊髓杂志，2007，17（03）：181，185．

［8］胡有谷，党耕町，唐天驷，译．脊柱外科学[M]．北京：人民卫生出版社，2000：203-211．

［9］王文军，蔡斌，宋西正，等．新型上颈椎前路钩状钛板的研制及应用解剖学基础[J]．中国临床解剖学杂志，2009，27（4）：459-463．

［10］蔡斌，晏怡果，王文军，等．新型上颈椎前路钩状钛板治疗寰枢椎不稳的生物力学测试［J］．中国矫形外科杂志，2010，18（5）：408-411．

［11］谭明生，张光铂，王文军，等．寰枢椎脱位的外科分型及其处理对策[J]．中国脊柱脊髓杂志，2007，17（2）：111-115．

［12］谢应桂，王炎之，李启贤．经颈动脉三角上颈椎手术入路的应用解剖[J]．中国临床解剖学杂志，1997，15（01）：24-27．

［13］曹正霖，尹庆水，刘景发，等．枢椎椎体骨折[J]．中华骨科杂志，2004，24（11）：698-699．

［14］尹庆水，权日，何帆，等．一期经口前路肿瘤切除和前后路椎体重建治疗枢椎骨巨细胞瘤[J]．中国脊柱脊髓杂志，2006，16（1）：38-40．

［15］瞿东滨，金大地．成人颈椎结核外科治疗的术式选择[J]．临床骨科杂志，2007，10（5）：385-387．

［16］马维虎，徐荣明，冯建翔，等．寰枢椎不稳的后路内固定治疗[J]．脊柱外科杂志，2003，1（3）：149-151．

［17］党耕町，王超，阎明，等．后路寰枢椎侧块钉板固定植骨融合术的临床初探[J]．中国脊柱脊髓杂志，2003，13（1）：7-10．

［18］谭明生，张光铂，李子荣，等．寰椎测量及其经后弓侧块螺钉固定通道的研究[J]．中国脊柱脊髓杂志，2002，12（1）：5-8．

［19］徐荣明，马维虎，孙韶华，等．寰枢椎不稳后路内固定方式的选择[J]．脊柱外科杂志，2005，3（2）：69-72．

［20］马维虎，徐荣明，孙韶华．枕颈固定技术在上颈椎不稳的应用[J]．中华创伤杂志，2005，21（5）：383-385．

［21］马维虎，刘观燚，徐荣明，等．经后路寰枢椎椎弓根螺钉内固定治疗C_1、C_2不稳[J]．中国脊柱脊髓杂志，2009，19（1）：47-51．

［22］马维虎，徐荣明，孙韶华，等．C_2、C_3椎弓根固定治疗不稳定性Hangman骨折[J]．中华骨科杂志，2006，26（9）：590-593．

［23］马维虎，刘观燚，徐荣明，等．枢椎经椎板螺钉联合寰椎侧块螺钉内固定术的临床应用[J]．中华骨科杂志，2008，28（12）：994-997．

［24］胡勇，徐荣明，马维虎，等：枢椎后路椎板螺钉固定技术的可行性研究[J]．中国骨伤，2008，21（8）：581-583．

［25］徐荣明，刘观燚，马维虎，等．经枢椎椎板关节突关节螺钉固定的解剖学研究[J]．中华创伤杂志，2008，24（11）：874-876．

［26］胡勇，马维虎，徐荣明，等．组合枢椎椎板螺钉固定技术治疗颈椎损伤的临床研究[J]．中华创伤杂志，2009，25（3）：218-222．

［27］马维虎，刘观燚，徐荣明，等．枢椎椎板螺钉固定的研究进展[J]．中华外科杂志，2008，46（19）：

1511-1513.

［28］马维虎，刘观燚，徐荣，等．寰椎椎弓根螺钉及枢椎椎板螺钉固定植骨融合治疗创伤性上颈椎不稳[J]．中国脊柱脊髓杂志，2010，20（3）：214-218.

［29］马维虎，胡勇，孙绍华，等．枢椎椎板螺钉治疗上颈椎不稳的临床研究[J]．中国骨与关节外科，2009，2（6）：459-464.

［30］马向阳，尹庆水，刘景发，等．C_2、C_3经关节螺钉固定的临床应用解剖研究[J]．中国矫形外科杂志，2005，13（8）：595-597.

［31］Magerl F，Seeman PS. Stable posterior fusion of the atlas and axis by transarticular screw fixation[M].In：Kehr P，Weidner A，eds. Cervical Spine. 4th ed. New York：Springer Verlag，1985：322-327.

［32］Sen MK，Steffen T，Beckman L，et al. Atlantoaxial fusion using anterior transarticular screw fixation of $C_1 \sim C_2$：technical innovation and biomechanical study[J]. Eur Spine，2005，14（5）：512-518.

［33］Onesti ST，Ashkenazi E，Michelsen WJ. Transparaspinal exposure of dumbbell tumors of the spine.Report of two cases[J]. J Neurosurg，1998，88（1）：106-108.

［34］Tomita K，Kawahara N，Baba H，et al. Total en bloc spondylectomy：a new surgical technique for primary malignant vertebral tumor[J]. Spine，1997，22（3）：324-333.

［35］Quigley KJ，Cortese CM，Place HM. Cervical degenerative cyst located within the body of C_2：a case report and review of the literature[J]. Spine，2006，31（8）：237-240.

［36］Richter M，Schmidt R，Claes L，et al. Posterior atlantoaxial fixation：biomechanical in vitro comparison of six different techniques[J]. Spine，2002，27（6）：1724-1732.

［37］Harms J，Melcher RP. Posterior $C_1 \sim C_2$ fusion with polyaxial screw and rod fixation[J]. Spine，2001，26（22）：2467-2471.

［38］Resnick DK，Benzel EC. $C_1 \sim C_2$ pedicle screw fixation with rigid cantilever beam construct：case report and technical note[J]. Neurosurgery，2002，50（2）：426-428.

［39］Wright NM. Posterior C_2 fixation using bilateral，crossing C_2 laminar screws[J]. J Spinal Disord Tech，2004，17：158-162.

［40］Tan M，Wang H，Wang Y，et al. Morphometric evaluation of screw fixation in atlas via posterior arch and lateral mass[J]. Spine，2003，28（9）：888-895.

［41］Ebraheim N，Rollins JR，Xu R，et al. Anatomic consideration of C_2 pedicle screw placement[J]. Spine，1996，21（6）：691-694.

［42］Igarashi T，Kikuchi S，Sato K，et al. Anatomic study of the axis for surgical planning of transarticular screw fixation[J]. Clin Orthop，2003，（408）：162-166.

［43］Matsubara T，Mizutani J，Fukuoka M，et al. Safe atlantoaxial fixation using a laminar screw（intralaminar screw）in a patient with unilateral occlusion of vertebral artery：case report[J]. Spine，2007，32（1）：30-33.

［44］Gorek J，Acaroglu E，Berven S，et al. Constructs incorporating intralaminar C_2 screws provide rigid stability for atlantoaxial fixation[J]. Spine，2005，30（13）：1513-1518.

［45］Lapsiwala SB，Anderson PA，Oza A，et al. Biomechanical comparison of four C_1 to C_2 rigid fixative techniques：Anterior transarticular，posterior transarticular，C_1 to C_2 pedicle，and C_1 to C_2 intralaminar screws[J]. Neurosurgery，2006，58（3）：516-521.

［46］Reddy C，Ingalhalikar AV，Channon S，et al. In vitro biomechanical comparison of transpedicular versus translaminar C_2 screw fixation in $C_2 \sim C_3$ instrumentation[J]. J Neurosurg Spine, 2007, 7（4）: 414-418.

［47］Xu R, Burgar A, Ebraheim NA, et al. The quantitative anatomy of the laminas of the spine[J].Spine, 1999, 24（2）: 107－113.

［48］Cassinelli EH, Lee M, Skalak A, et al. Anatomic considerations for the placement of C_2 laminar screws. Spine, 2006, 31（24）: 2767-2771.

［49］Chamoun RB, Relyea KM, Johnson KK, et al. Use of axial and subaxial translaminar screw fixation in the management of upper cervical spinal instability in a series of 7 children[J]. Neurosurgery. 2009, 64（4）: 734-739.

［50］Takayasu M, Hara M, Yamauchi K, et al. Transarticular screw fixation in the middle and lower cervical spine. Technical note[J]. J Neurosurg, 2003, 99（1）: 132-136.

［51］Liu GY, Xu RM, Ma WH, et al. Anatomic comparison of transarticular screws with lateral mass screws in cervical vertebrae[J]. Chin J Traumatol, 2007, 10（2）: 67-71.

第六章

颈椎前路手术

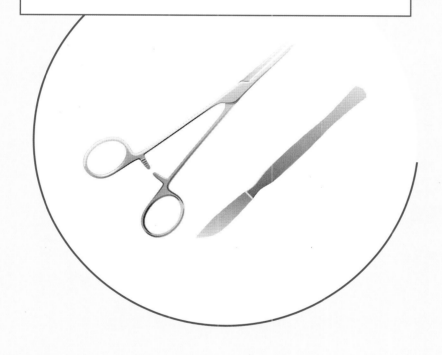

第一节　颈椎间隙减压内固定术

一、目的及意义

颈椎间隙减压椎间盘摘除至今仍是颈椎前路重要的手术之一。而手术的成功首先取决于正确的入路和满意的显露，由于颈前路内固定器种类繁多，大多在减压后取髂骨块做植骨融合再配以钢板固定；多数患者术后在取骨区常年有不适感，又往往因患者的骨质疏松而造成植骨块的塌陷以至于钢板的松动和断钉现象发生，目前世界潮流的颈椎病手术都采用史密斯-罗宾森（Smith-Robinson procedure）减压术，减压时椎体的终板不破坏，植入方型VIGOR椎间融合器，可维持椎间间隙的高度，同时钢板固定，术后能立即改善病患的症状与椎体之稳定，提高椎间融合率，降低并发症与再次手术。

二、适应证

1. 经非手术治疗3个月，症状体征无明显改善，影像学检查证实颈脊髓、神经根受压。
2. 单节段或多节段颈椎间盘突出症伴椎间不稳症。
3. 外伤性颈椎间盘突出伴椎间不稳症。
4. 单节段脊髓型颈椎病确诊者，原则上，脊髓型颈椎病一经确诊即有手术指征。

三、禁忌证

1. 全身情况差，或合并有重要脏器疾患，不能承受手术创伤者。
2. 病程长，合并四肢肌肉萎缩，关节僵硬，说明脊髓损伤严重，即使行减压术，脊髓功能亦难以恢复。
3. 伴有严重颈椎椎管狭窄症或颈椎后纵韧带骨化症者，需考虑后路手术。

四、手术方法

（一）术前准备

1. 训练推移气管和食管　特别对于术中采用颈神经浅丛阻滞麻醉者，颈前路手术入路系经颈内脏鞘与血管神经鞘间隙而抵达椎体前方，术前必须训练推移气管和食管。预防术后喉头痉挛、水肿。
2. 卧床排便训练　术后将有数日卧床，为减少因术后排尿困难，插导尿管后引起的尿路感染，在术前必须进行床上排尿练习。

3.术前应使用 CT、MRI 确认病灶或创伤位置、测量椎体大小，融合上下椎体左右横径及以病椎为中心椎体的长度，初步确定VIGOR椎间融合器、钢板和螺钉长度。

（二）麻醉

常规以气管插管全身麻醉为主。如单纯行颈椎前路减压术，亦可采用颈丛麻醉。

（三）体位

患者仰卧于手术床上，双肩垫以软枕，头颈自然向后仰伸，颈后部放置沙袋或一包以海绵的木质枕头，后枕部垫以软头圈，头两侧各放置小沙袋防止术中旋转。避免在麻醉过程中患者头颈过度后仰，以防加重脊髓的损伤（图6-1、图6-2）。

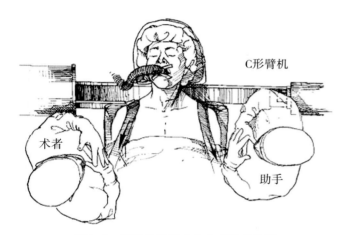

图6-1　颈椎前路手术之患者手术位置

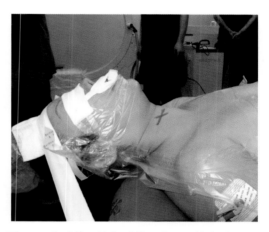

图6-2　仰卧位，颈部后伸，肩以下垫方型小包枕

（四）手术操作程序

1.第一步　手术切口与暴露颈椎病灶。在左侧或右侧以横向或纵向切口逐次暴露、剥离肌肉、筋膜层，特别注意必须保护喉上和喉返神经以免术后呛咳和声音嘶哑。切开横越在椎体前的筋膜，以便清楚看到椎体、椎间盘与颈长肌（图6-3～图6-8）。

2.第二步　切除椎间盘。①使用C形臂机术中定位确认拟手术之椎节（图6-9～图6-12）。②以一撑开器横向置于颈长肌下，另一撑开器则以纵向撑开。③使用Carspar撑开器将上下椎体撑开以减压（图6-13～图6-15）。

3.第三步　测量所需椎间融合器VIGOR 颈椎椎间盘填充块尺寸。①切除拟减压之椎间盘，手术方式以史密斯–罗宾森（Smith-Robinson procedure）术式减压，去除后纵韧带，暴露脊髓（图6-16～图6-21）。②移除突出之骨刺使颈椎椎间盘椎间融合器植骨床表面平滑。

4.第四步　置放VIGOR椎间融合器。以不同型号VIGOR试模插入椎间盘间隙至适当位置。放松Carspar 撑开器使上下椎体自动压缩，手拉试模杆感觉紧度是否合适，将植骨块放入颈椎VIGOR椎间融合器块中空部位，尽可能填满孔洞后套在植入器。取出试模后将大小合适的VIGOR椎间融合器插入椎间盘间隙中，经C形臂检查确定植入位置正确。注意：VIGOR椎间融合器植入之深度应与椎体前缘平行，如此可增加支撑力量。然后用钢板螺丝钉加固固定（图6-22～图6-24）。

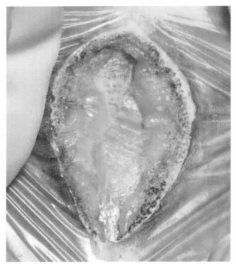

图6-3　横切口，切开皮肤及皮下组织

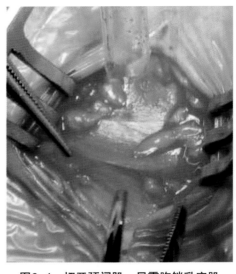

图6-4　切开颈阔肌，显露胸锁乳突肌

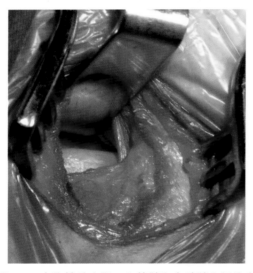

图6-5　在胸锁乳突肌、血管鞘和内脏鞘之间分离

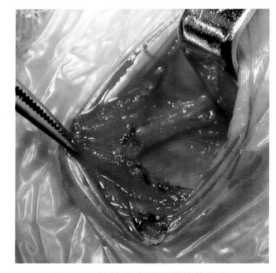

图6-6　钝性分离后显露椎体前方

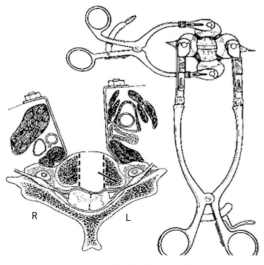

图6-7　颈椎前侧入路示意图

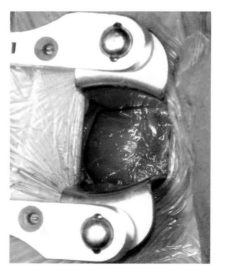

图6-8　自动拉钩牵开，显露颈椎间盘

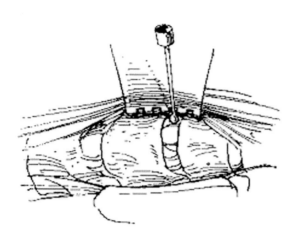

图6-9　在颈椎间盘插入定位针示意图

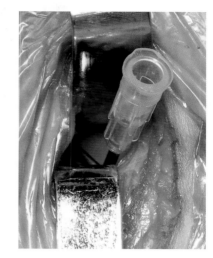

图6-10　术中在颈椎间盘插入定位针的情况

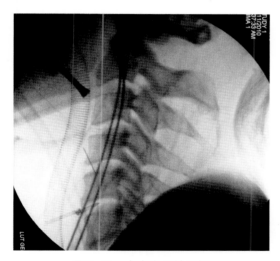

图6-11　术中定位针透视

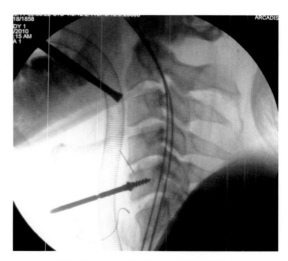

图6-12　术中透视显示椎体钉植入

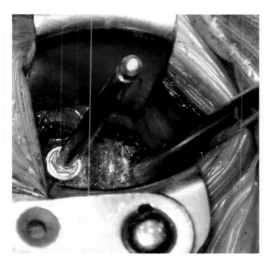

图6-13　术中牵开器的应用和椎体钉植入位置

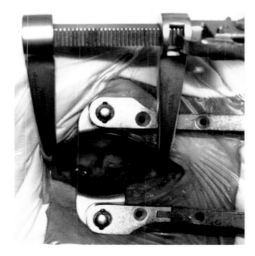

图6-14　牵开器牵开和Carspar撑开器将上下椎体撑开

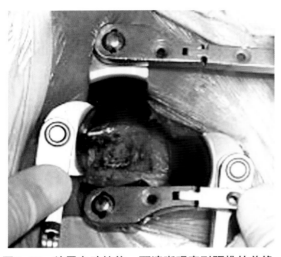

图6-15　放置自动拉钩，可清晰观察到颈椎的前缘，
节段性的骨性结构及两旁纵行的颈长肌

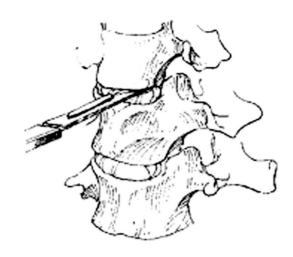

图6-16　前路切除椎间盘示意图

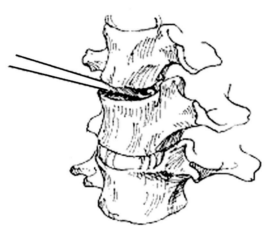

图6-17　前路刮除椎间盘示意图

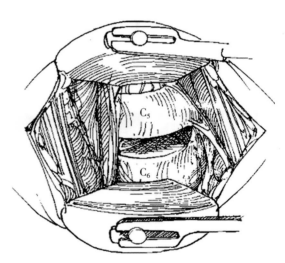

图6-18　前路椎间减压完毕示意图

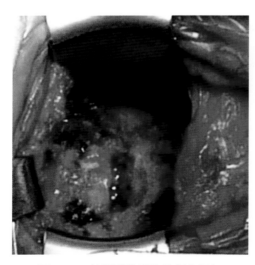

图6-19　使用刮匙刮除椎间盘组织

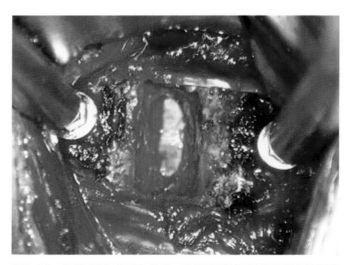

图6-20　颈椎间隙减压完成后，可清晰的观察到颈脊髓硬脊膜

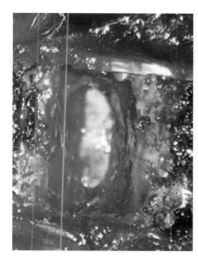

图6-21 减压范围为上下终板的平行线，以双侧钩椎关节的纵线形成的长方形区域

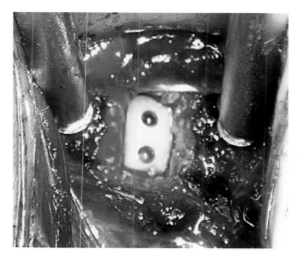

图6-22 颈椎前路手术在椎间放置椎间融合器

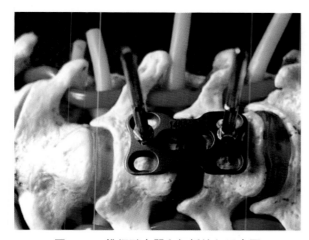

图6-23 椎间融合器和钢板植入示意图

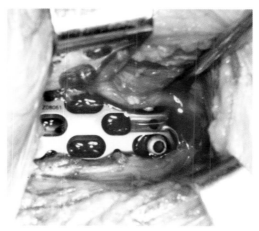

图6-24 术中钢板植入情况

（五）术后处理

术后处理措施：①按层缝合伤口，放置引流片或引流管。②术后1～3天，病患可利用调节床或藉背后支撑物坐在床上。③术后2天可将引流管取出。④术后5天，患者可视需要下床步行。⑤术后最初3天应特别注意呼吸道之通畅，肺脏可能会扩张，需妥善治疗，如雾化吸入缓解喉头气管水肿。⑥术后戴颈托1～2个月。

五、典型病例

典型病例介绍见图6-25～图6-28。

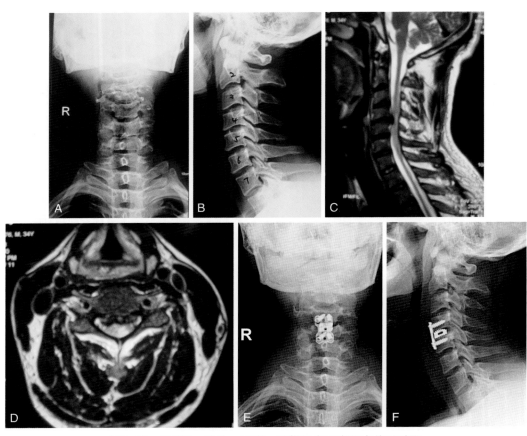

图6-25 病例1，男性，38岁，颈椎间盘突出手术前后对照

A. 术前颈椎X线片正位片；B. 术前侧位X线片；C. 术前MRI显示C$_4$、C$_5$椎间盘突出，脊髓受压明显；D. 术前MRI显示C$_4$、C$_5$椎间盘突出，脊髓受压明显；E、F. 术后颈椎正侧位X线片，可见移植骨和内固定物位置良好

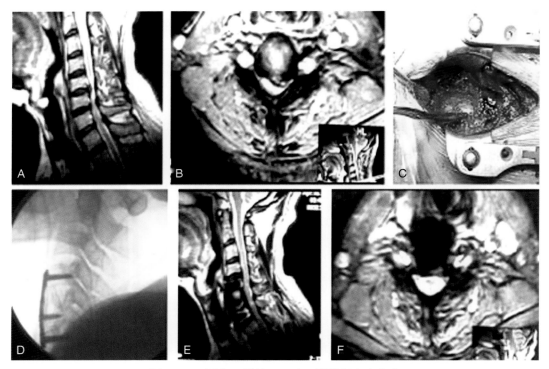

图6-26 病例2，男性，42岁，颈椎间盘突出症

A. 术前MRI矢状位；B. 术前MRI轴位；C. 术中情况；D. 术中透视情况；E. 术后MRI矢状位；F. 术后MRI轴位

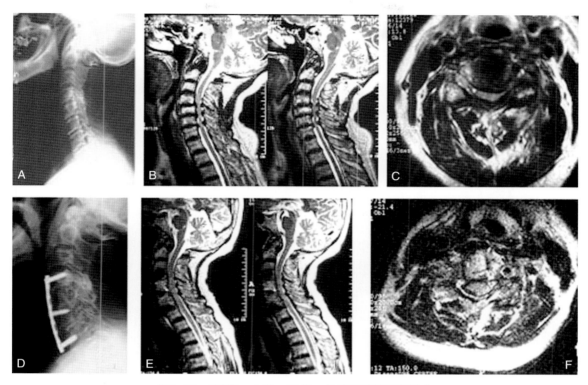

图6-27 病例3，女性，73岁，多节段脊髓型颈椎病

A.术前X线片侧位；B.术前MRI矢状位；C.术前MRI轴位；D.术后X线片侧位；E.术后MRI矢状位；F.术后MRI轴位

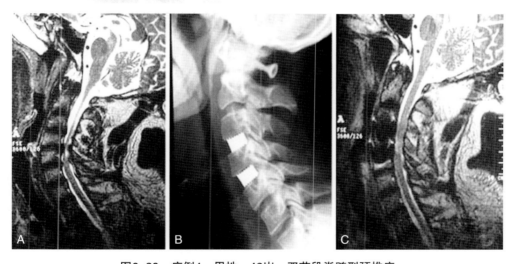

图6-28 病例4，男性，42岁，双节段脊髓型颈椎病

A.术前MRI矢状位；B.术后X线片侧位，可见受累节段椎间融合器植入；C.术后MRI矢状位，脊髓受压情况明显缓解

六、手术要点与陷阱

（一）体位准备与麻醉

仰卧位，颈部后伸，肩以下垫方型小包枕，以利于颈椎进一步后伸，便于手术操作。不要在颌面部上方放置托盘，以免影响操作。手术以全麻为主，颈丛麻醉往往会因为患者难以忍受和配合，

使手术粗糙而草草收场，达不到彻底减压及合理稳定重建的效果。

（二）切口

理论上讲，左侧血管鞘和内脏鞘之间横行穿行的血管要少于右侧，因此，似乎更加安全，但事实上我国自20世纪70年代中后期开展颈椎手术以来，绝大多数单位均习惯于右侧入路，因为比较便于右手操作。手术切口可以根据不同的平面沿着颈椎的皮纹做横行切口，也可以沿胸锁乳突肌的前缘做斜行纵切口，二者区别在于沿着皮纹做的横切口，术后如做细致小心的皮内缝合，愈合后几乎看不到手术切口。

（三）分离显露

颈前路的分离和显露除切开皮肤和颈阔肌外，原则上无需任何锐性切割分离和基本没有血管结扎，其技术关键点是切开颈阔肌后，用血管钳或蚊式钳正确分离颈前肌群表面的肌膜，然后用手指沿胸锁乳突肌的外侧缘轻松地探入松解，可以容易达到椎体前缘。多数情况下喉返神经仅位于内脏鞘一侧，除非分离时不是在内脏鞘和血管鞘之间的间隙，而是误入内脏鞘之内进行分离，则一般情况下喉返神经及甲状腺上动脉是不容易被损伤或被结扎的。

（四）特殊技巧及器械的应用

分离完成后，如对血管鞘和内脏鞘不保持一定张力牵拉，是无法观察到颈椎前沿的，因此正确的拉钩是显露的先决条件。因此颈前路的自动拉钩系列将是一个很好的选择。撑开后稳定性好的拉钩系统，即可清晰观察到颈椎的前缘，可见呈节段性的骨性结构及两旁纵行的颈长肌，确定正确的节段后，即可进行减压，特别要强调的是颈椎前路手术的核心是正确、充分的减压。

确定正确的椎间隙后，分别植入椎体牵开器的椎体钉，并正确安放椎体撑开器，以充分显露上下椎体，两侧以颈长肌为边界，此时上下两个椎体及之间的椎间盘将被清楚显露，即可方便开始进行颈椎间盘的切除，前纤维环可用小圆刀沿上下终板及双侧颈长肌的边界进行锐性切割，并用髓核钳钳取，对髓核组织可用不同尺寸的系列刮匙快速刮除。

中国人颈椎的前后径范围为16～22mm，均值为18～20mm，可据此掌握髓核组织刮除的深度，当刮至后纤维环时，可清楚感觉到刮匙遇到终板穹隆后缘骨性阻力，此时应调整灯光，让灯光能够直接照射椎间隙的后缘，有条件者也可佩戴聚光头灯，使头灯与视线一致，充分观察椎体后缘椎间隙、间盘组织及骨组织清除及减压的情况。此时，在直视下可缓慢均匀增加颈椎牵开器的牵引力，使椎间隙变宽，可更清楚观察到后纤维环及上下终板穹隆部骨性后缘，关键的器械是细小锐利的45°角长柄刮匙及45°角1mm长柄椎板咬骨钳及细小的直、弯髓核钳，对已部分刮除，但基底部还与椎板穹隆部后缘相连的纤维环组织，可用前口闭合紧密的小型、1mm椎板咬骨钳或微型髓核钳咬断取出，依次耐心循序渐进操作，直至将后纤维环和后纵韧带彻底清除，在此过程中，最大的障碍是出血，正确的做法是冷静寻找出血点，使用双极电凝进行止血，如在双侧钩椎关节外比较隐蔽的出血点，则可采用小颗粒状的明胶海绵进行填塞。后纤维环必需去除干净，并突破后纵韧带一并去除，直至在椎间隙内可清晰观察到颈脊髓的硬脊膜，并可看到其搏动。在退变较严重的病例，还必需去除上下椎体后缘骨赘；对神经根性的颈椎病，在症状侧的纤维环一定要去除彻底，对神经根管开口处隐蔽的骨赘也需尽最大努力去除。其范围为上下终板的平行线，以双侧钩椎关节的纵线形成的长方形区域。上述步骤完成并达到此标准后，即可进行稳定的重建。

七、并发症防范要点

（一）脊髓或神经根损伤

一般来说，发生率低于0.1%。主要原因是解剖不熟悉或操作粗暴，术中一旦发生脊髓损伤，应暂停手术，立即应用大剂量甲基强的松龙及脱水药物，按急性脊髓损伤处理。

（二）喉返神经或喉上神经损伤

由于右侧喉返神经位置较高（以甲状腺下动脉为标志），且在下颈椎区行走于气管食管鞘中，所以从颈右侧入路比左侧更易损伤喉返神经。Apfelbaum及Morpeth等（2000年）报告喉上神经、喉返神经损伤的发生率分别为0.33%～3.00%和5.00%。术后出现一过性声音嘶哑、吞咽受限或饮水呛咳，不需特殊治疗，1～3个月可恢复正常。术中不必显露该神经，应注意将喉上神经连同甲状腺上动静脉一起向上或向下牵开，避免长时间强行牵拉气管食管，可以减少喉上神经或喉返神经损伤的发生。

（三）喉头水肿、气管痉挛

由于术中牵拉气管，可于术后发生喉头水肿、气管痉挛。为了预防这一严重并发症，应充分做好术前准备，术后密切观察。应常规在患者床前备气管切开包，以备不时之需，一旦发生，立即做气管切开，挽救患者生命。

（四）术后颈部血肿

术后48h内出现颈部肿胀、呼吸困难。于床边行紧急切口开放减压血肿清除，立即进手术室行手术探查、清创缝合。注意，有人报道在切口减压时患者出现呼吸骤停，必须紧急气管切开或气管插管。

（五）脑脊液漏

当粘连严重、分离或切除后纵韧带时可能出现硬膜小破损。一旦发生，应用蛋白凝胶封堵，切口严密缝合，局部适度加压，术后头低位，数日后脑脊液漏停止。

（六）食管气管损伤

由于术中放置颈部拉钩不当，或拉钩锐尖，可压迫或刺伤食管气管，发生食管气管瘘。有时，螺钉脱落移位时也可刺伤食管导致食管瘘。主要表现为发热、颈痛、咽痛、吞咽困难、引流管内引出食物、颈部伤口周围局限性硬结，吞食亚甲蓝从伤口渗出而确诊。一旦发生，应立即胃肠减压、鼻饲、冲洗修补伤口，必要时需行胃造瘘，全身抗感染，才能使得食管气管瘘口闭合。

（七）椎间融合器、钢板螺丝钉松动或断裂

手术中放置位置不当，螺钉位置或方向不准，均不能达到内固定的标准要求。预防方法：①清晰暴露术野；②准确定位，可借助于C形臂机确定椎间融合器、钢板、螺钉的位置；③按照标准程序操作。

（八）下肢静脉血栓塞

卧床的老年患者更有可能发生下肢静脉栓塞，甚至可能造成致命危险。其原因在于患者本身老年体弱、血管弹性差、长期卧床、术后锻炼不及时或不够、围手术期未能正确应用抗血凝药物等。对于此并发症，千万不能麻痹大意。因此，围手术期要密切观察肢体血流情况，手术前后做肢体血流图，了解肢体血管通血情况，正规应用低分子肝素钠，防止肢体静脉栓塞。

（九）硬膜外血肿

见于颈椎后路手术，患者凝血功能不良、手术中止血不彻底或术后引流不畅所致。主要是伤口内渗血，形成血肿而压迫脊髓。预防方法：术前纠正患者凝血功能，术中彻底止血，术后保证引流管的通畅。一旦发生，应立即清除血肿，严密止血，更换更粗大的引流管。术后严密观察。对于凝血功能不良者，应积极采取内科治疗。

（张　强）

第二节　颈椎前路椎间盘切除术

一、目的及意义

解除脊髓前方的压迫，稳定颈椎，维持椎体间高度和颈椎的生理曲线，防止后凸畸形。优点是直接减压，创伤小。

二、适应证

1. 颈椎间盘突出症，压迫脊髓或神经根（图6-29）。
2. 钩椎关节增生，导致神经根性颈椎病，需切除前方骨赘。
3. 孤立性后纵韧带骨化压迫脊髓，不超过3个节段。
4. 颈椎椎体间滑脱或不稳，出现神经症状。
5. 颈椎椎体骨折导致后凸畸形。
6. 颈椎严重后凸畸形，需从前方矫正。
7. 颈椎结核或化脓性骨髓炎，需从前方病灶清除。
8. 颈椎椎体良恶性肿瘤，需从前方切除。

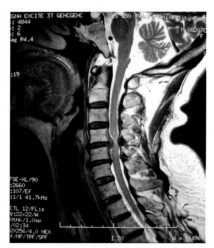

图6-29　C_4、C_5颈椎间盘突出症

三、手术方法

（一）术前准备

1. 术前1～2天用手练习将气管拉向左侧，以适应术中牵拉之刺激。

2. 术前根据影像学检查特别是MRI片确定融合的部位和节段，以及是否行椎体次全切除。

3. 应准备好减压及融合的手术器械（图6-30）。

4. 因为是高风险手术，应与家属详细交代，取得家属的同意和签字。

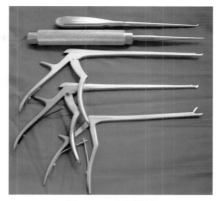

图6-30 手术器械
（刮匙，椎板咬骨钳，髓核钳）

（二）麻醉

颈丛麻醉或气管内插管全麻。

（三）体位

仰卧位。

（四）手术操作程序

1. 第一步　体位和切口。令病人取仰卧位，肩部垫高，头部后伸位。消毒铺单后，自胸锁乳突肌内缘至颈前正中线切颈前横弧形切口（图6-31），切口高低根据融合的节段而定，一般甲状软骨相当于C_4、C_5，以此上下推算。

2. 第二步　显露。切开皮肤、皮下，显露颈阔肌，横行切断该肌（图6-32），于胸锁乳突肌内缘颈动脉鞘与气管食管之间的间隙作钝性分离，此时可遇到胸骨舌骨肌和甲状胸骨肌，将其与颈动脉鞘一起牵向外侧，气管食管及甲状腺牵向内侧，切开椎前筋膜，将颈长肌向两侧行稍许分离即可显露椎体及椎间盘。

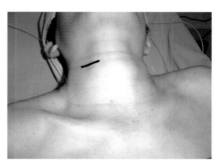

图6-31　自胸锁乳突肌内缘至颈前正中线，做横弧形切口

3. 第三步　定位和减压。将注射针头插入椎间盘，C形臂机透视定位，确定病变节段（图6-33）。先用小刀切除部分椎间盘，然后置入椎体间撑开器，撑开钉一定要平行，减压过程中逐渐撑开，避免过撑，用3mm及2mm弯刮匙逐步将椎间盘刮除干净，特别要刮除进入椎管内的破碎间盘，必要时挂断后纵韧带，直至显露硬膜囊（图6-34）。2mm刮匙及1mm和2mm椎板咬骨钳去除侧方钩椎关节的增生骨赘，注意减压过程中一定不要挤压硬膜囊和脊髓，最后探查确认脊髓及神经根各个方向无受压（图6-35）。

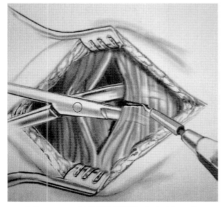

图6-32　显露颈阔肌（文献14）

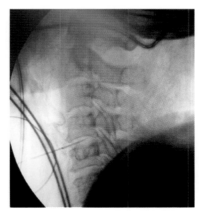

图6-33　术中定位

4.第四步 植骨。椎间植入材料有3种（图6-36）：①自体髂骨；②中空的异体骨环；③钛合金或PEEK材料的椎间融合器。将软骨终板彻底刮除并打磨软骨下骨直至渗血，椎体间撑开，将植入物逐步打入椎体间，最好在椎体前缘下2mm左右为宜，再椎体间加压（图6-37），C形臂机透视植入物位置。如果是自体髂骨或异体骨环，最好用钛板进行固定以增加植入物的稳定性（图6-38、图6-39）。

术毕放置引流管，以便术后行负压引流（图6-40），分层闭合伤口，手术结束。全麻拔管时要避免患者过度躁动，以防植入物脱出。

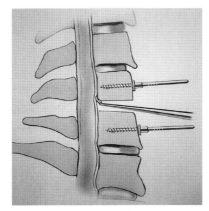

图 6-34 撑开器撑开及减压

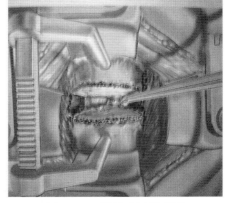

图 6-35 椎板咬骨钳减压

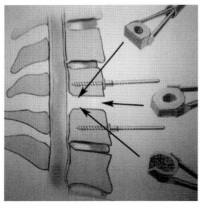

图 6-36 椎间植入材料有3种

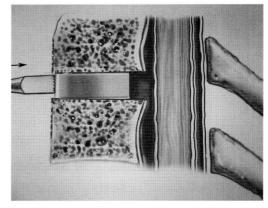

图 6-37 将植入物逐步打入椎体间

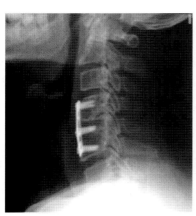

图6-38 钛板内固定术

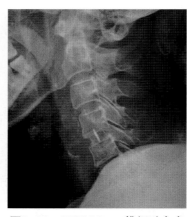

图6-39 PEEK Cage椎间融合术

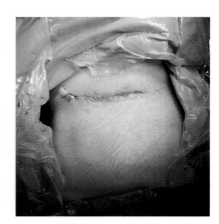

图6-40 术后引流

（五）术后处理

回病房平卧，24～48h拔除负压引流管。术后第2天可戴围领下床。

四、手术要点与陷阱

1. 暴露时应当避免在颈长肌内或其外侧操作，以免造成过多出血。

2. 显露过程中经常触摸颈动脉的搏动，以免损伤动脉引起大出血。

3. 椎前的静脉先结扎或用双极电凝凝住，不要等出血后再止血，动脉一般可以不需处理，可将其牵开。

4. 撑开器一定要平行置入，撑开过程一定要逐步进行，避免过度撑开。

5. 硬膜外静脉丛的出血，靠明胶海绵压迫即可达到止血目的。

6. 减压过程中的刮匙及椎板咬骨钳一定要从小号到大号，切忌挤压硬膜囊和神经根造成损伤。

7. 减压后一定要各个方向探查椎管，特别是侧方及椎体后缘，以免遗漏破碎的椎间盘及其他致压物。

8. 软骨终板一定要刮除彻底，软骨下骨刮除少量至渗血为止，避免去除过多的软骨下骨造成植入物陷入椎体。

9. 植入物的大小，特别是高度要合适，过高会导致过撑，过小易脱出，此外深度要合适，过深压迫硬膜，过浅容易脱出，一般在椎体下2mm为宜。植入物与椎体间不要有缝隙，以免影响稳定性及愈合，一般置入后用撑开器进行加压。

五、并发症防范要点

（一）喉上或喉返神经损伤

甲状腺上动脉及甲状腺下动脉一般可不结扎，从而避免损伤喉上及喉返神经。一旦损伤可引起声音嘶哑，一般经2～3个月的理疗及神经营养药治疗，可以恢复。如超过3个月不恢复，可探查喉返神经，如有断裂，可行端端吻合，有康复的可能，但一般预后较差。

（二）脊髓神经损伤

一旦出现脊髓损伤的表现如截瘫等情况，急诊行颈椎MRI检查，除外脊髓有压迫，如致压物切除不彻底或植入物过深压迫脊髓，上述两种情况需急诊手术，如没有明显脊髓压迫，可用大剂量甲基强的松龙冲击及甘露醇脱水，改善脊髓水肿。

（三）Horner综合征

多为颈神经节牵拉引起，加强神经营养药治疗，一般3～5天即可恢复。

（四）植入物脱落

原因多为植入物型号过小或植骨槽不利，表现为吞咽困难甚至呼吸困难，X线证实植入物脱落，急诊手术，选择合适型号或改善植骨槽重新植入并用钛板可靠固定。

（五）气管食管漏

多为术中器械损伤或拉钩时间过长压迫所致，小心操作一般可避免，一旦发生，及时请胸科会诊处理。

（六）脑脊液漏

切除后纵韧带骨化时发生率较高，轻中度可抬高床头或嘱患者半卧位，加强换药，一般1周即可恢复，重度脑脊液漏可行腰穿引流以减轻颈部的压力，待脑脊液漏恢复后再拔出腰部引流。

（七）伤口内血肿

术中注意止血严格，术后引流通畅一般可避免。一旦发生，轻度可自行吸收，严重者如出现吞咽困难甚至呼吸困难，需切开引流。

（八）术后颈肩痛

多为植入物型号过大导致椎间过度撑开所致，采用合适大小的植入物可避免。轻度1～2周可恢复，严重者可遗漏慢性疼痛。

（九）切口感染

加强无菌操作，一般发生率很低。如有发生，加强换药一般痊愈。

（十）植骨不愈合

一般多为植骨床处理不当，如软骨终板刮除不彻底，植骨面未渗血，另外植入物的稳定性也影响愈合。如出现植骨不愈合，且患者有症状，则需要翻修术。

（刘　洪）

第三节　椎体次全切除椎管减压融合术

一、目的及意义

清除病灶、神经减压、稳定颈椎，前方椎间植骨易融合。

二、诊断

颈椎病、颈椎间盘突出症、颈椎不稳症、颈椎管狭窄症、后纵韧带骨化症；颈椎骨折、颈椎过伸伤；颈椎结核、颈椎肿瘤。

三、适应证

退变骨病、外伤、肿瘤、感染等导致椎体、椎间盘病损、神经受压和颈椎不稳者。

四、禁忌证

1. 多节段后纵韧带骨化、颈髓压迫位于后方者。
2. 脱位伴有后方小关节交锁而未解锁者。

五、手术方法

（一）术前准备

1. 原有高血压、糖尿病等其他基础疾病的治疗，瘫痪病人电解质紊乱、营养状态调整与治疗，感染的控制与治疗。

2. 术前常规正、侧位片，CT、MRI检查，了解颈椎病损情况，有无后纵韧带骨化、椎间盘突出、脊髓损伤受压状态、节段等。

3. 骨折脱位需行颅骨牵引复位（部分伴有小关节交锁者可能即使牵引也不能解锁）。

4. 可以适当气管推移训练，并嘱咐患者于手术前1天做1～2次颈椎过伸体位仰卧1～2h练习，以适应手术，并了解颈椎过伸位有无神经症状加重现象。

5. 适量备血、并备甲基强的松龙500～1000mg，视情况术中使用，术前或术中静滴抗生素。

6. 器械多使用钛制钉-板系统和钛网（图6-41）。

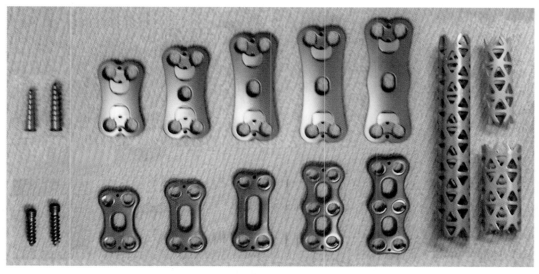

图6-41　颈前路钉-板系统和钛网，螺钉长度一般用13mm、15mm

（二）麻醉

经口腔插管全麻，严重颈椎不稳者经鼻插管全麻。

（三）体位

仰卧位。

（四）手术操作程序

1. 第一步　仰卧位，两肩适当垫高，使颈部后伸，颈后空虚处用卷成卷的开刀巾填实（画6-42）。C₃、C₄手术头转向入路对侧，C₅、C₆、C₇手术无需转头。沿气管中线和胸锁乳突肌内缘处画线，并于进入节段处沿皮纹划横线（图6-43）。节段定位如图6-44。消毒铺单。

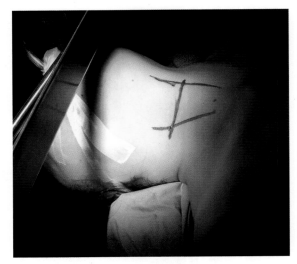

图6-42　颈前路体位

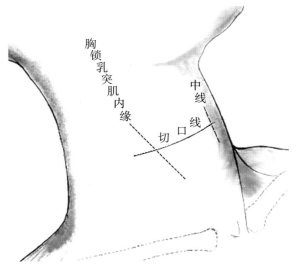

图6-43　沿气管中线、胸锁乳突肌内缘和进入节段处画线

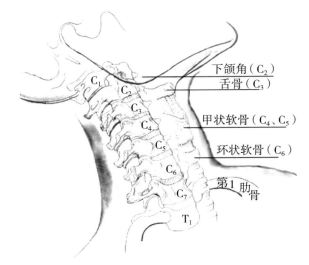

图6-44　颈椎节段定位

2. 第二步　沿切口线切开，外侧起于胸锁乳突肌外缘，内侧至气管中线。逐层切开皮肤、皮下和阔肌筋膜鞘，可见颈阔肌纵行纤维（图6-45）。触摸颈总动脉搏动，在搏动的内缘处沿纤维走行钝性分离颈阔肌（或电刀横行切断颈阔肌纤维），颈总动脉搏动处为胸锁乳突肌内缘，在颈动脉鞘与内脏鞘之间可触及潜在间隙（图6-46）。于该间隙处血管钳钝性分开（或电刀切开）颈深筋膜，示指沿胸骨舌骨肌、胸骨甲状肌和肩胛舌骨肌外缘伸入，边剥离边伸入至食管后方（图6-47）。于食管后充分潜行分开椎体和食管间的疏松连接后颈前路拉钩插入到食管后方连及气管一同向内侧拉开，此时可见到椎体前方覆盖的椎前筋膜和前纵韧带及两侧略隆起的颈长肌。沿中线电刀纵行切开椎前筋膜和前纵韧带并定位针插入椎间隙透照定位（图6-48）。确认好减压间隙后，小电量电刀适当沿两侧颈长肌后方骨膜下剥离，拉钩置放在颈长肌后方拉开，可很好显露椎体及间盘前面。尖刀适当深度沿椎间隙上终板向两侧切开纤维环，至钩椎关节的阻挡为止。髓核钳钳出部分切开的纤维环和髓核组织，如做椎体次全切除减压则相邻间隙做同样处理（图6-49）。

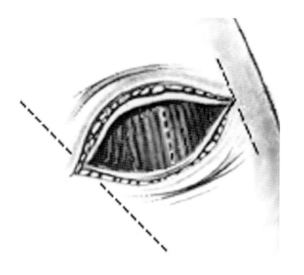

图6-45 逐层切开皮肤、皮下和颈阔肌筋膜鞘，可见颈阔肌纵行纤维

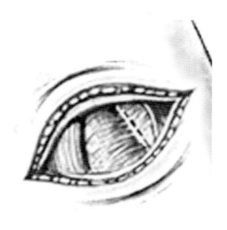

图6-46 颈动脉鞘与内脏鞘潜在间隙

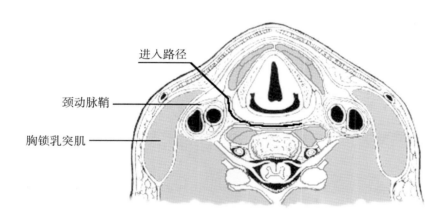

图6-47 颈前路进入路径

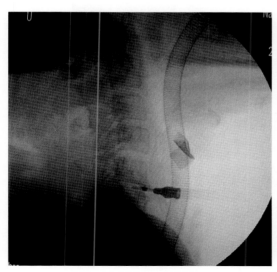

图6-48 术中透照定位

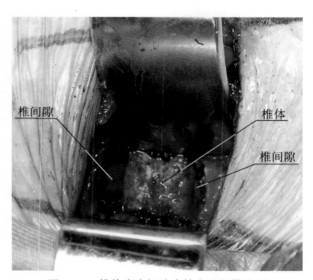

图6-49 椎体次全切除术的上下间隙处理

3. 第三步　减压。

（1）椎体次全切除减压：减压切除区域如图6-50。用双关节咬骨钳的上下颌谨慎插入上下间隙咬除椎体前部分，咬除的碎骨留用钛网内填充植骨。咬除至椎体后皮质骨时改用高速球磨钻磨除，磨除时需要冰盐水淋浴下进行，椎体后皮质骨磨得很薄时发生断裂，断裂处有后纵韧带露出，神经剥离器沿后纵韧带前方剥离，薄椎板咬骨钳咬除骨片，随之位于后纵韧带前方的髓核组织显露，髓核钳清除之。部分患者髓核突入后纵韧带后方，需做后纵韧带切除，用钩端纵向开有槽沟的神经钩沿后纵韧带纤维方向钩入纤维后方，谨慎剥离后纵韧带与硬膜间的粘连后钩端垂直纤维方向钩起后纵韧带，尖刀沿神经钩沟槽切断后纵韧带，椎板咬骨钳咬除，重复此操作可蚕食切除后纵韧带，显露硬膜，确认硬膜前的髓核等压迫充分解除。当后纵韧带与硬膜粘连无法切除时可保留而漂浮之，仍有减压效果。椎体后缘的唇样增生骨赘可谨慎用薄椎板咬骨钳咬除，减压后的槽壁出血用骨蜡止血，静脉丛出血可双极电凝止血，也可用可吸收止血纱、明胶海绵止血（图6-51）。确认无明显活动出血后将合适高度钛网或骨块在手法牵引下嵌入槽内，覆盖钛板，于减压槽上下椎体内拧入螺钉固定（图6-52），植骨块上也可拧入1枚螺钉固定。再次透照确认钛网、钛板固定位置无误。检查食管有无牵拉损伤，冲洗后缝合颈阔肌、皮下和皮肤。皮肤缝合如采用皮内缝合法比较美观。

（2）单间隙减压：减压区域见图6-50，操作参照椎体次全切除减压，适用于压迫位于椎间隙正后方的减压（图6-53）。单间隙减压也可同时用于2~3个间隙。如果2个间隙相邻，应使用一块钛板固定。非相邻两单间隙减压则可用两块钛板固定（图6-54）。

（3）多间隙减压：较长节段多间隙压迫时，可以将单间隙减压和椎体次全切除减压联合使用（图6-55），其操作步骤同椎体次全切除，但显露较长。

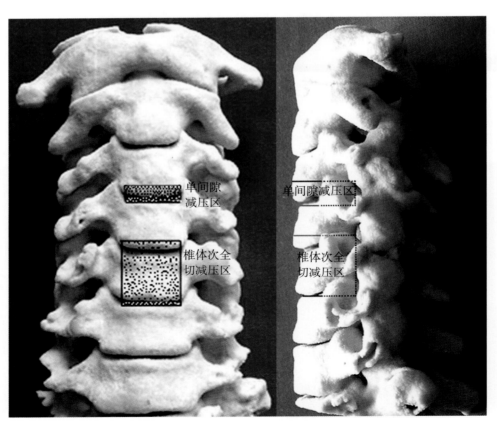

图6-50　椎体次全切除和单间隙减压区域

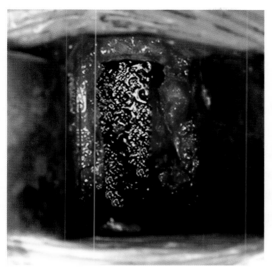

图6-51 减压槽严密止血

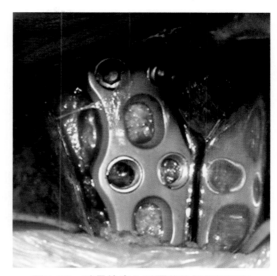

图6-52 髂骨块嵌入后覆盖钛板螺钉固定

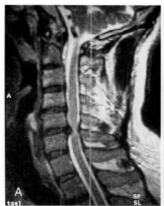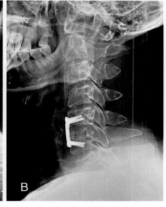

图6-53 单间隙减压钢板内固定

A.术前MRI示单间隙压迫；B.单间隙减压内固定术后X线片

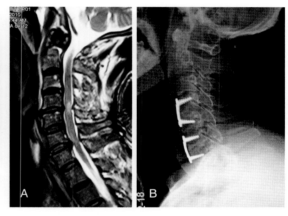

图6-54 非相邻两单间隙减压用两块钛板固定

A.术前；B.术后

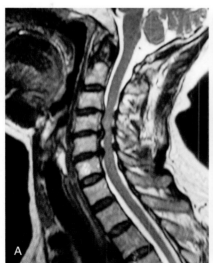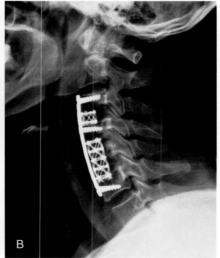

图6-55 多间隙减压钛板固定

A.术前；B.术后

（五）术后处理

1. 心电监测1~7天，密切观察生命体征、肢体运动、感觉变化，注意声音有无嘶哑，喝水有无呛咳现象。

2. 原有高血压、糖尿病等疾病治疗。

3. 静滴抗生素5~7天，止血药2天，气道雾化吸入3~5天，消化道抑酸制剂和激素（甲基强的松龙、地塞米松），甘露醇等视情况使用。

4. 3天后非瘫痪者可颈托保护下床行走，肿瘤、类风湿等特殊患者视情况而定。

5. 术后给予颈椎正、侧位检查，并定期复查CT，了解融合情况。

6. 术后肢体功能锻炼，颈托保护3~4个月，多节段减压应适当延长颈托固定时间。

7. 术后应加强营养，可同时给予适量促进骨折愈合类药物。

六、手术要点与陷阱

1. 术前X线片、CT、MRI、肌电图等检查，详细了解压迫节段、压迫性质、有无后纵韧带骨化，需排除神经内科疾病，严格掌握适应证。

2. 颈髓严重压迫的患者，颈椎后伸手术体位可能加重病情，应于病房给予颈椎后伸体位试验，并和患者交代清楚，如有麻木、疼痛加重、肌力下降、大小便失禁者，手术时应避免后伸，而给予中立体位，如该体位影响手术显露，则应考虑行后路手术。

3. 颈椎不稳者摆放体位时防止脊髓损伤。

4. C_2、C_3、C_4椎体前方为口咽后壁，组织很薄，如有骨质增生，分离时易损伤。操作应由无骨赘处分起，示指于食管后向头侧潜行分离至骨赘与口咽后壁之间，可防止咽后壁损伤。

5. 尖刀切开纤维环时，横向不可越过钩椎关节，防止意外损伤到侧方的椎动脉和神经根。

6. 做后纵韧带切除时，部分患者后纵韧带与硬膜粘连致密，无法分离时不可勉强分离和切除，谨防硬膜破损和脊髓损伤。只做后纵韧带部分松解，硬膜上即使附有游离后纵韧带和骨片仍有一定的减压效果。

7. 双极电凝止血时严防伤及硬膜和脊髓，硬膜表面不可堆积大量止血材料。

8. 除非钩椎关节处的增生压迫外，尽量保留钩椎关节骨质，以增加减压后的稳定性，且可避免误伤神经根和椎动脉。

9. 间盘软骨板需彻底刮除干净，以利融合，而椎体终板骨需要保留，否则钛网或植骨块容易下沉。

10. 椎体下缘裙样部分应打磨平整，以防植入物安放歪斜或不稳。

11. 减压槽的宽窄应针对具体压迫情况进行，不是越宽越好，过宽的减压槽对钛网、骨块稳定减弱，是骨块、钛网松动的原因之一，骨块、钛网嵌入槽中需做到和两侧槽壁紧密嵌合，可增加植骨的血供，利于融合，同时钛网和植骨块更加稳定。

12. 植骨块需打孔以利于血液引流，防止术后积血压迫。

13. 钛网和骨块的高度应略高于减压槽，手法牵引颈椎下嵌入减压槽并需要适力打击方可入内，否则将是易松动、下沉的原因之一。

14. 植入物打入减压槽内时不可过于暴力，防止强烈震动损伤脊髓，防止突然坠落槽内伤及脊髓。

15. 钛板和钛网有时需要预弯，使得更服帖椎体，减少远期松动等问题发生率。

16. 支撑椎体依赖的是钛网和骨块，而不是钛板，因此钛网和骨块应放置于紧贴钛板的位置，否则易发生术后问题。

17. 上段颈椎显露时如遇甲状腺上动脉尽量推开而不要结扎或切断，可防止损伤喉上神经；下段颈椎显露时则甲状腺下动脉尽量推开而不结扎或切断，可防止损伤喉返神经。另外拉钩牵拉要轻柔并间歇性放松，以防牵拉伤。

18. 椎体次全切除减压一般不要超过2个椎体，多个椎体次全切除易导致术后内固定松动、断裂等问题。2椎体3间隙次全切除尽量髂骨植骨为好，应注意开槽宽度与植骨或钛网宽度相匹配，过宽的开槽对于超长固定更易发生问题。

七、并发症防范要点

（一）食管、咽后壁损伤

包括牵拉伤和切割伤，前者易发生在食管后方手指潜行分离长度不够，拉钩牵拉时张力过大造成，另外拉钩牵拉时应有间歇性放松，持续性牵拉易导致食管局部缺血性损伤；磨钻头部应有护套，谨防打磨骨骼时磨钻杆部卷入食管组织；切开椎前筋膜时应确认清楚，防止经食管切开。如已经伤及食管，应做修补：单纯食管外膜损伤可不做特别处理，术后可愈合，如果伤及肌层，则应修补肌层并缝合外膜层，如果黏膜层也有破损，应对合好黏膜层，可只做肌层和外膜层缝合，大量生理盐水冲洗，术后应禁食3天，之后鼻饲3天，鼻饲后仍有可能食物返流，所以应少食多餐并半卧体位。如果食管损伤较重或贯通切割伤和咽喉壁损伤，应请胸外科、喉科协同处置。

（二）椎动脉损伤

当尖刀和刮匙清除间盘超过钩突外侧缘时，易发生椎动脉损伤。一旦有鲜红血液喷涌出时，首先用脑棉迅速填塞压迫，在输血补液控制下切断颈长肌和头长肌，咬除1～2个横突孔前壁，显露椎动脉，血管夹夹住损伤上下处，最好在显微镜下修补，难于修补的损伤，如果能够确认对侧椎动脉畅通时可直接结扎。

（三）硬膜损伤、脑脊液漏

硬膜外静脉丛出血双极电凝止血时电量要小，时间要短，否则可能引起硬膜灼伤致硬膜漏；做后纵韧带切除时，用神经钩剥离后纵韧带与硬膜时应充分，如果粘连严重不可勉强剥离，否则导致硬膜漏。前路硬膜损伤修补较困难，如果术中发现硬膜损伤时可以贴附一块明胶海绵，吸附血液的明胶海绵将来肉芽纤维化时可将裂口或缺损封堵住。术中同时应做腰穿置管，将脑脊液由腰椎引流出，减小蛛网膜下腔压力。同时颈部置负压引流，术后应床头抬高，当颈部引流每日少于30mL时可拔出，并送菌培养。而腰部脑脊液引流拔除应迟于颈部引流3～5天。如果术后才发现脑脊液漏应立即腰椎置管引流脑脊液并头端抬高。有脑脊液漏者应适当增加抗生素时间和延迟切口拆线。

（四）神经根损伤

术中即使神经根损伤一般难于发现，所以尖刀和刮匙清除间盘时勿超过钩突外侧缘，只要严格遵守一般不会损伤。如果术后发现损伤，可给予营养神经药物、激素、脱水治疗。

（五）喉上、喉返神经损伤

可为结扎伤、切割伤和牵拉伤。全麻下术中不易发现，术后饮水呛咳为喉上神经损伤，声音嘶哑为喉返神经损伤。可给予神经营养药物治疗，牵拉伤2～3个月有可能恢复，而结扎和切断伤不能恢复，但对侧有代偿可能。

（六）脊髓损伤与血肿

1. 术中　脊髓损伤可发生于器械误伤、静脉丛止血时填塞压迫而殃及脊髓，或脊髓减压时椎板咬骨钳咬除椎体后缘骨赘时过于压迫的操作中。因为全麻即使术中引起损伤如无脊髓诱发电位监测无法判定，发现往往于术后清醒时。因此术中谨慎操作是关键。脊髓损伤一般为不全瘫。术中应立即静滴甲基强的松龙500～1000mg（或预防性常规术中使用）、甘露醇250mL。术后继续甲基强的松龙、甘露醇、神经节苷酯、神经生长因子等治疗，3天后高压氧治疗。

2. 术后　术后与术前比较症状无加重或改善后出现运动功能障碍加重者，考虑多为术后血肿压迫造成。应密切观察并做好随时再次手术准备。如有进行性加重者，应积极、尽早于完全瘫痪前再次手术探查。沿原手术切口进入，清除血肿，冰盐水冲洗，严密止血，一般在完全瘫痪之前仍可以挽回，即使完全瘫痪，仍应尝试探查。

3. 预防　椎管减压时谨慎操作防止误伤脊髓；静脉丛止血时谨防压迫脊髓并且要严密止血，但不可过多堆积止血材料；植骨块上应开有孔洞利于积血流出，应放置负压引流管，且引流管应放置在钛板表面；高血压、糖尿病、高龄、凝血功能异常者，术后易血肿发生，需经治疗并术前1～2天给予适量止血剂。

（七）咽喉水肿

少数病人因气管插管刺激、损伤，手术分离、牵拉刺激损伤造成术后吞咽困难，严重者呼吸困难。为预防，术中麻醉师尽量使用弹簧插管为好，手术潜行分离应轻柔，拉钩牵拉应间歇性放松。术中、术后可预防性给予适量激素、脱水剂，术后床旁备气切包，床头适当抬高利于消肿。一旦发生呼吸困难应立即气管插管，如插管困难则气管切开。

（八）钉板松动、断裂

术后建议颈托保护3个月，并交代患者平素爱护、注意保护颈部，以免剧烈运动导致器械意外。当发生钉板松动、断裂，应严密观察，必要时取出或重新固定。

（毛广平）

第四节　下颈椎前路椎间盘切除术

一、目的及意义

目的在于切除椎间盘、减压、植骨融合、钢板螺钉内固定恢复脊柱序列，重建稳定性，保护脊髓、神经根及椎动脉等重要结构。

二、诊断

除根据症状体征结合辅助检查确定椎间盘突出的节段。注意与肌萎缩侧索硬化症、脊髓空洞症、亚急性联合变性相鉴别。这些疾病是不能手术的，否则会使症状加重甚至死亡。颈椎MRI片对于诊断和手术来说是必须的，但定位一定要结合颈椎正侧位片。

三、适应证与禁忌证

1. 适应证　单节段或相邻2个节段的颈椎间盘突出，以前方压迫脊髓为主要病变。

2. 禁忌证　3个节段及3个节段以上的颈椎间盘突出症，肌萎缩侧索硬化症、脊髓空洞症、亚急性联合变性等神经内科疾病，颈椎管狭窄症等后部压迫者，后纵韧带骨化症。

四、手术方法

（一）术前准备

同前路手术，重点检查颈部可耐受屈伸的程度，以评估麻醉插管及手术时体位的选择。

（二）麻醉及体位

首选全麻，颈丛阻滞麻醉也可选择，但病人难以配合，慎用。体位同上。

（三）手术入路操作程序

显露同前路部分，在确定病变节段后进行椎间盘切除。

1. 先用电刀切开椎间盘前部纤维环，咬除骨赘。交替用髓核钳、刮匙清除髓核及椎间盘后部，将上下终板软骨也一并清理。神经剥离器探及椎体后缘和后纵韧带，用薄式椎板咬骨钳将椎体后缘和后纵韧带附着处切除。直至硬膜囊。此时往往有椎管内静脉丛破裂出血，用吸引器吸引和明胶海绵压迫止血以保持术野清晰，直至减压充分彻底，明胶海绵压迫止血。

对于2个节段椎间盘切除，则可以分别进行上述操作，不主张切除中间椎体，当然如果分别切除椎间盘有困难也可以选择。

2. 取大小合适的带三面骨皮质的髂骨骨块嵌入椎间隙，要求骨块不能突入压迫脊髓，不能高于上下椎体前面以利安放钢板。放松程开器使骨块嵌紧，注意骨块不能太高，使椎间隙撑开太大，术后引起颈部疼痛不适。对于2个节段椎间盘切除的病例，分别进行上述操作，如果采取的切除中间椎体，植骨块要足够大。

3. 取出撑开器和固定针，针孔处骨蜡填塞止血，选择大小合适的钢板先预植于上下椎体前面，C形臂机透视观察其位置是否居中，上下缘是否未超过固定椎体的上下缘。

4. 拧入螺钉，螺钉方向要求左右对称，上位螺钉向上轻度成角，下位螺钉向下轻度成角，螺钉深度不能进入椎管。

5. 冲洗后在钢板表面放置明胶海绵，放置橡皮片引流，闭合创口，注意缝合肩胛舌骨肌，颈阔肌要对合整齐并密集缝合。

五、典型病例

患者，男性，46岁，主因双下肢无力2个月，不伴有二便障碍。查体：双下肢肌力减弱，膝腱反射、跟腱反射亢进，巴氏征（+），双侧霍夫曼征（+）。X线片示颈椎退变（图6-56），MRI示C_4、C_5椎间盘突出，脊髓受压水肿（图6-57）。诊断：C_4、C_5椎间盘突出症。全麻下前路C_4、C_5椎间盘切除植骨融合钢板内固定术（图6-58）。术后症状消失。术后X线片示钢板位置良好（图6-59）。

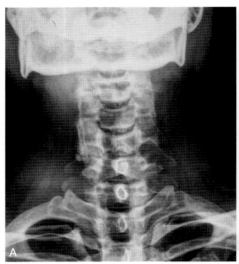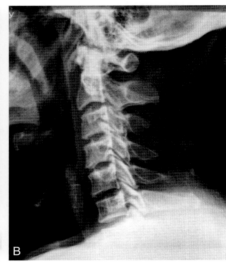

图6-56　术前X线片

A.正位，术前X线正位片示颈椎退变；B.侧位，术前X线侧位片示颈椎退变

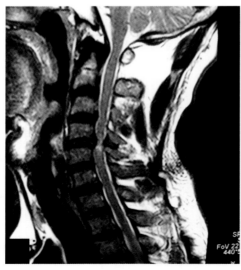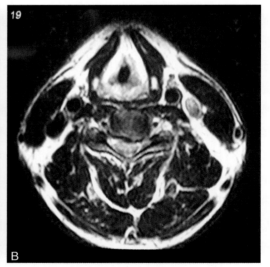

图6-57　术前MRI示C_4、C_5椎间盘突出，脊髓受压水肿

A.矢状位；B.横断面

颈
椎外科技术

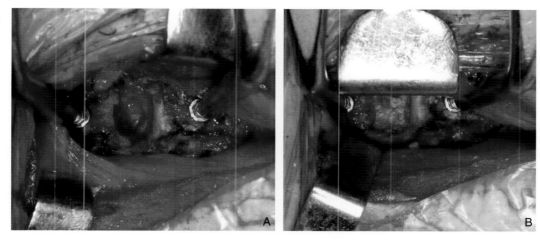

图6-58　前路C₄、C₅椎间盘切除植骨融合钢板内固定术

A. 椎间盘切除；B. 带三面骨皮质的髂骨骨块嵌入椎间隙

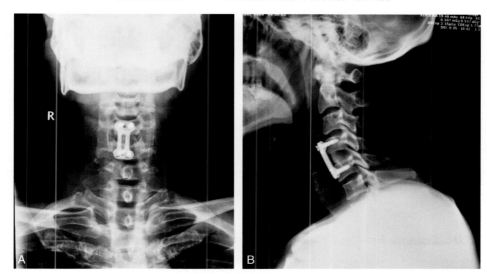

图6-59 前路C₄、C₅椎间盘切除植骨融合钢板内固定术

A. 术后X线正位片示钢板位置良好；B. 术后X线侧位片示钢板和植骨位置良好

（叶启彬　杜心如）

参考文献

[1] 张强，邹德威，马华松，等.人工椎间盘置换术治疗颈椎病的初步结果[J].颈腰痛杂志，2007，（6）：451-454.

[2] 张强，邹德威，马华松，等.早期减压Window钢板内固定治疗外伤性颈脊髓损伤[J].颈腰痛杂志，2006，27（6）：437-441.

[3] 邹德威.脊柱退变与畸形[M].北京：人民卫生出版社，2008.

[4] 刘洪，Ishihara H，智慧明.颈椎前路椎间融合术后邻近节段的病变研究[J].中国矫形外科杂志，2006，14（9）：649~652.

[5] 田慧中，刘少喻，马原.实用脊柱外科学[M].广州：广东科技出版社，2008：141-169.

[6] 韦峰，党耕町，译.颈椎外科手术图谱（Atlas of Cervical Spine Surgery）[M].北京：北京大学医学出版社，2007.

［7］苗华，周建生.骨科手术入路解剖学[M]. 合肥：安徽科学技术出版社，1999.

［8］吕厚山，刘海鹰，陈坚，译.脊柱内固定学[M]. 北京：中国医药科技出版社，2001.

［9］马原，刘少喻，曾昭池. 脊柱外科内固定技术[M]. 北京：人民军医出版社，2010.

［10］刘景发，尹庆水，夏虹，等.各种内固定在颈椎不稳外科治疗中的应用[J]. 解放军医学杂志，2001，26（4）：291-292.

［11］韩伟，欧阳甲，刘克，等.椎动脉型颈椎病研究进展[J]. 骨与关节损伤杂志，2002，17（1）：77-79.

［12］任先军，梅芳瑞.先天性椎动脉发育不良所致椎动脉型颈椎病[J]. 中国矫形外科杂志，2002，9（4）：317-319.

［13］丁自海，杜心如.脊柱外科临床解剖学[M]. 济南：山东科技出版社，2008：74-147.

［14］Gok B，Sciubba DM，McLoughlin GS，et al. Surgical treatment of cervical spondylotic myelopathy with anterior compression：a review of 67 cases[J]. J Neurosurg Spine，2008，9：152-157.

［15］Bartels RH，Beems T，Schutte PJ，et al. Schutte，The rationale of postoperative radiographs after cervical anterior discectomy with stand-alone cage for radicular pain[J]. J Neurosurg Spine，2010，12：275-279.

［16］Matz PG，Ryken TC，Groff MW，et al. Techniques for anterior cervical decompression for radiculopathy[J]. J Neurosurg Spine，2009，11：183-197.

［17］Chau AM，Mobbs RJ，et al. Bone graft substitutes in anterior cervical discectomy and fusion[J]. Eur Spine J，2009，18：449-464.

［18］Cloward RB. The anterior approach for removal of ruptured cercical disks[J]. J Neurosurg Spine，2007，6（5）：496-511.

［19］Moreland DB，Asch HL，Clabeaux DE，et al. Anterior cervical discectomy and fusion with implantable titanium cage：initial impression，patients outcomes and comparison to fusion with allograft[J]. Spine J. 2004，4（2）：184-191.

［20］Samartzis D，Shen FH，Matthews DK，et al. Comparison of allograft to autograft in multilevel anterior cervical discectomy and fusion with rigid plate fixation[J].Spine J. 2003，3（6）：451-459.

［21］Fountas KN，Kapsalaki EZ，Smisson HF，et al. Anterior cervical discectomy and fusion associated complications[J]. Spine. 2007，32（21）：2310-2317.

［22］Kerschbaumer F，Kandziora F，Klein C，et al. Transoral decompression，anterior plate fixation，and posterior wire fusion for irreducible atlantoaxial kyphosis in rheumatoid arthritis[J]. Spine，2000，25：2708-2715.

［23］Tan SH，Teo EC，Chua HC. Quantitative three-dimensional anatomy of cervical，thoracic and lumbar vertebrae of Chinese Singaporeans[J]. Eur Spine J. 2004，13（2）：137-146.

［24］Hodges SD，Humphreys SC，Brown TW，et al. Complications of the anterior retropharyngeal approach in cervical spine surgery：a technique and outcomes review[J]. J South Orthop Assoc，2000，9（3）：169-174.

第七章

颈椎后路手术

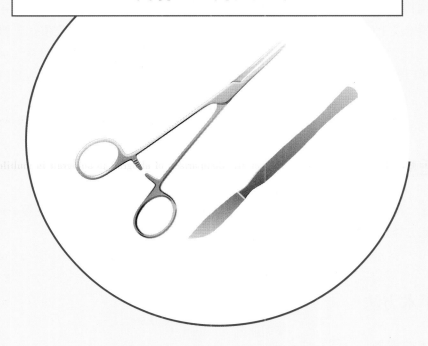

第一节 颈椎单开门椎板成形术

一、目的及意义

超过3个节段的颈椎间盘突出、后纵韧带骨化症、颈椎管狭窄症等疾病可以行后路单开门椎管扩大成形术。可以使脊髓神经根减压同时后路椎弓根侧块螺钉内固定等。可以重建颈椎稳定，减轻疼痛，保护脊髓、神经根功能等。

二、诊断

除根据症状体征结合辅助检查确定病变的节段部位外。注意棘突的形态特点，有无椎板畸形，对术中辨认结构确认节段很有意义。清晰合格的颈椎正侧位片非常重要且必不可少。影像范围包括枕部全部颈椎及上胸椎。颈椎MRI片对于手术来说是必须的，但病灶定位一定要结合颈椎正侧位片。

注意选择门轴侧和开门侧，一般压迫重的一侧为开门侧，症状重的一侧为开门侧，狭窄重的一侧为开门侧。

三、适应证与禁忌证

1. 适应证　超过3个节段颈椎间盘突出、颈椎管狭窄症、后纵韧带骨化症等。
2. 禁忌证　伴颈椎后突畸形者。

四、手术方法

（一）术前准备

一般情况下，颈部较细长的病人较颈短者更易显露，瘦弱者其标志清楚，切口较浅在，肥胖者则相反，故术前应根据病人的这些特点准备合适深度的拉钩及手术器械。

（二）麻醉

首选全麻，或局麻。

（三）体位

病人可以采取俯卧位或侧卧位。侧卧位，开门侧在上；俯卧位为首选，因为侧卧位时肩部使术野变得深在，影响操作。

（四）手术入路操作程序

1. 入路同后路。显露$C_2 \sim C_7$及T_1椎板，注意尽量保留C_2棘突上的肌肉附着点。

2. 用咬骨钳将$C_3 \sim C_7$棘突末端修剪，去掉分叉棘突部分，骨面用骨蜡涂抹止血。

3. 用打孔钳依次在$C_3 \sim C_7$的棘突根部打孔，每个孔要用大号缝合针针尾验证。

4. 双侧沿$C_3 \sim C_7$椎板与关节突交界处用电刀做出开槽的标志线，然后进行开槽，一般先做门轴侧，再做开门侧，交替用不同型号的尖嘴咬骨钳开槽，也可以用磨钻开槽。要求开槽宽度在$3 \sim 4mm$，深度达椎板内面骨皮质。完成门轴侧后，用明胶海绵和骨蜡止血。

5. 再做开门侧，操作同上。和门轴侧的区别在于将椎板内面骨皮质全层咬开，注意不要损伤硬膜及神经根。一般情况下当椎板完全咬开后会产生晃动感，还会出现较明显的出血，说明已经进入了椎管，用神经剥离器可以探知，将$C_3 \sim C_7$椎板逐个完成开门。

6. 用10号丝线穿过棘突孔。另一端缝合在门轴侧的关节囊组织上，逐个完成此悬吊操作。将每对线结整理好。

7. 交替用骨膜剥离器或徒手将每个椎板向门轴侧掀起，边掀边用神经剥离器松解椎管内硬膜外粘连带，注意体会开门时椎板是否有弹性阻力，此阻力过大说明门轴侧未做好，当有门轴侧椎板骨折声音时说明椎板已经掀起，此时阻力消失。每个椎板均须完成此操作，注意在掀C_3椎板时要用髓核钳和椎板咬骨钳咬除$C_2 \sim C_3$黄韧带，同样C_7要咬除$C_7 \sim T_1$黄韧带。

8. 当椎板完全掀起后可以见到硬膜囊向后膨隆，搏动良好。此时要检查是否残存粘连带并松解之，明胶海绵覆盖止血。将每个悬吊线结打紧，使椎板维持在开门状态。

9. 冲洗，放置引流管，缝合。后路切口的缝合应将双侧深层肌肉完全缝合，将项韧带缝合。

（五）术后处理

术后处理包括：① 24h后拔出引流管。② 应用脱水药物治疗7 ~ 10天，一般用法：甘露醇250mL，每8h1次，静滴。③ 激素应用：氟美松10mg，每日1次静点。④ 改善微循环药物：口服复方丹参片或银杏叶片，也可以静脉应用脉通或凯时等药物。⑤ 神经营养药物：口服甲钴胺、维生素B_1、谷维素等。⑥ 可应用抗生素3 ~ 5天。⑦ 术后带颈托3 ~ 6个月。

五、典型病例

患者，女性，46岁，主因双下肢无力行走困难2年，伴双手持物不稳就诊。查体：感觉平面在乳头水平，双膝腱反射、跟腱反射亢进，巴氏征（＋），霍夫曼征（＋）。X线片示颈椎后纵韧带骨化（图7-1），CT及MRI示脊髓受压（图7-2）。诊断：颈椎后纵韧带骨化症。全麻下行后路单开门椎管扩大成形术。俯卧位，后正中切口（图7-3），切开皮肤、浅筋膜（图7-4）、项韧带（图7-5），剥离椎旁肌肉显露椎板至关节突外缘（图7-6），咬除棘突分叉部分，骨蜡止血（图7-7），棘突打孔（图7-8），制作门轴侧及开门侧（图7-9、图7-10），在门轴侧的侧块上植入铆钉（图7-11、图7-12、图7-13），开门后将椎板逐个悬吊固定（图7-14），放置引流管后缝合肌肉关闭创口（图7-15、图7-16），术后示椎管扩大，铆钉位置正常（图7-17）。

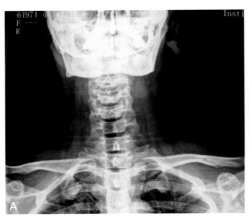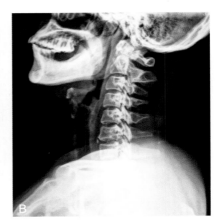

图7-1 颈椎后纵韧带骨化症

A.术前正位X线片；B.术前侧位X线片

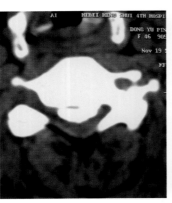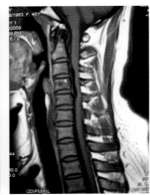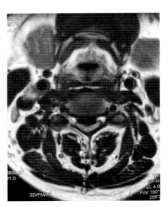

图7-2 术前CT及MRI示脊髓受压

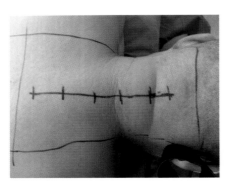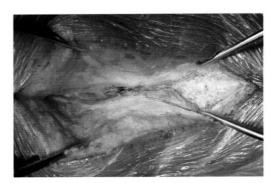

图7-3 已画出切口线　　　　图7-4 切开皮肤及浅筋膜

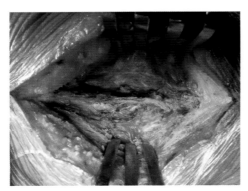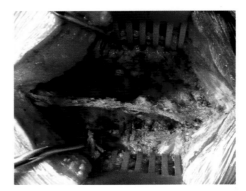

图7-5 切开项韧带　　　　图7-6 剥离椎旁肌肉，显露椎板至关节突外缘

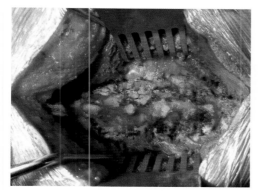

图7-7　咬除棘突分叉部分，骨面用
骨蜡涂抹止血

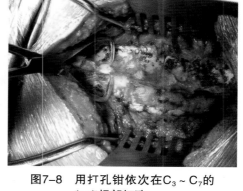

图7-8　用打孔钳依次在C$_3$~C$_7$的
棘突根部打孔

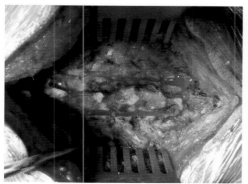

图7-9　门轴侧：要求开槽宽度3~4mm，深
度达椎板内面骨皮质

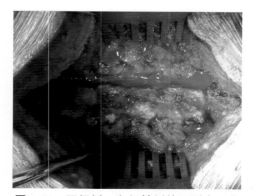

图7-10　开门侧：和门轴侧的区别在于将
椎板内面骨皮质全层咬开

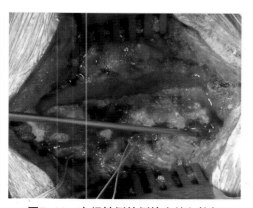

图7-11　在门轴侧的侧块上植入铆钉

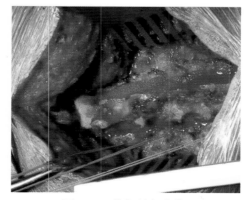

图7-12　铆钉植入完毕

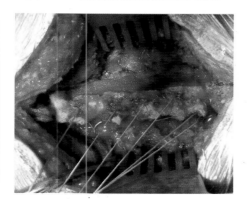

图7-13　铆钉已植入，准备开门

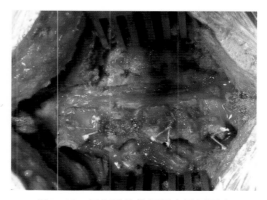

图7-14　开门后将椎板逐个悬吊固定

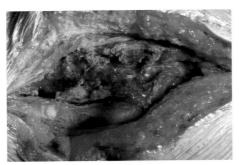

图7-15　术毕放置引流管，将双侧
深层肌肉、项韧带缝合

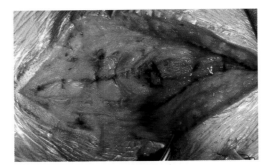

图7-16　关闭创口

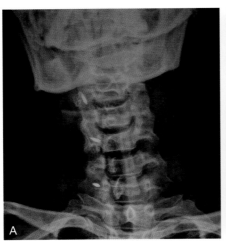

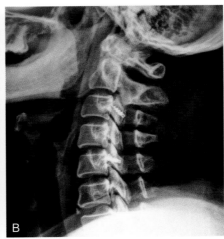

图7-17　术后示椎管扩大，铆钉位置正常
A.术后正位X线片；B.术后侧位X线片

六、手术要点与陷阱

剥离肌肉时轻柔操作可以减少对脊髓的刺激，完全正中切开可以避免大出血，减少肌肉损伤。

棘突打孔时注意椎板的晃动对脊髓有刺激，因为脊髓早已受压，可能很微小的刺激也会造成严重后果，预防的办法就是此时应用脱水药物和激素，增加脊髓对刺激的耐受性，另外注意动作轻柔，不要晃动幅度过大，以免刺激脊髓。

尽量按术前计划选择门轴侧，但出现门轴侧椎板完全断裂而失败或不适合作为门轴侧时，还可以将对侧作为门轴侧。由于颈椎椎板上下缘厚且均为骨皮质结构，所以此处的骨质较为坚硬，往往是门轴侧残留骨质太多，易造成开门困难。如果强行开门，掀椎板时易造成脊髓损伤。

开门时注意椎板的回弹会拍击脊髓，造成损伤，所以在预先掀动椎板时一定先确认门轴侧是否符合要求，在掀动椎板时始终牢牢把持住椎板，分期逐个完成开门。

掀起椎板时往往会有椎管静脉丛出血，有时还很汹涌，此时可用明胶海绵和棉片压迫止血。一旦各个椎板完成开门，出血则停止。

七、并发症防范要点

（一）脊髓损伤

1. 直接损伤　如操作不轻柔，器械直接打击脊髓。另外颈部过度过伸使本已受到卡压的脊髓再度损伤，出现瘫痪加重。时刻注意操作轻柔。应用平镊而不是尖镊协助止血可以防止捅入椎管。

2. 硬膜黄韧带韧带或硬膜粘连　在颈椎黄韧带与硬膜之间有韧带样结构，称为硬膜黄韧带韧带，另外还有粘连，这些结构均有可能在手术时牵拉脊髓，尤其是后路椎管扩大成形术时易发生。在开门时边掀开边切断粘连带和韧带样结构。

（二）再关门

由于术中对椎板的悬吊不当，如线结太松，缝合到椎旁肌的部分撕裂，缝线扭曲或松空等，为了防止此类并发症，除避免上述问题外，还可以应用侧块铆钉将线结锚固到门轴侧的侧块上，再用线结固定，可以有效地防止再关门。

（三）硬膜外血肿

多因止血不彻底或引流不畅造成。主要是创口内渗血，形成血肿而压迫脊髓，也有凝血功能不良的病例，所以注意止血，观察引流是否通畅很重要。一旦出现血肿，立即清除血肿，更换粗引流管。

（四）三角肌无力麻痹

后开门是使脊髓向后漂移从而达到解除压迫的目的。但由于神经根的牵拉限制了脊髓向后位移，所以反过来神经根也受到脊髓牵拉。其中由于C_5神经根处于生理前凸的顶点，所以该神经根受牵拉最重，最易出现功能障碍，表现为三角肌麻痹或无力。一旦出现，可应用神经营养药物治疗。

（叶启彬　杜心如）

第二节　后路全椎板切除脊髓减压术

一、目的及意义

黄韧带骨化症，颈椎椎板棘突肿瘤，颈椎肿瘤需全椎板切除等疾病可以行后路椎板切除术。可以使脊髓神经根减压同时后路椎弓根侧块螺钉内固定重建颈椎稳定，减轻疼痛，保护脊髓、神经根功能等。

二、诊断

除根据症状体征结合辅助检查确定病变的节段部位外。有无椎板畸形，对术中辨认结构确定节段很有意义。病灶定位一定要结合颈椎正侧位片。

三、适应证与禁忌证

1. 适应证　黄韧带骨化症、颈椎椎板棘突肿瘤、颈椎恶性肿瘤需全颈椎切除术、椎管内肿瘤等。
2. 禁忌证　椎体病变、后突畸形者。

四、手术方法

（一）术前准备

除常规外，明确肿瘤性质很重要。不能俯卧者可采取侧卧位，准备足够的体位垫。

（二）麻醉

首选全麻，或局麻。

（三）体位

病人可以采取俯卧位或侧卧位。俯卧位为首选。

（四）手术入路操作程序

1. 入路同后路。根据病变部位显露所需节段的椎板。
2. 确定病变部位。
3. 交替用不同型号的尖嘴咬骨钳咬除椎板，一般自椎板下缘向上咬除，在黄韧带外面操作。可将椎板完全切除，可以显露硬膜囊。
4. 对于黄韧带骨化骨块压迫脊髓，应在骨块四周压迫较轻的部位咬除，使骨块游离，然后提起骨块，用神经剥离器分离骨块与硬膜之间的粘连，取出骨块。即使再轻柔的操作，也难免对脊髓有刺激，所以在进行此步骤前，先应用脱水药物和激素，以增加脊髓的耐受性。
5. 侧块螺钉内固定，首先确定颈椎侧块螺钉的进钉点。一般在侧块中心画纵横二线，将侧块分为4个象限，进钉点选择在外上象限距中心1～2mm处，也可以以侧块中心为进钉点，进钉角度向上与关节突关节面平行，向外呈10°角，进钉深度12～14mm，根据需要决定固定节段，常规安放连接系统。
6. 取自体髂骨块修剪成H形，植于上下棘突间，注意粗糙面向内，不要压迫硬膜囊，在椎板缺损处放置明胶海绵。
7. 冲洗、放置引流管，缝合，后路切口的缝合应将双侧深层肌肉完全缝合，将项韧带缝合。

（五）术后处理

同后路手术。

五、典型病例

患者，男性，47岁，主因双下肢无力伴踩棉花感及束带感2年，加重3个月入院。查体感觉平面在乳头水平，四肢腱反射亢进。病理征（＋）。颈椎平片未见明显异常（图7-18），MRI示在C_6、C_7部位脊髓受压明显（图7-19），CT示C_6、C_7椎板间黄韧带骨化，突入椎管（图7-20），经后路行骨化黄韧带切除脊髓减压术，术中见到骨化黄韧带向前压迫脊髓及硬膜囊（图7-21），先将骨块周围骨质切除，使之松动，然后轻轻掀起骨化块，分离粘连，将之取出，硬膜囊膨隆（图7-22），再行侧块钢板螺钉内固定（图7-23、图7-24、图7-25），术后应用脱水激素等药物治疗，术后即感轻松，束带感减轻，术后2周，肌力明显改善。术后复查颈椎X线片（图7-26）。

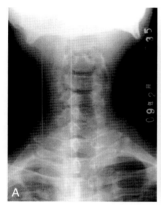 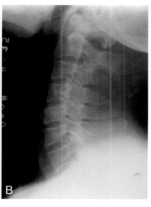

图7-18　术前X线平片未见明显异常
A. 正位；B. 侧位

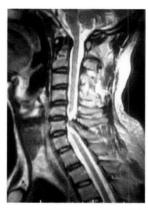

图7-19　MRI示C_6、C_7脊髓受压明显

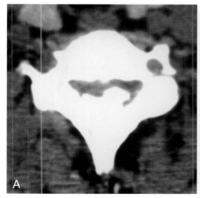 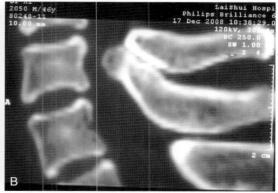

图7-20　术前CT片示C_6、C_7椎板间黄韧带骨化、突入椎管

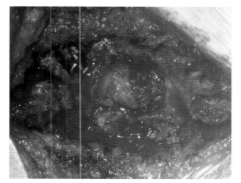 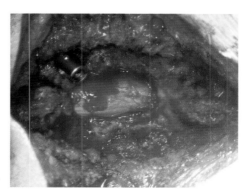

图7-21　术中见到骨化黄韧带向前压迫脊髓及硬膜囊

图7-22　咬除压迫物，见硬膜囊膨隆

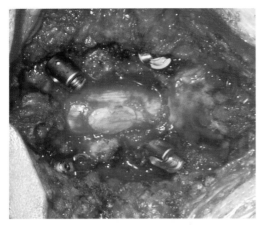
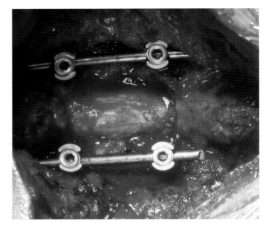

图7-23　4枚侧块螺钉已安装好　　　　　　图7-24　侧块钉棒内固定已完成

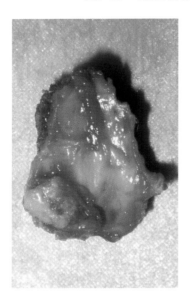
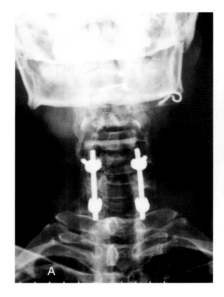
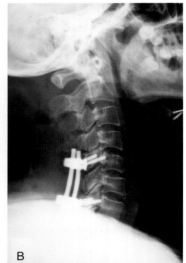

图7-25　压迫脊髓的黄韧带骨化块　　　　图7-26　术后X线片

A. 术后正位；B. 术后侧位

六、手术要点与陷阱

剥离肌肉时轻柔操作可以减少对脊髓的刺激，完全正中切开可以避免大出血，减少肌肉损伤。

切除椎板时对脊髓有刺激，因为脊髓早已受压，可能很微小的刺激也会造成严重后果，预防的办法就是此时应用脱水药物和激素，增加脊髓对刺激的耐受性，另外注意动作轻柔，不要幅度过大，以免刺激脊髓。

切除椎板时往往会有椎管静脉丛出血，有时还很汹涌，此时可用明胶海绵和棉片压迫止血。一旦切除椎板完成开门，出血则停止。

侧块螺钉进钉点的选择有几种方法，其中要点在于不要损伤椎动脉和神经根，所以螺钉向外成角更为安全。注意进钉深度不能太大，以刚穿透对侧骨皮质为佳。

由于侧块太小或太薄难以容纳较大螺钉者，可以预备更小螺钉，不要反复操作，一旦松脱，必须向上或向下更换固定节段。也可以改用椎弓根螺钉内固定。

七、并发症防范要点

（一）脊髓损伤

1. 直接损伤，如操作不轻柔，器械直接打击脊髓。另外颈部过度过伸使本已受到卡压的脊髓再度损伤，出现瘫痪加重。时刻注意操作轻柔。应用平镊而不是尖镊协助止血可以防止捅入椎管。切记不要将椎板咬骨钳深入至压迫骨块与硬膜之间来逐步咬除骨块，因为这会加重脊髓损伤。

2. 硬膜黄韧带韧带或硬膜粘连。在颈椎黄韧带与硬膜之间有韧带样结构，称为硬膜黄韧带韧带，另外还有粘连，这些结构均有可能在手术时牵拉脊髓，尤其是切除黄韧带时注意切断这些粘连带和韧带样结构。

（二）硬膜外血肿

多因止血不彻底或引流不畅造成。主要是创口内渗血，形成血肿而压迫脊髓，也有凝血功能不良的病例，所以注意止血，观察引流是否通畅很重要。一旦出现血肿，立即清除血肿，更换粗引流管。

（三）神经根损伤

侧块螺钉向外成角，损伤椎动脉概率变小，但损伤神经根概率变大，所以，螺钉长度不能太大，以12～14mm就足够了。一旦出现神经根刺激症状，应用神经营养药物及对症止痛药物，多能缓解症状，不用取出螺钉。

（四）椎动脉损伤

螺钉向内成角损伤椎动脉的可能性增大，往往发生在进行钉道准备时，表现为血从钉道内涌出，应用骨蜡填塞止血多有效果。

（杜心如　叶启彬）

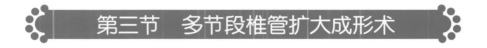

第三节　多节段椎管扩大成形术

一、目的及意义

1. 有效解除脊髓及神经来自后方的压迫。

2. 使受压的脊髓向背侧移动，硬膜囊走行曲线由"弓背"转向"弓弦"，从而达到减压目的。

该术式视野开阔；操作简单，手术操作可避免伤及脊髓，安全系数高；扩大椎管充分；最大限度保留或重建了椎板，有利于颈椎的稳定；减少了颈部功能受损和脊髓损伤的可能性，还可避免术后医源性瘢痕挛缩所致的椎管再次狭窄。

二、诊断

患者有相应颈椎病的临床症状和体征；同时颈椎MRI检查有多节段的椎间盘退变、突出压迫脊髓或广泛性椎管狭窄，或黄韧带肥厚压迫脊髓，或颈椎CT检查有连续颈椎后纵韧带骨化。

三、适应证

1. 颈椎病变节段多，一般超过3个节段，前路减压困难者（图7-27）。
2. 连续性颈椎后纵韧带骨化症（OPLL），前路切除骨化后纵韧带困难者（图7-28）。
3. 广泛发育性颈椎椎管狭窄（图7-29）。
4. 黄韧带肥厚或骨化所致脊髓背侧受压出现临床症状的颈椎病患者（图7-30）。
5. 颈椎病前路术后症状改善不佳，经综合分析后需行后路手术者。

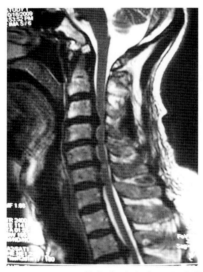

图7-27　C₃~C₇椎间盘均突出，压迫脊髓

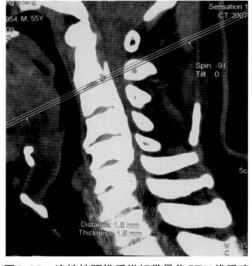

图7-28　连续性颈椎后纵韧带骨化CT二维重建

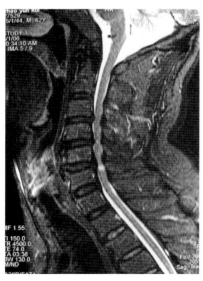

图7-29　广泛发育性颈椎椎管狭窄

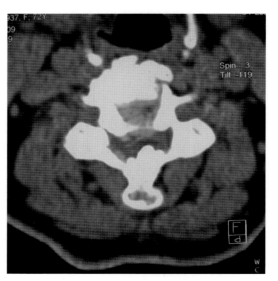

图7-30　黄韧带骨化所致脊髓背侧受压

颈

椎外科技术

四、禁忌证

（一）有明显的后凸畸形，估计脊髓后移明显受限是手术相对禁忌证。
（二）明显节段性颈椎不稳者。
（三）全身情况差，合并多种重要脏器功能障碍，不能耐受手术者。

五、手术方法

（一）术前准备

充分、准确的评估致压因素及脊髓、神经根的压迫程度，预定减压范围，严格选择开门侧和门轴侧。

（二）麻醉

局部麻醉或全身麻醉。

（三）体位

俯卧位，胸部及两侧髂前上棘部垫枕，使腹部不受压；面部置于头架，在前额及颧部垫以厚软绵垫或水枕，同时可稍屈曲头部，以便颈椎棘突间隙张开。或是侧卧位，病变及症状相对较重一侧及开门侧在上。

（四）手术操作程序

取颈部后正中入路，切口一般上起自枕骨粗隆，下可至C_7棘突下方，长短视手术范围而定。沿棘突正中线切开皮肤及皮下组织，纵行切开项和颈筋膜至棘突，自上而下用电刀切开椎旁肌附着于棘突处，保留C_2上的肌肉附着点，以增强稳定性。用骨膜剥离器将肌肉从骨面剥开，剥离的同时应用纱布填塞止血，双侧均剥离完毕后拔除纱布条，置入深部自动拉钩将两侧椎旁肌牵开，即可显露颈椎棘突及两侧椎板、小关节突。咬骨钳咬除$C_3 \sim C_7$棘突分叉部分，先在一侧（门轴侧、病变及症状相对较轻侧）棘突根部向外约0.5cm（也即沿关节突内侧缘）的椎板上用电钻或气钻将外板皮质骨磨除，保留松质骨和内板皮质骨；再在另一侧（开门侧、病变及症状相对较重侧）用电钻或气钻或薄椎板咬骨钳沿关节突内侧缘将椎板全层切断（注意勿损伤脊髓），显露硬膜囊，将每节椎板间及$C_2 \sim C_3$和$C_7 \sim T_1$间的黄韧带切割分离。将棘突或游离侧椎板加压并向门轴侧用力，将游离侧椎板掀起，同时用神经剥离器紧贴椎板腹侧自上而下或自下而上剥离椎板与硬膜外的粘连，使门轴侧椎板内层皮质骨造成折断状，但仍有部分皮质连续，使$C_3 \sim C_7$椎板形成开门状态，由开门侧向门轴侧将椎板掀起 45°～60°，用10号丝线将开门侧椎板悬吊于对侧关节囊，加以固定。大量生理盐水冲洗切口，彻底止血，置有效引流，逐层缝合肌肉、项韧带、皮下组织及皮肤（图7-31）。

（五）术后处理

术后24～48h拔除引流管，术后24h后颈托制动下起床活动，颈托制动4～8周。

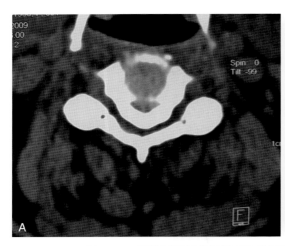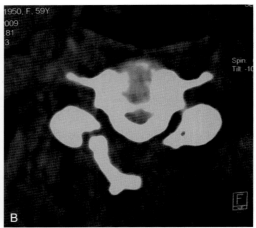

图7-31 颈椎后纵韧带骨化后路单开门椎管成形手术术前及术后CT表现

A. 术前；B. 术后

六、手术要点与陷阱

1. 开两侧的槽时在棘突根部向外约0.5cm、紧贴关节突内缘的椎板上操作，靠内则减压不够彻底。靠外则开门时门轴侧内板不易折断，开门困难；另外也容易损伤神经根。

2. 颈椎椎管内的静脉丛十分丰富，静脉壁十分脆弱，术中容易破裂出血，应用明胶海绵进行填塞压迫止血，必要时可采用双极电凝止血。

3. 术中全层切断开门侧椎板时应小心谨慎，尽可能选用薄的椎板咬骨钳，以免造成脊髓、神经根挤压伤。

4. 掀起游离侧椎板、剥离椎板与硬膜外的粘连时，一般用神经剥离器多可分离；若为纤维性粘连较紧时，切勿动作粗暴，需用小尖刀紧贴椎板腹侧进行锐性分离较安全。

5. 避免器械对硬脊膜的多次碰触或磨损，防止隔着硬膜造成脊髓损伤；必要时术中可作诱发电位监测。

6. 术中将开门侧椎板悬吊于对侧关节囊要确实可靠，并确保开门角度在45°以上，以免术后发生"再关门"现象。

7. 椎板开门固定后应该用薄椎板咬骨钳进行开门侧神经根管减压，以免术后脊髓向后漂移致使神经根牵拉、卡压、水肿，出现神经根麻痹症状。

8. 为防止、减少术后硬膜与周围瘢痕组织的粘连，术中可切取2～3 mm厚的皮下脂肪片，覆盖外露的硬膜。若皮下脂肪较少，亦可于术中喷生物蛋白胶或用明胶海绵覆盖外露的硬膜。

9. 缝合切口时，缝线分层间断缝合，尽可能恢复肌间隔结构。

七、并发症防范要点

（一）脊髓、神经根损伤

手术中如果操作不当就可能造成脊髓和神经根损伤。因此，术中操作时应小心谨慎，尽量使用颈椎专用器械和电钻或气钻。

（二）节段性神经根性麻痹

是颈椎后路手术的常见并发症，尤其是OPLL患者多见。手术减压后脊髓向后漂移致使神经根牵拉、水肿是其主要原因之一，大多数患者可以自行恢复。预防的措施是术中单开门的角度及门轴位置严格按规定进行操作，防止一味追求手术疗效致脊髓过度后移而致严重的并发症。

（三）术后血肿

术后血肿的主要表现为颈部疼痛，皮肤张力高；呼吸困难甚至窒息；从下肢开始感觉运动功能障碍，并逐渐向上肢发展，随后出现呼吸功能障碍。其发生的主要原因包括凝血功能不良、术中止血不彻底、引流管引流不畅等。

防范措施包括：① 术前充分各项检查，对于肝功能较差、存在凝血功能障碍的患者，积极改善肝功能。② 必须做到术中彻底止血，高度重视骨面渗血，用骨蜡均匀涂抹创面，对于椎管内静脉丛破裂出血应用明胶海绵进行填塞压迫止血。③ 缝合伤口之前应反复冲洗并观察几分钟，确定无出血后常规放置引流管后方可关闭切口。

（四）手术切口感染

切口感染主要表现为伤口红肿、疼痛，甚至有脓性液体渗出，患者体温升高，白细胞计数上升。

防范措施包括：① 术前充分各项检查，对于体质较差的患者，加强营养，增强抵抗力；糖尿病患者应积极控制血糖。② 术中必须严格各项无菌操作。③ 术后常规应用抗生素，密切观察患者伤口情况，若遇异常情况，积极处理。

（五）脑脊液漏

可能为术中操作直接损伤或骨面修整不平，减压后脊髓向后漂移，硬膜囊被刺破所致。

防范措施包括：① 术中在脊髓周围进行操作时手法细腻小心，尽量勿损伤硬膜囊，若出现硬膜囊损伤、破裂则尽可能术中修补。② 术中应彻底止血，保持术野清晰，避免误伤硬膜。③ 将骨面修建光滑，保证足够的开门角度，以免术后发生"再关门"现象及骨面磨损硬膜囊情况。

（六）轴性症状

颈后路手术轴性症状的原因可能与手术改变了颈部局部软组织条件及术后颈部制动有关。后路手术创面较大，术后瘢痕组织形成较多，伸肌群的各层肌肉与韧带之间相互粘连，导致颈椎运动范围减少，同时可引发肌筋膜炎，出现颈部僵硬疼痛等症状，它们与颈椎屈度的改变有一定的相关性。术中减轻肌肉损伤，重建肌肉止点，术后早期行颈后肌肉功能锻炼有助于减少其发生。

（申　勇　曹俊明　张　迪）

第四节　CT三维重建技术辅助治疗椎管狭窄并创伤性不稳

一、目的及意义

　　颈椎管狭窄通常是颈椎骨性结构及软组织退变的结果，此类疾病在50岁以上的人群中发病率在50%以上。因脊髓在狭窄的椎管内缓冲余地极小，当颈椎遭受创伤甚至是轻度暴力致伤时，即可导致神经损伤甚至完全性四肢瘫痪等严重后果。此外，该类损伤常无明显的骨折移位征象，创伤后的脊髓神经损伤与原有的椎管狭窄症相关神经症状体征相混淆，导致临床诊断困难。当前分别应用颈椎椎弓根钉固定治疗创伤性不稳，以及各类椎管成形术治疗多节段颈椎管狭窄症，已有许多文献报道了令人满意的结果，将两种技术结合用于治疗多节段椎管狭窄合并创伤性颈椎不稳可实现充分的间接减压，且力学优势明显。但由于颈椎的结构复杂，在减压及固定过程中潜在的硬脊膜及血管神经损伤的风险仍然是目前关注的问题，因此，颈椎外科医生始终致力于提高颈椎椎弓根钉置入的准确性、减少并发症，在稳定脊柱的同时有效减压并量化评价治疗结果。

　　当前，将螺旋CT扫描三维重建技术运用于脊柱、骨盆、四肢的精确评价已体现出明确的优势，并且凭借对空间信息的分析与测量，对手术方式、手术途径与修复的选择和计划，也具有巨大的帮助。因此，应用多层螺旋CT（MSCT）三维重建技术辅助颈椎椎弓根钉置入及椎管成形术，治疗下颈椎多节段椎管狭窄合并创伤性颈椎不稳（multilevel degenerative stenosis with traumatic instability, MDSTI）的患者，将可以使医生在术前对病变的情况得到深入了解，并且可以立体三维的观察、设计手术路径、测量相关参数，提高诊断、术前设计及测量的准确性，手术中就可以有的放矢地按术前计划完成手术，获得更高的手术成功率。

二、诊断

　　骨赘、颈椎间盘突出及后纵韧带骨化引起的颈椎退变是导致退变性颈椎管狭窄的常见原因，退变可使一个或多个节段的脊髓受压，当脊髓受压超过3个节段就被认为是多节段椎管狭窄，当先天性椎管狭窄（Pavlov比例<0.8）时，由于脊髓受压而继发颈椎病的风险将更大，此类病人通常表现为平衡及步态的改变、颈肩部及上肢的疼痛、四肢肌力的减弱、躯干束带感、腱反射亢进、双手Hoffman征阳性及锥体束征。

　　多节段退变性椎管狭窄的患者下颈椎损伤时，脊髓损伤的风险将明显增高，甚至头颈部仅受到轻微外力即损伤脊髓造成灾难性后果，因暴力不大，病人可表现严重的临床神经症状体征而没有明显X片及CT等影像资料提示骨折、脱位，由此评估创伤性不稳的难度增大。

　　伴有颈痛但无明显骨折脱位影像学证据的患者，颈椎的前屈-后伸位片仍然是诊断韧带源性不稳的"金标准"。然而，由于可能导致脊髓的继发损伤，临床应用动态位片仍有争议。当前White和Panjabi的评分及MRI脂肪抑制成像技术，可用于评估创伤性下颈椎不稳。另外根据Holdsworth的

颈椎外科技术

颈椎两柱理论，稳定性损伤通常只包括一柱的损伤，而不稳定的损伤则包括了两柱的损伤，损伤区域MRI的高信号表现可以提示损伤的区域在前柱、后柱还是两柱均有损伤。结合White和Panjabi评分，分值总和大于或等于5分提示颈椎存在临床不稳。

三、适应证

颈椎椎弓根钉固定结合椎管成形术的手术适应证：超过3个节段的椎管狭窄合并单一或多个节段的颈椎不稳，椎管狭窄包括发育性、椎间盘病变、后纵韧带骨化症、后方黄韧带增生骨化致压的椎管狭窄，颈椎不稳包括前后两柱破坏、侧块解剖变异或骨折、小关节交锁、退变性不稳、颈椎后凸畸形、侧弯畸形者。

四、禁忌证

术前测量椎弓根较窄甚至闭塞，或者椎弓根外展角过大，穿刺受到软组织限制而致穿刺困难者，不适合应用椎弓根钉技术，可改为应用侧块螺钉技术。

患者年纪大，内科合并症多，麻醉风险较大者，为缩短手术时间，可以考虑椎板切除结合侧块螺钉固定技术，必要时可以延长固定节段。

五、手术方法

（一）术前准备

在手术前进行螺旋CT三维重建个体化测量，具体采用容积重建VR（volume rendering）、多平面重组MPR（multiplanar reformation）。

使用VR重建的切图工具去除非兴趣区的结构，避免这些结构遮挡兴趣区，通过动态各向旋转观察判断兴趣区内各椎体结构的空间关系和损伤情况（如上下关节的关系、椎体压缩、移位或爆裂的程度、椎弓根及附件有无骨折等）、解剖标志的完整性、病椎的结构，建立三维立体的空间结构地图，掌握手术暴露区以外的结构信息，从而更准确地进行分析。标记手术的参考解剖标志，可选择正前、正后、左侧、右侧、左前斜、右前斜位VR像打印以供阅片（图7-32～图7-34）。

MPR重建应选用本椎体作为参照骨性标志，按照轴位、矢状位、冠状位重建及测量的顺序逐个进行。测量指标包括椎弓根的轴向长度、椎弓根的水平角度、入点至侧块边距、椎弓根矢状面角度、入点至下关节突矢状距离、椎弓根内外径宽度、椎弓根内外径高度。

1. 轴位重建　由于颈椎存在生理曲度，加之病变使其发生移位（如压缩、分离或旋转等），故常规横断面图像难以同时显现双侧对称的椎弓根，因此轴位重建先确定目标椎节段，通过调整冠状位的任意切割面，使目标椎的双侧椎弓根呈现最宽并对称显示，同时重建的横断层面应与双侧椎弓根中心轴线保持一致。在双侧椎弓根的中心轴线设定理想的钉置入轨道，椎体前沿至椎板入点的长度即为椎弓根的长度；自棘突向椎体最大横径线中点作连线，该线作为椎体平分线，钉置入轨道与椎体平分线的夹角度数为外展角度；平行于椎体平分线作双侧关节突外缘的切线，测量入点到切线的距离作为入点的横断位参考坐标值（图7-35）。

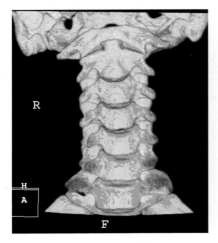

图7-32　VR重建颈椎正面观

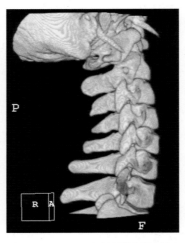

图7-33　VR重建颈椎侧面观

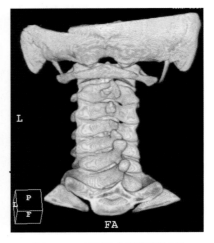

图7-34　VR重建颈椎后面观

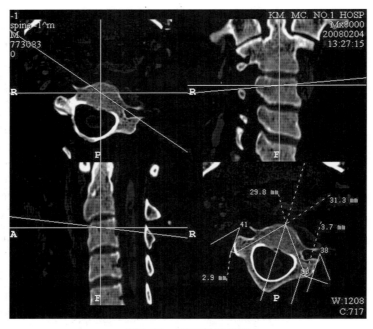

图7-35　MPR轴位重建

2. 矢状位重建　分别沿两侧椎弓根中轴线进行矢状位重建，按轴位测量时的外展角先调整轴位任意切割线，使切线的角度与已测量的外展角相等，此时呈现的矢状面即为与轴位理想钉道矢状面保持一致的切面。在矢状面沿椎弓根中心轴画线，设定为理想的钉置入轨道，该线与颈椎侧块的夹角即为该侧钉的矢状角度；自入点向侧块下关节突作连线，该线的长度值即为入点的矢状位参考坐标值（图7-36）。

3. 冠状位重建　分别在双侧椎弓根最窄处作垂直于椎弓根的冠状面重建，观察椎弓根横截面形态，并测量双侧椎弓根的内外径以选择螺钉最佳直径，包括内径（骨皮质内松质骨直径）的高/宽、椎弓根外径（骨皮质直径）的高/宽（图7-37）。

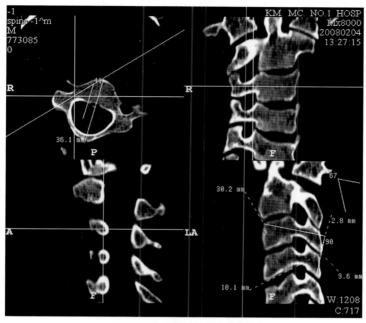

图7-36 MPR矢状位重建

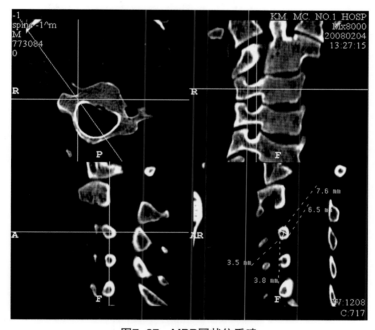

图7-37 MPR冠状位重建

（二）麻醉

对于有内科合并症的患者，术前应进行严格的麻醉评估。MDSTI患者采用全麻插管，颈部过度后仰可引起颈髓受压加重，行气管内插管须倍加小心，麻醉时可采取鼻腔插管，尽可能使患者头颈保持中立位。

（三）体位

俯卧位，常规颅骨牵引，眼保护后将头部置于头托内，调整位置避免眼部受压，将颈部置于轻度屈曲位（10°~20°）。笔者常规应用交叉的宽胶布将患者的双肩牵向下，这样可尽量避免双肩的影像遮挡，手术床应调整至头高脚低位以对抗牵引，保证术中面部和头托的位置不发生改变，避免眼部受压。

（四）手术操作程序

采用后正中切口由寰枕部至颈胸结合部，暴露颈椎后方结构，侧方暴露至关节突外缘。用游标卡尺测量出术前CT测量的入点至侧块边距及入点至关节突下缘的距离，两者的交点即为入点，以直径3.5mm的磨钻在入点处磨去皮质骨，深度大约5mm。椎弓根穿刺由直径为2.7mm手钻开道，深度约为15～20mm，用量角器根据术前测量值校正置钉的角度，同时结合术中透视实时监视确保入钉角度的准确，根据术前测定的椎弓根的长度、宽度及高度选择适合尺寸的螺钉置入。内固定安置完成后，再次行术中透视确定内固定物置入是否准确及颈椎力线是否恢复正常。

用高速磨钻在双侧椎板与小关节结合处开槽，深度需注意保留后方骨皮质作为"门轴"。用薄刃的椎板咬骨钳咬除顶端及尾端的黄韧带，通常在C_2、C_3和C_7～T_1间隙。用高速摆锯沿后正中线劈开C_3～C_6或C_3～C_7的棘突，深度为接近后方骨皮质，剩余的骨质由薄刃椎板咬骨钳咬除。当所有节段操作完成后，用神经剥离器小心地分离硬脊膜，逐步完成棘突及椎板的开门，在劈开的棘突间放入植骨块并用粗丝线固定。如必要，可在椎弓根内置入锚钉，将固定骨块的丝线系于锚钉，以防植骨块吸收开门角度再丢失。

（五）术后处理

常规放置引流管，充分的引流可以避免血肿对敞开的脊髓造成压迫，同时降低感染的发生率，引流量低于50mL可以拔除引流管。

六、典型病例

椎管狭窄并创伤性不稳的MRI影像见图7-38～图7-42。

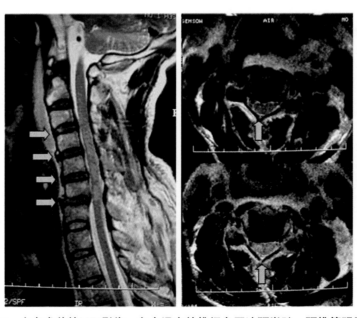

图7-38　患者术前的MRI影像，多个退变的椎间盘压迫颈脊髓，颈椎管明显狭窄

颈椎外科技术

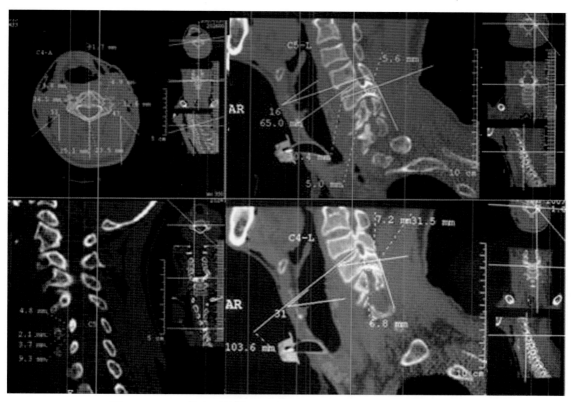

图7-39 MPR技术测量椎弓根的大小，椎弓根钉入点的位置及角度

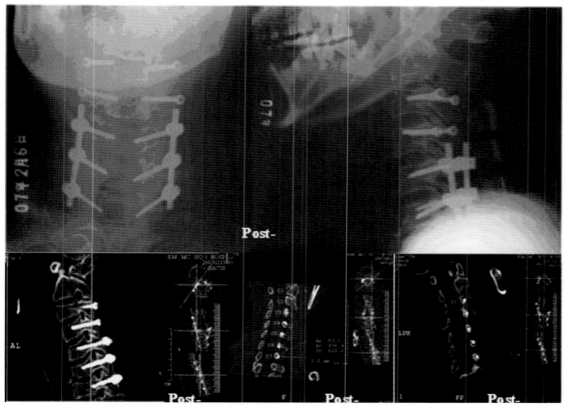

图7-40 C₇左侧椎弓根钉发生0.6mm的外侧穿破，但没有
血管、神经及内脏损伤。其余椎弓根钉均为无穿破

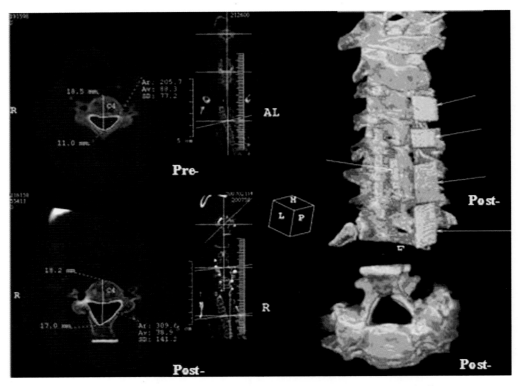

图7-41　轴位MPR技术测量C₄椎体术前及术后椎管矢状径及椎管面积的对比，VR重建技术显示了整个操作的效果

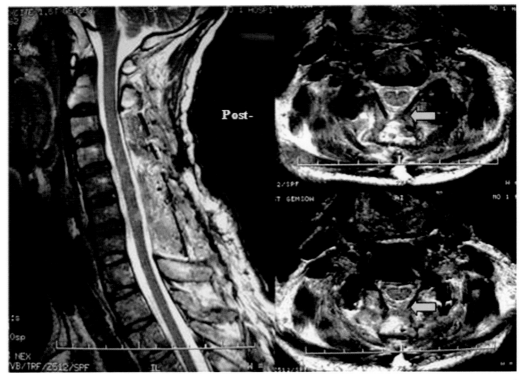

图7-42　术后MRI显示椎管减压充分，椎管矢状径及椎管横切面积增加明显

七、手术要点与陷阱

（一）术前螺旋CT三维重建测量的要点

通过VR成像获得直观、三维和高质量的图像，显示损伤区域。必要时通过图像切割技术单独分离"兴趣区"进行独立动态的观察并计划手术入路。MPR可模拟椎弓根钉置入，并精确测量置钉指标。据此颈椎外科医生可以在术前准确分型、显示解剖结构细节、术前设计以及个体化测量，特别当椎弓根有解剖变异、闭塞或较小时，该方法更具指导意义，医生在手术过程中可根据测量的数据作为"路标"指导操作，当确定了个体化的入点及正确的置钉方向后，手术就不再仅仅是依赖个人的手感和经验，成功置入螺钉将有更大的可能性。

下颈椎椎弓根相关指标的MPR测量应按轴位、矢状位、冠状位的流程进行，为保证测量的准确性，轴位、矢状位测量截面应保持同一性，在矢状位重建时，按轴位测量时的外展角先行调整轴位任意切割线，使切线的角度与外展角相等，此时呈现的矢状面即为与轴位理想钉道矢状面保持一致的切面。

（二）置入椎弓根钉的要点

在测量参考数据与实际手术操作的转换上临床往往存在误差，在手术中最重要也是相对简单的步骤首先是确定入点，角度的把握需要依据术中的透视监测，循序渐进的调整，一旦穿刺遇到阻力，应立即进行透视调整，另外临床经验和穿刺手感都是提高成功率的重要辅助手段。

经椎弓根穿刺外展角度较大，软组织常常难以牵开，妨碍了传统技术中所强调的穿刺手感，但依据术前个体化测量数据置钉，入点和角度都是确定的，对于徒手穿刺的手感依赖相对较低，故可经皮或经软组织进行穿刺，提高穿刺成功率。

MDSTI患者多数为老年人，常常合并骨质疏松，椎弓根四壁较薄，在经椎弓根穿刺过程中Abumi法的探针手感仍较易发生破壁风险，故严格遵循个体化原则，认真进行术前计划测量，选择安全可行的方案，是降低此类风险的有效方法。

（三）椎管成形术的要点

合理的手术体位是避免医源性颈髓损伤的重要保证，一味强调维持颈椎生理曲度而使颈部过度后仰，可能引起颈髓受压加重，另外颈椎后方小关节过伸位时相互重叠挤靠，增加了手术减压的难度，过伸位使硬膜外静脉丛血循不畅，充血迂曲，易被手术时损伤，增加不必要的出血，因此建议患者头部行颅骨牵引，固定颈部于轻度后仰10°~20°，如后路固定需加大颈椎生理曲度，可在减压完成后，在透视监视下小心调整颅骨牵引实现。

椎管成形术的范围应从狭窄的上一位椎板至下一位椎板，先用普通钻在被暴露的椎板双侧边缘开槽，开槽的位置在侧块内缘，如果太靠外则很难翻开椎板，太靠内则减压不充分；开槽后用金刚砂磨头仔细打磨至椎板后侧皮质变薄，单开门者用薄的Kerrison椎板咬骨钳从尾端向头端咬开神经症状较重的一侧，如果金刚砂磨钻打磨椎板后侧皮质很薄的情况下，用神经钩就足以将其钩断，这样就可以避免Kerrison椎板咬骨钳对硬膜造成的压力；双开门者，用高速摆锯沿后正中线劈开棘突，深度为接近后方骨皮质，剩余的骨质由薄刃椎板Kerrison咬骨钳咬除，较长的棘突可以先咬除一部分。

对棘突附着的肌肉、肌腱（颈半棘肌，多裂肌等）应尽量给予原位缝合重建，保持后侧颈部肌群的张力，以减少术后颈项部和肩背部的疼痛、酸胀，无力和僵硬等轴性疼痛。

八、并发症防范要点

（一）脊髓或神经根损伤

尽管发生率不高，但一旦发生后果严重。术中使用器械不当（如直接撞击、压迫脊髓）或者分离严重的硬膜粘连，均可造成不同程度的脊髓或神经根直接性损伤；多节段脊髓获得彻底减压，血液迅速再灌注，脊髓内压升高，导致脊髓损伤；后路减压后，脊髓明显后移，若硬膜前方有粘连，则脊髓遭牵拉而受损伤；体位不当、颈部过伸位，可导致已受损脊髓更加遭受前后方的挤压与牵拉，加重脊髓损害。

（二）C_5神经根麻痹

脊髓型颈椎病减压术后，在并无脊髓功能受损加重的情况下，出现三角肌或肱二头肌的肌力下降，伴或不伴肩部疼痛、麻木等感觉功能障碍。目前多数学者认为C_5神经根麻痹与椎管减压后脊髓位移引起神经根牵拉（拴系效应）有关。为了预防C_5神经根麻痹，后路单开门时注意避免器械损伤神经根（最好用磨钻，避免用椎板咬骨钳），减压时快速静滴甘露醇及甲基强的松龙；为避免术后神经根后移牵拉过大，开门应靠近椎板侧，椎板掀开角度小于60°；对椎间孔明显狭窄者，术中行椎间孔切开术。

（三）椎动脉损伤

没有合理的术前预测及术中监测，致使经椎弓根置钉操作盲目，可能造成椎动脉损伤。在置钉过程中应严格遵循依据测量指导手术结合透视监测操作过程的原则，进行椎弓根钉置入先行单侧穿刺，磨钻完全磨除入点皮质骨，对入点处可以扩大开口，在椎弓根的松质骨内参考术前测量进行穿刺，穿刺过程中遇到明显阻力，则需透视调整穿刺角度，如发生椎静脉出血或可疑椎动脉出血，则对侧改为侧块螺钉固定，避免双侧血管损伤导致小脑供血不足。

（四）脑脊液漏

硬膜可能因粘连而在分离时被撕裂，也可能被器械损伤，磨钻、Kerrison咬骨钳、刮匙及探针都能穿透硬膜，均可导致脑脊液漏。轻柔细致的操作可以让该并发症降低。

（五）内固定松动或断裂

手术中放置螺钉位置或方向不正确，在颈部活动时应力的作用使螺钉松动或断裂，但对于椎弓根内壁穿破的无症状的患者，取出椎弓根钉可能导致椎动、静脉损伤出血，故应采取慎重的态度，必要时须行造影明确内置物与椎血管的关系，再决定是否取出椎弓根钉。

（六）肢体静脉栓塞

颈髓损伤四肢瘫痪的病人发生深静脉血栓的概率为25%，早期的肢体功能锻炼、压力泵治疗有利于降低其发生率。

颈
椎外科技术

（七）泌尿系感染

泌尿系感染非常常见，主要继发于长期留置导尿管，间断导尿也是术后采用的技术。

（八）失明

后路颈椎手术俯卧位支撑垫可能会对头部产生压力，长时间手术可能会因为视网膜的缺血而造成患者失明，另外可能引起患者失明的原因和高血压有关，坐位手术可避免压迫，但需防止空气栓塞。

（九）肺功能不全

肺功能不全常继发于肺通气不足和长期卧床，如肺水肿、肺不张或肺炎，通常是首要死亡原因。

（何飞　黄河）

第五节　颈椎后路椎管扩大成形术

一、目的及意义

1. 多节段颈椎管狭窄的减压。
2. 保持减压后颈椎的稳定。

二、诊断

X线侧位片显示椎管/椎体矢状径比值多小于0.75；椎管矢状径绝对值多小于14mm，约半数病例在12mm以下。动力位摄片可明确有无颈椎椎间失稳。MRI成像可以明确颈椎管狭窄的节段范围和程度，对选择治疗方法具有重要意义。CT扫描、脊髓造影等可酌情选择。

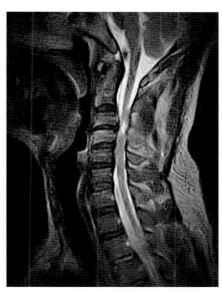

图7-43　MRI示C_3、C_4、C_5节段椎管狭窄并脊髓压迫

三、适应证

1. 严重的颈椎椎管狭窄，狭窄范围在3个或3个以上节段，并有脊髓压迫（图7-43）。
2. 颈椎无后凸畸形。
3. 颈椎后纵韧带骨化症，连续型、混合型和间断型，累及范围广泛。
4. 当局灶型骨化物直径超过椎管直径50%，前路手术风险太大时，可考虑先行后路手术（图7-44）。

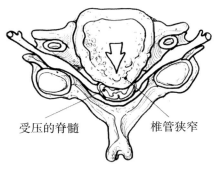

受压的脊髓　　　椎管狭窄

图7-44　颈椎椎体后方骨化物向椎管内突出较大

四、禁忌证

1. 颈椎后凸畸形，术后脊髓无法后移，难以获得充分减压。

2. 有明显的颈椎失稳，即颈椎过屈位和过伸位X线侧位片显示椎体滑移超过3mm，或者成角加大。

3. 颈椎前部结构有损伤或病损影响颈椎稳定性，尚未愈合者。

4. 全身情况差，不能耐受手术者。

五、手术方法

（一）术前准备

1. 明确病变范围 术前MRI，CT，脊髓造影。

2. 选择开门方向 应选择在压迫比较严重的一侧和有根性症状的一侧。

3. 对于有明显脊髓神经功能损害的病人应给予1周左右脱水、抗炎等药物和抗氧自由基药物治疗，以提高脊髓对缺血再灌注损伤的耐受性。

4. 体位准备 准备采取局麻的病人，术前令其胸前垫厚被俯卧，头颈前屈下垂至床面，双上肢置于躯干两侧，一次要求至少坚持1.5h，以适应俯卧位手术。

5. 呼吸准备 准备采取局麻的病人，术前通过吹气球增大肺活量。

6. 器械准备 准备微型气钻或小型冲击式咬骨钳和三关节尖嘴咬骨钳；准备神经监护仪。

（二）麻醉

局部浸润麻醉或气管插管全身麻醉。

（三）体位

俯卧位，胸前和耻骨联合前垫软垫，避免腹部受压，或俯卧于Wilson支架上。颈椎前屈，头部置于半环支架或三针固定式Mayfiekd头架上。双膝关节屈曲，防止身体向尾侧滑移。用宽胶带将头固定于头部支架上，防止头颈部后伸（图7-45）。

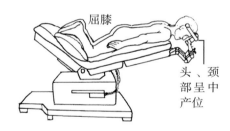

图7-45　手术体位示意图

（四）手术操作程序

1. 切口和椎板显露 同一般颈椎后路手术（图7-46）。确定椎板切开侧，并将所有成形椎节的棘突自基底部剪除，也可不做切除。

2. 铰链侧椎板的准备 应用电钻将椎板外侧缘皮质骨磨除，仅留松质骨和内层皮质。如无上述设备，则用2.5mm宽的三关节咬骨钳，在关节突内侧缘的椎板上下缘，均匀用力，将外侧皮质骨咬除，形成槽状（图7-47）。

3. 开门椎板的操作 用电钻或气钻，或薄形椎板咬骨钳，沿椎板的关节突内侧缘，自上而下，或自下而上将椎板全层完全切断，显示硬膜囊（图7-48）。开门的椎节数根据病变范围而定，通常4个或5个节段，即$C_3 \sim C_6$或$C_3 \sim C_7$。

4. 扩大椎管 椎板一侧完全游离，另一侧有部分皮质骨相连。将每节椎节间黄韧带切除并分离。将椎板扳向铰链侧，使铰链侧内层椎板皮质骨造成折断状，但仍有部分皮质连续，使椎板形成开门状态（图7-49）。椎板切开间隙扩张越大，椎管矢状径增加越大，如每增加1mm，则直径增大0.5mm。一般扩大6~8mm足够。

5. 椎板开门固定　为保持椎板处于永久的开门状态，可在开门术前先在棘突基底部打孔以便能贯穿钢丝或粗丝线，将棘突缝合到对侧肌层上或用侧块螺钉固定于颈椎侧块（图7-50）。开门侧的椎板内侧与关节突内侧断面之间旋转肌肉组织或植骨固定。也有人主张将棘突切除，以减少受力面积，降低关门率。

6. 切口的缝合　缝合肌层、皮下和皮肤，切口放置负压引流或半管引流1根。

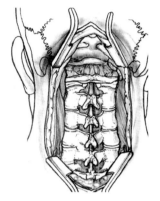

图7-46　显露颈椎

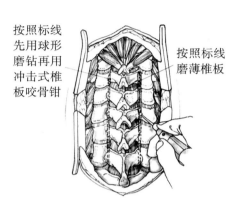

图7-47　准备铰链侧椎板

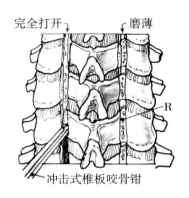

图7-48　准备开门侧椎板

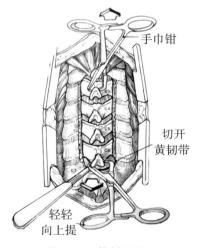

图7-49　椎板开门

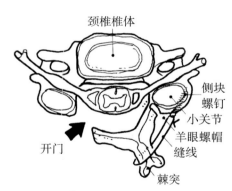

图7-50　椎板开门固定

（五）术后处理

1. 术后颈围固定，24~48h后拔除引流条，术后10天拆线，并以石膏颈围固定，持续2~3个月。术后定期摄片或CT扫描判断骨折愈合情况。

2. 术中如对脊髓有刺激或扰动，宜常规应用脱水剂和激素。常规使用预防剂量抗生素以预防感染。

六、手术要点与陷阱

1. 椎板铰链侧宜先行操作，一旦内外皮质全断裂时，可另选对侧作铰链侧。气钻或电钻磨外板时，必须准确定在关节内侧的椎板上进行。过于靠外将损伤关节突并导致神经根损伤，过于靠内侧，则椎板外侧残留过多，影响减压效果。椎板外层皮质骨一旦磨透，即显出松质骨，出血量明显增多，应停止继续往深部操作。

2. 开门侧椎板切割时，不宜过深，防止深及椎管内，损伤脊髓和神经根。

3. 椎板开门不可过大或过小。太小起不到减压作用，太大则容易造成铰链侧椎板完全性骨折，使开门和开门后固定困难，甚至造成医源性脊髓压迫。

4. 牢固固定棘突于铰链侧十分重要。在开门部将同侧肌肉做适当分离填入其间，有利于阻止术后关门。还可以选择钢板将开门侧椎板与侧块固定。

七、并发症防范要点

（一）脊髓损伤

主要由于术中操作不当所致，尤其是椎管狭窄严重者。选择合适的器械和熟练掌握手术技巧很重要。

（二）出血或血肿形成

主要与切口缝合前创面止血有关。局部出血可形成血肿。血肿如发生在开门侧的硬膜外可引起压迫，使临床症状进行性加重。

（三）关门

与术中固定有关。由于固定不牢固，使得已经开门的椎板恢复原位。如开门侧关门后椎板边缘陷入关节突内侧，进入椎管，则更加重椎管狭窄，甚至造成新的致压物，进一步改进固定方法是值得注意的问题。

（四）椎板游离

由于铰链侧椎板切开过深，或在开门过程中完全骨折，使整个椎板呈游离状态，两侧截骨处均不能紧密接触，不能骨性愈合，反而成为脊髓的骨性致压物。

（刘　峻）

参考文献

［1］吴战勇，魏运动，郁来报，等. 颈椎椎弓根螺钉置钉方向偏差原因分析及预防[J]. 中国脊柱脊髓杂志，2004，14（2）：178-180.

［2］黄东生，苏培强，马若凡，等. 颈椎椎弓根CT测量在椎弓根螺钉内固定中的作用[J]. 中国临床解剖学杂志. 2004，22（2）：186-189.

［3］赵森，刘执玉，毕玉顺，等. 椎动脉椎前部的形态特点及临床意义[J]. 中国临床解剖学杂志，2002，20（1）：51-53.

［4］孙宇，潘胜发，陈景春，等．单开门颈椎管扩大椎板成形对颈椎运动的影响［J］．中国脊柱脊髓杂志，2003，13（4）：212-215.

［5］金正帅，张宁，吴庆，等．多节段颈椎间盘突出症的前后路手术疗效比较［J］．中国修复重建外科杂志，2004，18（6）：482-484.

［6］安春厚，刘学勇，原泉，等．颈椎管扩大成形椎间孔切开减压治疗颈神经根病［J］．中国修复重建外科杂志，2004，18（5）：396-398.

［7］王少波，蔡钦林，党耕町．单开门颈椎管扩大术后第5颈神经麻痹［J］．中华骨科杂志，1999，19（12）：716-718.

［8］张为，陈百成，丁文元，等．术后围领佩戴时间对颈椎轴性症状的影响［J］．中国康复医学杂志，2007，22（2）：129-132.

［9］王春丽，杜良杰．颈椎椎管扩大成形术后生理曲度恶化的相关因素分析［J］．郑州大学学报（医学版），2006，41（2）：359-362.

［10］曹俊明，申勇，杨大龙，等．颈椎椎板成形术后颈部轴性症状的影响因素及防治［J］．中国矫形外科杂志，2008，16（21）：1629-1631，1649.

［11］Reinhold M，Magerl F，Rieger M，et al. Cervical pedicle screw placement：feasibility and accuracy of two new insertion techniques based on morphometric data［J］．Eur Spine J，2007，16（1）：47-56.

［12］Ugur HC，Attar A，Uz A，et al. Surgical anatomic evaluation of the cervical pedicle and adjacent neural structures［J］．Neurosurgery. 2000，47（5）：1162-1169.

［13］Xu R，Kang A，Ebraheim NA，et al. Anatomic relation between the cervical pedicle and the adjacent neural structures［J］．Spine，1999，24（2）：451-454.

［14］Yoshimoto H，Sato S，Hyakumachi T，et al. Spinal reconstruction using a cervical pedicle screw system［J］．Clin Orthop Relat Res，2005，（431）：111-119.

［15］Hirabayashi K. Expensive open-door laminoplasty for cervical spondylotic myelopathy（Jpn）［J］．Shujutsu，1978，32（10）：1159-1163.

［16］Kawaguchi Y，Kanamori M，Ishihara H，et al. Minimum 10-year follow-up after en bloc cervical laminoplasty［J］．Clin Orthop Relat Res，2003，（411）：129-139.

［17］Chiba K，Ogawa Y，Ishii K，et al. Long-term results of expansive open-door laminoplasty for cervical myelopathy-average 14-year follow-up study［J］．Spine，2006，31（26）：2998-3005.

［18］Epstein N. Posterior approaches in the management of cervical spondylosis and ossification of the posterior longitudinal ligament［J］．Surg Neurol，2002，58（3-4）：194-208.

［19］Wang MY，Shah S，Green BA. Clinical outcomes following cervical laminoplasty for 204 patients with cervical spondylotic myelopathy［J］．Surg Neurol，2004，62（6）：487-493.

［20］LIU Zhi，SUN Tian-sheng，LIU Shu-qing，et al. Surgical treatment of severe lower cervical fracture by one stage anterior and posterior approach［J］．Chin J Orthop Trauma，2004，6（2）：158-161.

［21］Abumi K，Shono Y，Ito M，et al. Complications of pedicle screw fixation in reconstructive surgery of the cervical spine［J］．Spine，2000，25：962-969.

［22］Anonomyous. Radiographic assessment of the cervical spine in symptomatic trauma patients［J］．Neurosurgery，2002，50（Suppl 3）：36-43.

［23］White A A Ⅲ，Panjabi MM. The problem of clinical instability in the human spine：a systematic approach［M］．In

White AA, Panjabi MM（eds）. Clinical Biomechanics of the Spine. 2nd ed. Philadelphia：JB Lippincott Company，1990：302-326.

［24］Holdsworth F. Fractures, dislocations and fracture-dislocations of the spine[J]. J Bone Joint Surg Am，1970，52（8）：1534-1551.

［25］Abumi K，Itoh H，Taneichi H，et al. Transpedicular screw fixation for traumatic lesions of the middle and lower cervical spine；Description of the techniques and preliminary report[J]. J Spinal Disord，1994，7（1）：19-28.

第八章

颈椎前后路联合手术

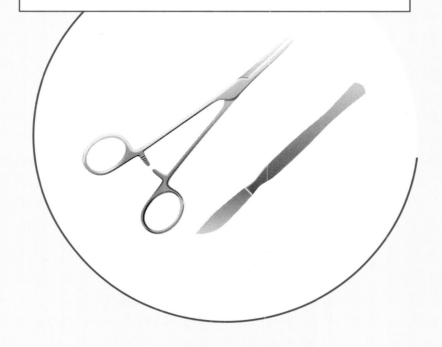

第一节　前后路一期手术治疗颈椎骨折脱位

一、治疗方法

入院后常规行颅骨牵引复位，本组均为经24 h牵引复位失败者。均行前后路一期手术治疗。部分有合并伤，生命体征不稳者，持续颅骨牵引至病情基本平稳后手术，一般在24～72 h内完成手术治疗。

手术固定方式：① 后路切开复位椎板下钢丝固定、前路椎间减压植骨融合钢板内固定14例。② 后路切开复位棘突间钢丝固定、前路椎间减压植骨融合钢板内固定6例。③ 后路切开复位椎板下Cable线固定、前路椎间减压植骨融合钢板内固定5例。④ 后路切开复位侧块钢板内固定、前路椎间减压植骨融合钢板内固定2例。⑤ 后路切开复位侧块钢板内固定、前路椎间减压植骨融合2例。⑥ 后路切开复位椎弓根钉棒系统内固定、前路椎间减压植骨融合钢板内固定1例。⑦ 后路切开复位椎弓根钉棒系统内固定、前路椎间减压植骨融合1例。

二、手术方法

气管全麻患者俯卧位，持续颅骨牵引下先行颈后项正中切口，暴露损伤段颈椎椎板、棘突、小关节突，清楚显露跳跃交锁的小关节，以撬拨复位技术尽量不切除小关节下进行复位，一般均能达到完全复位目的，复位后行椎板下钢丝、Cable线或棘突间钢丝固定。对陈旧性损伤者不切除小关节较难复位，本组对陈旧性损伤者均需行脱位小关节的上下关节突切除始能复位。对需切除小关节复位或伴椎板骨折者，颈椎复位后的稳定性较差，后路一般选用椎弓根钉棒系统或侧块钢板固定，以维持复位后的颈椎稳定性。后路手术完毕，即取仰卧位，重新消毒铺巾行前路手术。椎间减压时见后纵韧带多已断裂，同时多数伴有椎间盘及纤维环的碎裂，其碎片组织直接向后突入椎管压迫脊膜囊。应切除椎间盘、纤维环及后纵韧带直至硬膜囊显现，始能达彻底减压的目的。减压后植骨融合，前路椎体间视椎间稳定性情况选择是否内固定，一般行钢板内固定。

手术评价及术后处理：本组手术时间106～258（125±21）min；出血量60～300（82±28）mL。术后去除颅骨牵引，常规使用抗生素及激素3～5天。引流管于24～48 h后拔除，10天拆线。颈围保护下2～3天后鼓励患者进行起坐训练。术后常规进行3个月康复训练。本组无伤口或肺部感染、呼吸衰竭等并发症发生。

三、颈椎骨折脱位的手术要求及手术选择

后路切开复位内固定是治疗颈椎骨折脱位的常用方法，能够达到早期复位、迅速解除脊髓压迫的目的。但颈椎骨折脱位时由于多数患者合并椎间盘、纤维环及后纵韧带的碎裂，在行复位时可能使碎

裂的椎间盘及后纵韧带等软组织随脱位椎体的复位而进入椎管，引起脊髓神经功能恶化，甚至产生永久性脊髓神经功能丧失。前路手术能达到彻底减压及即时稳定的目的。但在以脱位为主的颈椎损伤中由于小关节跳跃交锁，前路减压术有时难以复位，尤其在脱位严重的病例。若不能复位则可能使植骨及内固定成为禁忌。另外，从生物力学角度来看，累及颈椎前中后柱的骨折脱位并广泛韧带结构断裂，单纯前路减压复位固定或后路复位固定均无法同时重建后结构及前柱的稳定性。对脊髓承受来自前后两个方向压迫的颈椎骨折脱位，颈椎前后路一期联合手术可达到复位、减压、固定融合并重建颈椎前、后部结构之稳定性。所以对于颈椎骨折脱位的安全治疗方式是前后路联合手术。

四、本术式的优点

（一）脊髓早期减压

早期治疗是保留脊髓功能最有效的方法，文献报道全脊髓或前脊髓损伤应争取在24 h内最好在6 h内减压。本组损伤至手术时间在2 ~ 72 h，平均68 h，充分达到了尽早手术减压的目的，解除了脊髓的继发性损伤。

（二）脊髓彻底减压

行前后路一期联合减压既通过后路复位恢复脊柱序列后方得到减压，又可通过前路减压直接解除了脊髓前方的致压物，使脊髓得到了彻底的减压。

（三）恢复脊柱序列、重建脊柱稳定性

通过前后路的直视复位，充分纠正畸形，恢复颈椎的生理序列；同时通过椎体间植骨及前路钢板内固定或后路侧块钢板内固定，重建颈椎的稳定性，提高了植骨融合率。

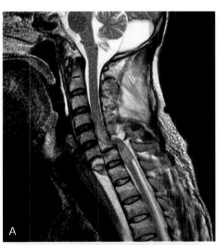

（四）减少了术后并发症，有利于早期康复

由于有了坚强的颈椎钢板内固定，本组患者术后在无需外固定情况下按时翻身，并可尽早坐起进行主被动肢体功能锻炼，方便了手术后护理，有利于褥疮等并发症的预防及早期康复。

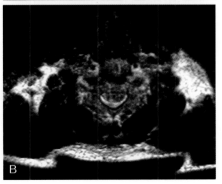

五、典型病例

典型病例影像表现见图8-1与图8-2。

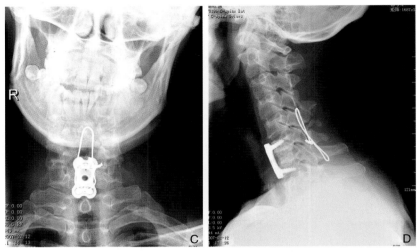

图8-1　C₆、C₇骨折脱位颈髓损伤，先颅骨牵引、未能复位。行前后路联合手术后路复位、前路减压植骨融合钢板内固定术

A. 术前MRI示C₆、C₇骨折脱位颈髓损伤；B. 术前MRI；
C. 术后正位X线片；　D. 术后侧位X线片

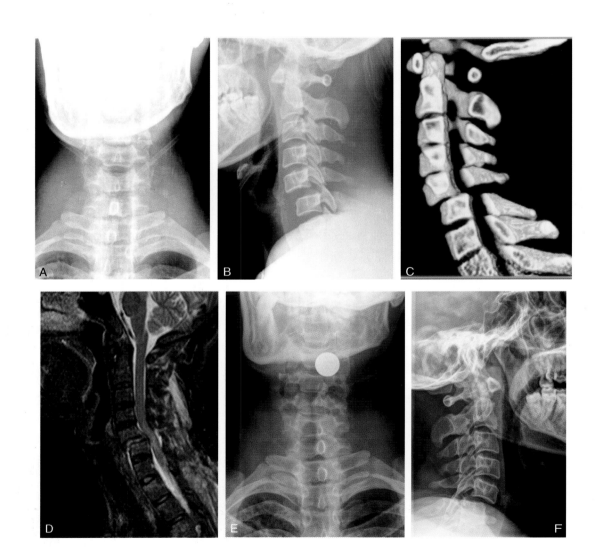

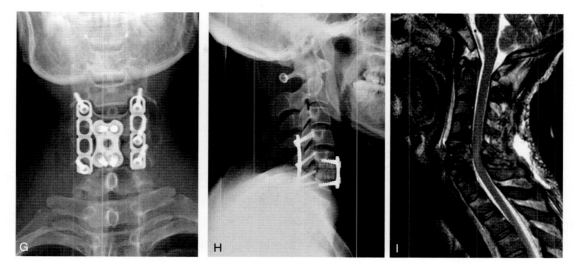

图8-2 C_5、C_6骨折脱位脊髓损伤截瘫，颅骨牵引未能复位，行前后路联合手术，
后路复位侧块螺钉内固定、前路减压植骨钢板内固定手术前后对照

A. 术前X线正位片；B. 术前X线侧位片；C. 术前CT；D. 术前MRI；E、F. 颅骨牵引后正、
侧位X线片示未能复位；G. 术后正位X线片；H. 术后侧位X线片；I. 术后MRI

六、注意事项

1. 术前MRI检查十分重要，其既可观察脊髓损伤的程度，又可明确骨折和周围韧带结构损伤的范围，对MRI发现合并有损伤节段椎间盘破裂突入椎管的患者，复位时操作必须轻柔，避免暴力，以防加重脊髓损伤。术中尽量采用诱发电位监护，必要时切除部分小关节突，以方便复位。

2. 对合并有小关节交锁者经前路常无法获得满意的复位效果。先行后路复位再行前路减压融合可取得良好复位效果。

3. 颈椎骨折脱位时，内固定物的选择应根据损伤类型和程度及减压术式来决定。前路减压植骨融合以带锁钢板固定为首选，本组采用Codman前路带锁钢板固定11例，Orion前路带锁钢板20例。而后路内固定则有较大选择余地，棘突钢丝固定操作简便、安全，但其固定牢度较弱，有钢丝断裂或棘突骨折危险。椎板下钢丝牢固性较强，但易加重脊髓损伤；椎板下Cable线固定，可避免脊髓损伤，同时有较强的固定力。对于椎板结构受损的病例，可考虑行椎弓根钉棒系统或侧块钢板内固定。固定方法选择适当，均可达到早期稳定和后期融合之目的。

4. 本术式的安全性。只要严格按照技术要求操作，颈椎前后路一期联合术式是安全的，本组无一例因固定技术出现并发症。但是，本术式对术者的技术要求较高，要求术者在尽可能短的时间内完成手术操作；同时要求有良好的麻醉及密切的神经监测手段支持。另外，在完成后路手术后体位由俯卧改为仰卧时的体位变动尤应注意加强对颈椎的保护。

5. 本术式的局限性。从临床疗效看，脊髓功能的恢复除与脊髓损伤程度有关外，其关键还在于彻底减压，本术式可达到彻底和早期减压的目的。然而，前后路联合手术创伤较大、费时较长，选择上除根据颈椎损伤类型和程度外，患者必须是伤前和伤后全身情况较好、能够耐受手术者。

（李 青 袁元杏 张爱明）

第二节　下颈椎不稳的手术方法

一、目的及意义

创伤、肿瘤及医源性骨性结构破坏等因素均可引起颈椎不稳，往往需要颈椎后路的固定和融合。目前侧块螺钉和椎弓根螺钉固定广泛用于下颈椎不稳的治疗，然而这两种方法各有其限制。经关节螺钉可以作为一种新的颈椎后路固定方法不仅具有四层皮质固定良好的生物力学稳定性，而且经临床证实安全、有效，可以作为颈椎侧块螺钉和椎弓根螺钉固定技术的补充。

二、适应证

下颈椎经关节螺钉作为一种新的颈椎后路固定方法，具有广泛的手术适应证。适应于各种原因引起的颈椎不稳的稳定性重建，如颈椎骨折脱位、退行性颈椎不稳及各种疾病需后路椎板切除减压之后的颈椎后路稳定性重建。固定节段从C_2、C_3到C_7，T_1水平均适用。

三、禁忌证

有关节突骨折和因其他原因导致关节突破坏等情况的不宜单独使用经关节螺钉固定。

四、手术方法

（一）术前准备

进行常规影像学检查，经X线摄片（颈椎正、侧位）和颈椎CT、MRI检查证实为下颈椎严重不稳定性损伤、椎管狭窄及椎管内占位，需行重建颈椎稳定性、减压或肿瘤切除等手术治疗。

（二）麻醉

局麻或插管全麻。

（三）体位

俯卧位，有骨折脱位者行颅骨牵引。

（四）手术操作程序

采用气管插管全麻，俯卧位，颈椎保持中立位。常规颈后正中入路，骨膜下剥离椎旁肌肉，显露病变节段及其相邻上、下各1个椎骨的椎板至两侧关节突外侧缘，根据具体情况进行减压和复位。运用Klekamp经关节螺钉固定技术：以侧块中心点内侧1mm为进钉点，进钉角度在矢状面上尾倾40°，在冠状面上外倾20°，由头侧向尾侧穿关节突关节复合体，钻透上下关节突，行四层皮质固定（图8-3）。用磨钻开口后钻孔，测深，攻丝，选择合适的内固定器械。经关节固定的螺钉长度一般在14~18mm。

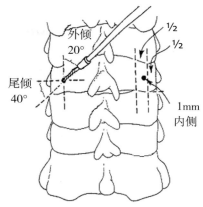

图8-3　下颈椎Klekamp经关节螺钉技术，以侧块中心点内侧1mm为进钉点，进钉角度为在冠状面上外倾20°，在矢状面上尾倾40°

后路行小关节间植骨。在安放内固定系统前，用高速磨钻处理植骨床，磨去小关节间后方关节软骨，把从棘突获得的碎骨行小关节间植骨融合。

（五）术后处理

术闭放置负压引流，逐层缝合关闭切口，有颅骨者术后即刻除去牵引，24h~48h拔除引流，颈围持续外固定8~12周。

五、典型病例

患者，男性，71岁，颈椎管狭窄并齿状突骨折不全瘫痪，前路齿状突螺钉固定，后路减压，双侧C_3椎弓根螺钉、C_5、C_6、右侧C_6、C_7经关节螺钉，左侧C_7螺钉固定。术前MRI片正位显示颈椎管狭窄（图8-4A），术前CT片显示颈椎管狭窄并齿状突骨折（图8-4B），术后X线正侧位片（图8-4C、D），术后CT显示椎弓根螺钉位置良好，经关节螺钉较好的穿关节突关节固定，长度适当（图8-4E、F）。术后8个月颈椎X线片示内固定在位，未见螺钉松动、脱出，植骨已融合。

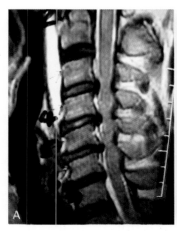
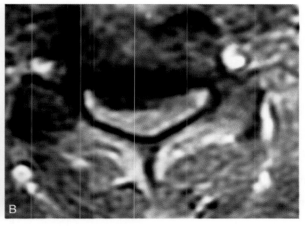

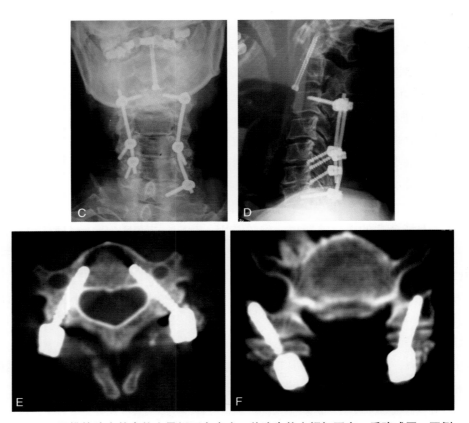

图8-4　颈椎管狭窄并齿状突骨折不全瘫痪，前路齿状突螺钉固定，后路减压，双侧
C₃椎弓根螺钉、C₅、C₆、右侧C₆、C₇经关节螺钉，左侧C₇螺钉固定

A. 术前MRI；B. 术前CT片；C. 术后正位X线片；D. 术后侧位X线片；E、F. 术后CT显示椎弓根螺钉位置良好，经关节螺钉较好的穿关节突关节固定，长度适当

六、手术要点与陷阱

　　下颈椎经关节螺钉行颈椎后路固定，既可以单独使用（双侧均运用下颈椎经关节螺钉固定），也可以作为锚定螺钉结合钢板或棒联合固定，以进一步增强其稳定性。

　　关于下颈椎经关节螺钉的进钉点和进钉方向，有不同的见解。Takayasu等采用侧块中线作为进钉点。螺钉向前侧、尾侧倾斜：与侧块冠状面呈60°～80°角（垂直于颈椎关节面），平行于矢状面。他们认为，椎动脉和颈神经根位于侧块的前方，仅留一个螺纹在下关节突的前方是安全的。他们使用的螺钉长度为10～18mm。Dalcanto等在进行下颈椎经关节螺钉生物力学实验提出，螺钉植入的进钉点为侧块中点下2mm，方向向尾侧倾斜40°，向外侧倾斜20°。这与Klekamp等采用的螺钉植入技术基本相同。

　　不管采用何种下颈椎螺钉植入技术，都必须考虑到植入的安全性及安全范围。围绕此点进行的相关研究很多。Ebraheim等经过精确的解剖研究发现，在运用Roy-camille或Magerl技术时，如水平面上向外侧角度小于15°均有损伤椎动脉的可能。Barrey等运用解剖研究方法分别测量了Roy-camille和Magerl技术中侧块螺钉安全区的范围，并测量其矢状位安全角（sagittal safety angle，

SSA）。测量结果表明，下颈椎运用Roy-camille技术时，其矢状位安全角15.8°，而运用Magerl技术时，为18.7°。An和Gordin建议螺钉的植入角度在水平面上应向外倾斜30°，这样可以减小椎动脉和神经根的损伤。颈椎椎间孔的前方为椎体和椎间盘，后方为关节突关节。神经根位于椎间孔的下半部分，其余部分为脂肪和小静脉。所以当下颈椎经关节螺钉植入时，与侧块螺钉一样有损伤神经根的可能。

运用下颈椎经关节螺钉也有其缺陷。首先，下颈椎经关节螺钉作为锚定螺钉结合钉板或钉棒系统使用时需要增加一个固定节段。其次，下颈椎关节面的解剖结构特点要求螺钉植入时向尾侧倾斜约40°，而由于受枕骨及头侧软组织的阻挡，靠头侧的C_2、C_3、C_3、C_4经关节螺钉植入时可能较为困难。再次，下颈椎关节突关节融合时关节软骨面去除存在困难，周围神经血管有损伤可能，螺钉植入时侧块也有损伤崩裂的危险。

七、并发症防范要点

经关节螺钉也存在着不足之处，由于螺钉在矢状面上有40°的尾倾角度，在靠近头侧的颈椎节段行经关节固定时，有时会因枕部的阻挡而使置钉相当困难。此外，由于下关节突皮质骨有限，进钉点应在侧块中心点偏内1mm，置钉应特别小心，不宜过快，如进钉点偏外下方有时会在钻孔时劈裂下关节突。另外，若进钉过于偏内，有损伤椎动脉可能；若过于偏外，则有损伤关节突关节，导致固定失败的可能。因此，笔者在临床中选用Klekamp技术，以侧块后方中心点进钉点应Klekamp技术以侧块中心点内侧1mm为进钉点，在矢状面上尾倾40°，在冠状面上外倾20°，相对安全，并能较多的握持下关节突的皮质骨。

（马维虎）

参考文献

［1］徐荣明，马维虎，刘观燚，等．椎弓根螺钉技术在下颈椎不稳的安全使用方法[J]．中华创伤杂志，2007，23：21-24.

［2］马维虎，刘观燚，徐荣明，等．颈椎后路经关节螺钉钢板内固定术在下颈椎骨折脱位中的应用[J]．中华创伤杂志，2007，23（1）：29-33.

［3］刘观燚，徐荣明，马维虎，等．下颈椎经关节突关节椎弓根螺钉固定的可行性[J]．中国脊柱脊髓杂志，2007，17（7）：539-542.

［4］刘观燚，徐荣明．下颈椎经关节螺钉固定临床应用的最新进展[J]．中国骨与关节损伤杂志，2006，21（11）：940-942.

［5］刘观燚，徐荣明，马维虎，等．下颈椎经关节螺钉固定研究进展[J]．中华创伤杂志，2006，22：873.

［6］马维虎，刘观燚，徐荣明，等．下颈椎经关节螺钉联合侧块或椎弓根螺钉固定的效果[J]．中华骨科杂志，2009，29（7）：615-619.

［7］袁文，贾连顺，倪斌，等．无脊髓损伤颈椎骨折脱位的外科治疗[J]．第二军医大学学报，2000，7（21）：468-471.

［8］马维虎，徐荣明. 一期前后联合手术固定治疗严重下颈椎骨折脱位[J]. 临床骨科杂志，2004，7（2）：142-144.

［9］Low HL，Redfern RM. C_1、C_2 transarticular screw fixation for atlantoaxial instability：a 6-year experience，and C_1、C_2 transarticular screw fixation-technical aspects[J]. Neurosurgery，2002，50：1165-1166.

［10］Ferrara LA，Secor JL，Jin BH，et al. A biomechanical comparison of facet screw fixation and pedicle screw fixation：effects of short-term and long-term repetitive cycling[J]. Spine，2003，28：1226-1234.

［11］Klekamp JW，Ugbo JL，Heller JG，et al. Cervical transfacet versus lateral mass screws：a biomechanical comparison[J]. J Spinal Disord，2000，13：515-518.

［12］Dal Canto RA，Lieberman I，Inceoglu S，et al. Biomechanical comparison of transarticular facet screws to lateral mass plates in two-level instrumentations of the cervical spine. [J]Spine. 2005，30：897-902.

［13］Takayasu M，Hara M，Yamauchi K，et al. Transarticular screw fixation in the middle and lower cervical spine. Technical note[J]. J Neurosurg Spine，2003，99：132-136.

［14］Takayasu M，Takagi T，Nishizawa T，et al. Bilateral open-door cervical expansive laminoplasty using hydroxyapatite spacers and titanium screws[J]. J Neurosurg（Spine 1），2002，96：22-28.

［15］Mc Afee JM，Bohlman HH，Ducker TB，et al. One-stage anterior decompression and posterior stabilization. A study of one hundred patients with a minimum of two years of followup[J]. J Bone Joint Surg Am，1995，77（12）：1791-8000.

第九章

置 钉 技 术

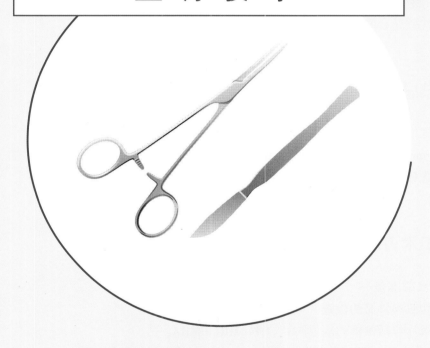

第一节　寰枢椎后路椎弓根螺钉置钉术

一、目的及意义

稳定并将寰枢椎融合于解剖位置上，重建上颈椎稳定性；便于早期康复。

二、适应证

1. 以下原因造成的寰枢关节不稳　①齿状突骨折（Anderson Ⅱ型和Ⅲ型）；②横韧带撕裂；③齿状突发育不全；④齿状突切除术后；⑤寰椎后弓切除术后；⑥恶性肿瘤。

2. 骨折不愈合　①齿状突骨折（Anderson Ⅱ型和Ⅲ型）；②后路寰枢椎融合失败术后。

3. C_1、C_2骨性关节炎。

4. 作为枕颈融合的一部分。

三、禁忌证

1. 寰枢椎椎弓根过小，影像学证实椎弓根直径小于4.5mm。

2. Jefferson骨折，单侧或双侧寰枢椎钉道有明显破坏（如严重爆裂骨折、肿瘤）。

3. 同侧优势动脉，对侧椎动脉无功能。

四、手术方法

（一）术前准备

1. 神经和肌肉骨骼的检查。

2. 术前摄片包括颈椎的X线平片、CT、MRI和MRA。

（1）平片应该包括颈椎正位、侧位、张口位和动态屈、伸侧位片。

（2）上颈椎的轴位、矢状位和冠状位薄层CT（1mm）是术前检查的重要部分，提供骨性解剖和相关损伤的准确、详细的资料，描述C_1、C_2椎弓根形态、椎动脉位置。

（3）MRI可以清楚显示软组织损伤，包括寰枢椎横韧带损伤、脊髓损伤，同时有助于辨别类风湿患者齿状突后方的血管翳，这些血管翳在齿状突向后平移时会压迫脊髓。

（4）术前的CT血管造影或MRA检查对于确定单侧优势或变异的椎动脉是必要的。

（二）麻醉

患者清醒时，在纤维光导镜引导下，经鼻气管内插管后，再插入经鼻胃管用于术中胃部引流。

安装体感诱发电位和经颅运动诱发电位监测，有助于术中神经活动功能监测。

（三）体位

患者取俯卧位，保持颈部处于中立位，Mayfield头架固定（图9-1）。所有骨性凸起均垫好，患者双上肢置于躯干两侧并用绷带将其固定牢靠。C形臂机透视定位，必要时适当调整头部，使寰枢椎复位。

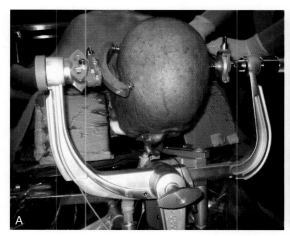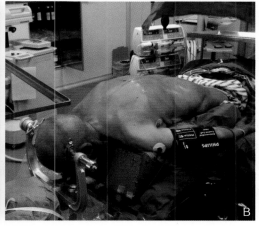

图9-1　手术体位
A. 保持颈部处于中立位，Mayfield头架固定；B. 双上肢置于躯干两侧并用绷带将其固定牢靠

（四）手术操作程序

1. 患者枕部、枕下部、颈后部备皮，后髂嵴区备皮供骨移植之需。颈部和后髂嵴区皮肤擦拭干净后，碘伏消毒，铺巾。选择枕骨结节至C_7棘突确定中线，用消毒标记笔自枕骨至C_3、C_4棘突作标记。在拟行手术的切口皮下注射0.5%利多卡因，在局部麻醉药内加入肾上腺素，按1∶100 000的比例稀释。

2. 用10号刀片沿中线从枕骨到C_3、C_4锐性切开皮肤。用电刀向深部切开皮下组织，并切开项韧带。沿中线切开项韧带可以在相对无血管的区域分离组织，并可以降低损伤枕大神经和第三神经的危险，放置自动牵开器，保证充分的手术视野（图9-2）。自中线开始，锐性切开C_1、C_2棘突顶部的骨膜。继续沿$C_2 \sim C_1$方向仔细进行骨膜下剥离，由中线开始，向侧方剥离。当侧方剥离时，使用骨膜

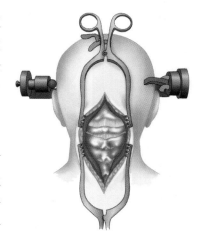

图9-2　切口显露

剥离器可以容易地剥离棘突旁的肌肉。在显露时，C_1椎弓中央的结构和C_2大而分叉的棘突可作为触摸标志。

3. 小心显露C_2的侧块，不要伤及C_2、C_3小关节的关节囊。在C_2峡部和椎弓根上面显露C_1、C_2关节。在环绕C_2神经的海绵状静脉丛附近分离会导致明显的出血，可以使用双极电刀、浸有凝血酶的明胶海绵有效的控制止血。向头端剥离直至显露枕骨大孔的枕骨下缘。

4. 用4号剥离器确定C_2峡部和椎弓根的内侧边界，C_2椎弓根钉的进钻点在C_2侧块的内上方1/4处（图9-3），用2mm高速磨钻在C_2椎弓根螺钉的进钉点打磨。

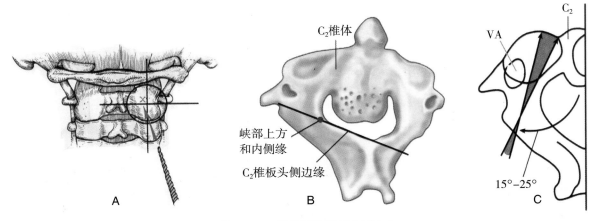

图9-3　C₂椎弓根钉进钉点及方向

A.进钉点；B.进钉方向；C.椎弓根钉进钉角度

5. 以C_2椎弓根上内侧面作为导向标志，进针方向内倾15°~25°，向上约30°，用神经剥离器探查枢椎椎弓峡部的上方和内侧缘进一步确认，用直径为2mm的手钻缓慢钻入椎弓根，根据手感确认钻孔在椎弓根内，用钝头椎弓根探子探查椎弓根四壁和底，确认通道位于椎弓根及椎体内、椎弓根骨性壁道完整，测量钻孔深度，钉道攻丝。

6. 寰椎椎弓根钉进钉点为寰椎后结节中点旁开约18mm与后弓下缘以上2mm的交点处（图9-4），用神经剥离器探查寰椎后弓内侧壁加以确定，进钉方向向上约10°，向内约15°。小心向尾侧牵拉C_2背神经根节，以暴露C_1椎弓根钉进钉点。用2mm高速磨钻在C_2椎弓根螺钉的进钉点打磨。用直径为2mm的手钻缓慢钻入椎弓根，根据手感确认钻孔在椎弓根内，用钝头椎弓根探子探查椎弓根四壁和底，确认通道位于椎弓根及椎体内、椎弓根骨性壁道完整，测量钻孔深度，钉道攻丝。

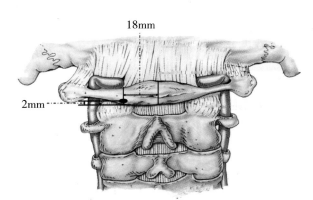

图9-4　C₁椎弓根钉进钉点

7. 钻孔及定位针位置需在C形臂机正位和侧位透视确认进针角度和方向正确。取相应长度，直径3.5mm双皮质椎弓根螺钉植入C_1、C_2椎弓根，C形臂机透视螺钉位置。选择合适长度连接杆，预弯后置入钉尾，拧入锁定螺母。如果C_1需要复位，在透视监视下调整头部位置进行复位。可以适度进行撑开或加压，固定锁定螺母。

8. 如果永久愈合需要植骨块，伤口内应放置湿润纱布以防止干燥。沿后上髂嵴切一长5cm斜行切口，切开皮肤、电刀分离皮下组织，下行至腰背筋膜和臀大肌筋膜汇合处，触及后上髂嵴，电刀剥离筋膜。用Cobb骨膜剥离器在髂嵴上方和外缘进行骨膜下剥离，用骨刀凿取一块三面皮质骨，修整成符合C_1和C_2之间的"门"形，去除植骨面皮质，备植骨用。

9. 清除寰枢间软组织，磨钻寰椎后弓、枢椎椎板和枢椎棘突的皮质骨以形成粗糙面。用钢丝从寰椎后弓的下方穿入，绕过后弓的前面从其上方穿出，取自体髂骨块植于寰椎后弓、枢椎椎板和枢椎棘突之间，将钢丝环形部绕过枢椎棘突，在植骨块背面拧紧固定，剪断过长钢丝（图9-5）。

10. 止血，冲洗伤口，取出拉钩，留置伤口引流管一条，逐层缝合伤口，敷料包扎。拍摄颈椎正位和侧位X线片，评价寰枢椎复位和内固定物植入情况。

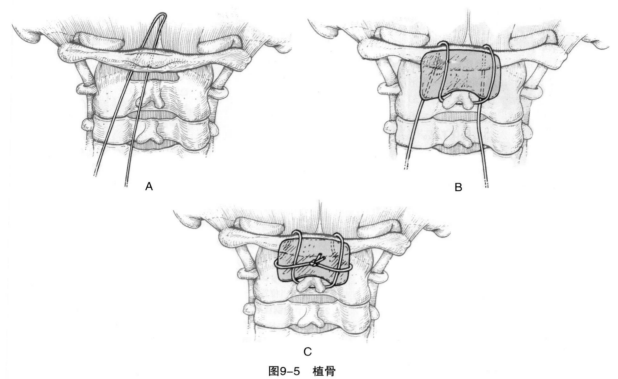

图9-5 植骨

A.用钢丝从寰椎后弓的下方穿入；B.绕过后弓的前面从其上方穿出；
C.将钢丝环形部绕过枢椎棘突，在植骨块背面拧紧固定

（五）术后处理

1.颈托保护下，移除Mayfield头架，将患者仰卧位移至病床上。送恢复室或监护病房进行术后恢复观察。

2.严密观察患者生命体征，给予脱水、预防感染、激素等药物治疗。

3.术后颈围保护3个月。

4.术后1周内颈托保护下拍摄颈椎正位和侧位X线片，术后6~10周拍摄颈椎过屈、过伸侧位X线片以确定稳定性。每间隔3个月拍摄X线片以确定稳定性和融合情况。

5.术后7~9个月进行CT检查以评价稳定性和植骨融合情况。

五、典型病例

典型病例的影像表现见图9-6。

六、手术要点与陷阱

1.C_2棘突是一个容易辨认的骨性标志，C_2棘突比C_1后弓位置更偏后，在剥离时可以用于定位。

2.C_2椎弓根向头侧方向延伸时需要向下暴露至C_3，以便于C_2椎弓根钉植入。

3.侧方剥离时不应超过C_1、C_2椎间小关节的外缘，以免医源性椎动脉损伤。

4.可以通过术前CT测量指导术中椎弓根螺钉长度和进钉方向。

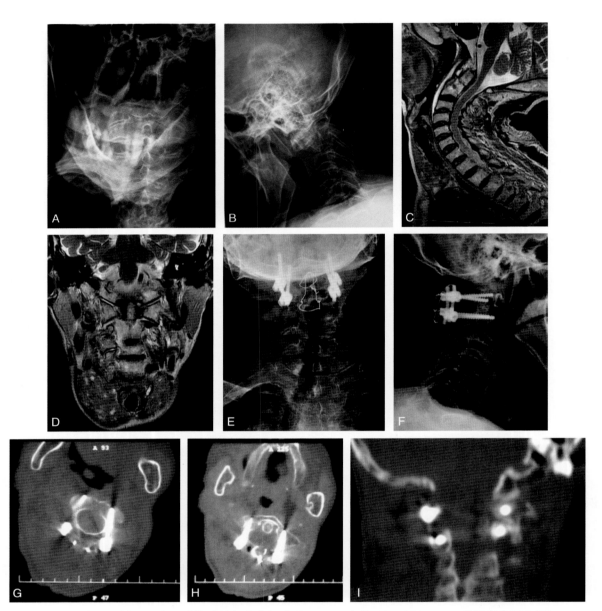

图9-6　患者，女性，82岁，外伤致颈部疼痛活动受限1天，术前X线正侧位、MRI片提示齿状突骨折、寰枢椎脱位并颈髓损伤。予C₁、C₂后路复位、植骨、椎弓根钉内固定术，术后X线正侧位及CT片提示椎弓根钉位置良好

A. 术前正位X线片；B. 侧位示齿状突骨折、寰枢椎脱位；C. 术前MRI；D. 术前MRI横断面；E. 复位、植骨内固定术后正位片；F. 术后侧位X线片；G~I. 术后CT示椎弓根钉位置良好

5. C₁、C₂后路椎弓根钉固定可以避免损伤C₁、C₂小关节，而且钉棒系统可以作为临时性的骨折固定，而非永久融合。最终内固定物将被取出，这样可以允许患者在骨折愈合后恢复寰枢椎运动。

6. 类风湿患者经常存在邻近寰枢椎区域的不稳，需要加大融合的伸颈角度。这个技术可以作为枕颈融合的一部分。

7. C₁后弓的完整性不是稳定固定所必需的条件。

8. 另一种C₁、C₂复位的方法是在矢状面将C₁螺钉比C₂螺钉植入更深，使C₂的钉尾高于C₁的钉尾。将垂直于C₂钉尾的螺杆锁紧，然后将C₁螺钉锁定在螺杆上，这样就可以向后提拉平移C₁。如果C₁需要向前移位，则按这项螺钉突出技术相反的顺序操作即可。

9. 螺钉位置不良可以导致螺钉把持力不足造成的潜在不稳，可以改用侧块和经椎板螺钉固定，或是术后加以坚强外固定如Halo-vest支具固定10～12周，可以提供充分的寰枢椎稳定以达到骨性融合。

10. 在C$_1$、C$_2$后方剥离时必须小心确定是否存在寰枢后桥或先天性弓状孔等骨性异常，因为后者易与C$_1$椎板混淆。

11. 术中椎动脉损伤是最严重的并发症，它可以造成严重的临床后遗症，包括脑干卒中。如果发生这种情况应立即取出螺钉，受损区可用足够大的可吸收明胶海绵填塞，也可用骨蜡压迫止血。在周围骨骨化后，也可以请血管外科医生直接进行微血管修复。无论采用何种方法压迫止血，术后都应该进行血管造影以评价椎动脉的完整性。

12. 植骨融合的方法还可以采用Brooks等融合术等方法。

七、并发症防范要点

1. 暴露枢椎峡部的过程中，严格进行骨膜下分离，可以避免硬膜外静脉丛和关节后静脉丛的损伤。

2. 如果发生硬脊膜漏，应直接缝合硬膜，或者用纤维胶关闭。

3. 椎弓根钉穿入横突孔可以造成椎动脉破裂、动脉壁分层、假性动脉瘤或动脉闭塞。即使没有直接穿入动脉壁，螺钉的螺纹也可以在正常的搏动下接触动脉并造成损伤。如果在术中或术后发现这一问题，螺钉应被取出以降低颈动脉损伤的危险。

（林宏生　吴　昊）

第二节　下颈椎椎弓根螺钉置钉术

一、目的及意义

恢复并维持颈椎矢状面的解剖序列，重建颈椎稳定性，提高融合率，便于早期康复。

二、诊断

X线正侧位片可以观察颈椎骨折脱位及畸形的情况，测量颈椎椎管矢径/椎体矢径的比值；CT检查可明确是否有来自椎管后方的骨性压迫，或肿瘤的位置；MRI检查可以看到颈椎软组织损伤的情况、椎管的狭窄程度、肿瘤的位置。

三、适应证

1. 颈椎椎体骨折脱位，尤其适用于三柱受损的不稳定性骨折脱位者、椎板关节突骨折并压迫脊髓者以及伴有颈椎管狭窄症者。

2. 颈椎肿瘤及颈髓肿瘤，行肿瘤切除后颈椎不稳者。

3. 颈椎后突截骨矫形及其他手术或疾患引起颈椎不稳定者。

4. 颈椎退行性失稳伴椎管狭窄者。

四、禁忌证

椎弓根不完整者；脊髓前方压迫需要解除者；骨质疏松者；感染者。

五、手术方法

（一）术前准备

X线片、CT扫描明确是否具备椎弓根螺钉固定的条件。颅骨牵引使颈椎脱位尽可能复位。测量钉道长度、水平面的夹角（β角）和矢状面的夹角（α角）等参数，确定在侧块的进钉点、进钉方向及选择适当的螺钉。MRI检查明确颈脊髓受压部位和程度，决定是否减压。在气管插管和翻身至俯卧位过程中必须保持颈部的稳定。

（二）麻醉

采用气管插管全身麻醉或局部浸润麻醉。

（三）体位

取俯卧位，头额部置于可调式马蹄形头架上，胸前两侧垫八字形软垫，以保持胸腹部免受压迫而影响呼吸。根据手术需要，头颈部的位置可取屈曲位、中立位或伸展位。

（四）手术操作程序

1. 切口和显露　根据所需显露范围大小决定切口的长短，通常取自发际上1.0cm处至T_1棘突连线的正中纵行直切口。切开皮肤和皮下组织，显露深筋膜。将项韧带自上而下做正中切开，从正中线切开颈项诸肌。根据棘突分叉的特点，切削肌肉附着点时按其形态进行，既可减少出血，又很少遗留肌肉组织。在每节椎板剥离后立即用干纱布条填塞止血，椎板剥离范围一般不超过关节突外侧缘，以避免损伤椎动脉。两侧椎板显露后，用自动拉钩固定，将残留肌纤维组织彻底切除。

2. 骨折脱位复位　对关节突交锁的颈椎脱位患者应首先复位。台下助手调整颅骨牵引方向，使之在屈曲方向上逐渐增加牵引重量。同时，术者用巾钳牢固地夹住向前移位的棘突基部，并轻轻向头端牵引。两种牵引力使交锁的关节缓慢地解锁。当关节解脱时，即将牵引改为过伸位，并将巾钳向后提拉。当下关节突下缘处于上关节突后上方时，减轻颅骨牵引重量，并轻轻向尾端牵拉手中的巾钳，使之完全复位。复位之后，用C形臂机透视，证明其完全复位之后，使颈椎维持伸展位。此时，可行内固定及植骨术。没有交锁的颈椎半脱位或全脱位，可于手术前行颅骨牵引，也可于术中牵引复位。术中用颅骨牵引维持复位，并行内固定和植骨术。

3. 关节脱位合并上关节突骨折时，骨折片往往向前移位，压迫神经根。在显露椎板及关节背侧面之后，于骨折的关节内侧切除相邻的部分椎板及下关节突，显露受压的神经跟及骨折片。取出骨折片，再按照上述方法复位。椎板骨折压迫脊髓，或需行椎管内探查时，应行适当范围的椎板切除。

4. 内固定和植骨融合　$C_3 \sim C_6$椎弓根进钉点为侧块背面的中上1/4水平线与中外1/4垂直线的交点；C_7椎弓根的进钉点为侧块垂直线中线与中上1/4水平线交点偏上方。置钉可采用谭氏"管道疏通法"：用一锐利手椎开口，扩大皮质后，以刮匙刮除侧块内松质骨，寻找到椭圆形椎弓根入口，换用小刮匙沿椎弓根松质骨向深层内刮，然后以直径2mm手椎在C形臂机监视下，小心椎入椎弓根内，进钉角度为$C_3 \sim C_6$与矢状面

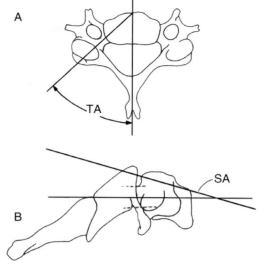

图9-7　椎弓根外展角TA和矢状角SA
A.椎弓根外展角；B.矢状角

呈40°～45°，水平面与上下终板平行（图9-7）。C形臂机监视下进一步确定进钉方向，确定无误后可植入椎弓根钉。进钉后先用骨刀切除需融合节段双侧突间关节面，于侧块表面制造粗糙面，安装预弯后的钛合金棒。取髂骨松质骨植入关节突关节背侧。

5. 关闭切口　放置乳胶引流管后逐层缝合关闭切口。

（五）术后处理

1. 手术室内正位和侧位X线透视或摄片。

2. 引流管留置48h或直至8h内引流量小于30mL。

3. 术后应用抗生素。

4. 术后第二天可坐起、下地。

5. 术后颈部制动根据内固定牢固程度而定。如果前柱完整，内固定坚强，筋需要软围领保护3周；如需加强保护，可以使用硬质围领保护6周；如果固定不坚强而且小关节或前柱不完整，建议使用Halo头环背心制动。

6. 限制运动直至融合，避免提取重物、体力劳动、颈椎屈曲、扭转等。鼓励行走。

7. 分别在术后2周、6周、3个月和6个月时摄X线正侧位片复查。

六、手术要点与陷阱

1. 颈椎椎弓根走行方向、直径大小、长度等变异性较大，男女不同，即使同一人左右也不尽相同，因此螺钉植入前的CT影像学测量十分重要，从中了解椎弓根的个体情况，减少并发症的发生。

2. 螺钉植入时应注意以下几个方面。

（1）螺钉的进针点和进针方向应参照上述定点、定向方法以CT测量为依据，椎弓根钉刺入前应在X线透视下（正侧位）确定刺入点正好位于椎弓根入口处的正后方。

（2）于确定好的进针点用手钻钻去骨皮质部分后用小锐利匙向内向前刮除松质骨，探针确认前方及四面均为骨壁时方可拧入螺钉。

（3）因椎弓根螺钉的螺纹是嵌在椎弓根皮质上的，所以螺钉的直径应合适，直径过大会损伤椎弓根，过小螺纹没有嵌入皮质骨内容易脱出、松动；螺钉过长会穿出椎体前缘损伤其他组织器官，过短将影响螺钉的把持力。椎弓根螺钉应不短于关节突椎弓根长度，不长于椎弓根轴线全长，直径应选用相应节段椎弓根的宽度略窄而较其松质骨宽度略宽的螺钉。国人常用长度为25mm，直径3.0～4.5mm。

3. 使用体感诱发电位监测可以帮助确定术中神经、脊髓损伤。

七、并发症防范要点

1. 脊髓、神经根损伤　少见，主要由于椎弓根钉穿破椎弓根而致，从椎弓根上方和内侧穿出比从下方穿出更易损伤神经。

2. 椎弓根孔道出血的处理　出血原因一是椎弓根孔道内或椎体内大的静脉窦或血管出血；二是穿破了椎弓根而伤及了其外侧横突孔内的椎静脉。此时用骨蜡封住椎弓根开口，或用一螺钉快速拧入孔道进行止血，血止后进行下一步操作。若二次探查并重新开孔仍有偏差并大量出血者则应打开其椎板显露椎弓根，观察进针方向是否正确，若正确则最后依其固定；若不正确则重新开孔道置入螺钉。

3. 椎弓根外侧壁穿破机会最多，其次是上侧壁和下侧壁，主要是因为置钉时，螺钉的外倾角度受到两侧软组织的阻挡所致，使其角度容易偏小，螺钉容易向外偏斜而穿破椎弓根外壁。因此切口要足够长，保证螺钉置入时有40°以上的外展空间；术中要行C形臂机正、侧、斜位透视，以确定椎弓根孔道的正确性，并重新确定进针点及进针方向，选用较前一钉略粗一号的螺钉置入。如果对是否进入椎弓根仍没有把握，则可将克氏针置入骨性通道的骨面一侧，再套入丝锥重新建立通道，或者切除同一侧部分椎板显露其椎弓根，用神经剥离器肉眼下探查其走向，依此确定椎弓根孔道走向而置钉。手术中根据个体情况及手术前所测数据仔细操作，掌握好进针点及进针方向是减少椎弓根破坏的关键。

4. 椎弓根通道因多次置入而粗大　更换粗一号的螺钉或孔道中植入一些松质骨骨屑。

5. 硬脊膜损伤　应当在损伤后及时诊断，如有可能应进行修补。

（刘　峻）

第三节　颈后路侧块螺钉置钉术

一、目的及意义

在需要进行颈后路的椎板减压、椎板成形术或颈椎的骨折脱位进行后路的切开复位的同时，如需采用固定融合，颈后路侧块螺钉固定手术是一项比较理想的选择。同时，进行颈后路单开门椎管扩大成形术时，采用侧块螺钉锚定技术固定开门的椎板，可较好地维持椎板的开门状态，同时在一定程度上可能可以减轻颈后路手术后出现的颈项部酸痛不适等轴性症状。侧块螺钉技术操作相对简单，损伤脊髓神经根及椎动脉的并发症较少，在临床上有较广泛的应用价值。

二、适应证

颈后路侧块螺钉固定技术适用于需要进行从后路进行颈椎固定融合的各种情况。

1. 颈椎骨折脱位，从后路切开复位的同时可进行侧块固定。

2. 各种原因导致的颈椎后凸畸形，包括外伤性、退变性、先天性等原因，从后路矫形的同时可进行后路的侧块固定。

3. 伴有颈椎管狭窄、颈椎后纵韧带骨化的脊髓型颈椎病，同时伴有颈椎不稳定者。可在进行后路椎板成形术的同时行侧块固定。

4. 颈椎和颈髓部肿瘤后路切除后存在颈椎不稳者。

5. 颈后路单开门椎管扩大成形术时，可用侧块螺钉锚定技术固定开门的椎板。

三、禁忌证

严重骨质疏松，颈椎侧块骨折或损伤。

四、手术方法

（一）术前准备

同一般的颈后路椎板成形术。

（二）麻醉

气管内插管全麻、肌松应当充分。

（三）体位

俯卧位，胸部及髂部垫软枕，腹部悬空。头侧抬高20°～40°，颈部稍屈曲，以利于术中显露。头部可用Mayfield专用头架固定；也可将额部置于颈后路手术头枕上；可加用颅骨牵引，但头部仍需用胶布固定，否则术中操作时头部易于左右摇晃（图9-8）。

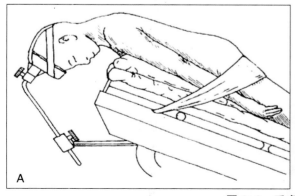
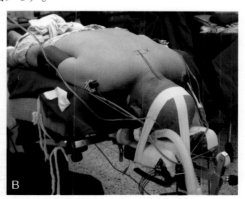

图9-8　手术卧位
A. 颈后路手术体位示意图；B. 头部用胶布固定

（四）手术操作程序

1. 第一步　手术显露过程同一般的颈后路手术。颈椎侧块体积不大，且前方有椎动脉及神经根通过，内侧有椎管及内容的脊髓，故准确置入颈椎侧块螺钉的关键是对侧块及比邻关系的熟悉，掌握准确的入钉点和进钉方向，并结合术中探查手感。

2. 第二步　侧块螺钉固定有钉板固定和钉棒固定2种。钉板固定时，由于受到固定板螺钉孔位置的影响，入钉点及入钉方向的选择有一定困难；而钉棒固定时可以先置入螺钉后安放固定棒，操作相对简单，建议初学者使用钉棒固定。另外还有在颈后路单开门椎管扩大成形术时，单独置入侧块螺钉锚定固定开门的椎板的技术。

3. 第三步　入钉点及进钉方向的选择。在欲置入侧块螺钉的节段，需首先显露侧块的上下内外边界，至少应当用神经剥离器探查清楚侧块的上下内外边界，从而确定侧块的中点，有利于确定入钉点。常用的侧块螺钉置入技术有Roy-Camille技术及Magerl技术。Roy-Camille技术的进钉点为侧块中点，方向为由后内侧指向前外侧，向外侧与矢状面成10°夹角。Magerl技术的进钉点为侧块中点内上2~3mm处，方向为向头侧与上关节突关节面平行，即冠状面头倾30°~40°，向外侧与矢状面成25°夹角（图9-9）。

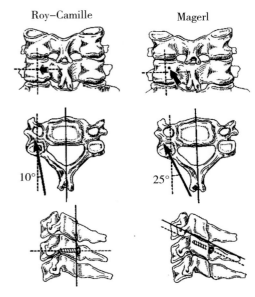

图9-9　两种侧块螺钉置入技术示意图

4. 第四步　先用尖椎刺破入钉点的骨皮质，再用φ2mm或φ2.5mm的限深钻头或克氏针，依不同的进钉方向徐徐钻入。依据不同的需要，可限定不同的钻头深度。如单独置入侧块螺钉锚定固定开门的椎板，则钻头深度控制在12~14mm即可，无需钻透对侧骨皮质；如需用钉板或钉棒固定，则需钻透对侧骨皮质，螺钉采用双皮质固定，钻孔时，需用测深器或椎弓根探子探查钉道情况。应当选用φ3.5mm松质骨螺钉，置钉前应当攻丝。

5. 第五步　侧块螺钉置入及钉板或钉棒固定后，对椎板切除或椎管扩大成形术的操作虽有一定的影响，但也应当在椎板切除、脊髓暴露前完成器械操作，否则，在椎板切除、脊髓暴露如有器械失手，则可能造成灾难性的脊髓损伤。

（五）术后处理

术后处理同一般的颈后路椎板成形术。

五、手术要点与陷阱

1. 准确确定入钉点的前提是准确确定侧块的上下内外边界，在有关节突增生退变时确定侧块的上下界较困难，应予注意。侧块的上界应以上关节突的下关节面来确定，而不是依靠上位椎的下关节突的下界来确定，必要时可切开侧块关节的关节囊来辨别。

2. 由于置钉方向与侧块呈较大的交角，找准入钉点后，要用尖椎在入钉点垂直于侧块的骨面而不是沿进钉方向刺穿骨皮质，否则尖椎易于在光滑的侧块骨面向外侧及头侧滑动；尖椎刺破骨皮质也应当足够深，否则钻头也易于在光滑的侧块骨面向外侧及头侧滑动，这样置钉时易于导致侧块的外侧骨折及螺钉松动。

3. 由于侧块体积狭小，如第一次钻孔或置钉时，入钉点及方向不良，往往难以重新调整，这时，要么放弃在该椎骨的该侧侧块重新置钉，要么改用颈椎椎弓根钉固定的方法。

4. 如进行侧块钉板或钉棒固定，应当有妥善的植骨。在拧入螺钉前，应当用刮匙及咬骨钳破坏侧块关节的关节面，在安放固定棒或固定板之前，应当在已经破坏了关节面的侧块关节的关节间隙中植入碎骨块。如果同时做椎板成形术，应当在椎板开门前，将门轴侧的椎板用磨钻或骨刀将其毛糙化，安放固定棒或固定板后，应在固定节段的椎板表面足量植骨。

六、并发症防范要点

1. 由于侧块螺钉远离椎管和脊髓，故由于置钉本身并不会导致脊髓损伤。如果螺钉方向向外倾斜不够，钉尖可能接近或进入椎动脉孔，但临床上极少有神经根及椎动脉损伤的报道。

2. 由于侧块体积狭小，如钻孔过于靠外，或反复多次钻孔，易于导致螺钉松动或侧块骨折，这时，要么放弃在该椎骨的该侧侧块重新置钉，要么改用颈椎椎弓根钉固定的方法。

（张　立）

第四节　$C_3 \sim C_7$后路椎弓根螺钉置钉术

一、目的及意义

1. 在颈椎不稳定或脊髓及神经根的减压术后提供有效的固定及融合。
2. 维持矢状面解剖顺序。
3. 便于早期康复。

二、适应证

1. 颈椎后柱骨折伴或不伴椎体骨折。
2. 颈椎非创伤性不稳，包括转移性肿瘤、类风湿性关节炎、小关节破坏等脊柱疾患。
3. 颈椎矢状位曲度改变的矫正，如椎板切除术后、创伤后的后凸畸形。
4. 神经根或脊髓减压术后节段性不稳。
5. 颈胸交界段的后路复位及固定。
6. 前路手术后的翻修。

三、禁忌证

1. 先天性椎弓根狭窄，椎弓根直径小于4.5mm。
2. 外伤或肿瘤导致的椎弓根破坏。
3. 同侧优势动脉，对侧椎动脉无功能。

四、手术方法

（一）术前准备

1. 神经和肌肉骨骼的检查。
2. 术前摄片包括颈椎的X线平片、CT、MRI和MRA。

（1）X线平片应该包括颈椎正位、侧位、张口位和动态屈、伸侧位片。X线斜位片可以显示对侧椎弓根的轴位图像，有助于确定椎弓根的内外径（图9-10）。

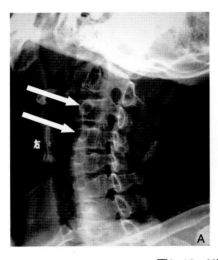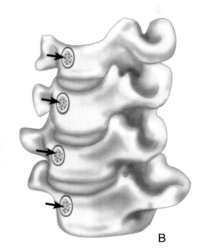

图9-10 X线片斜位

A. X线斜位片可以显示椎弓根的轴位像；B. 示意图

（2）CT扫描可以进行椎弓根的形态评估，有助于选择恰当直径、长度的螺钉以及观察钉道的横切面（图9-11）。

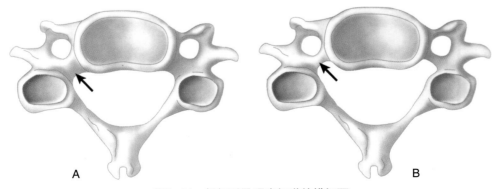

图9-11 螺钉以及观察钉道的横切面

A. 正常椎弓根；B. 先天性椎弓根狭窄

（3）术前的CT血管造影或MRA检查对于确定单侧优势或变异的椎动脉是必要的。图9-12显示的是横突孔不对称，椎动脉右侧优势性。如果左侧椎动脉缺失或者无功能时，右侧椎弓根禁行椎弓根钉固定术。

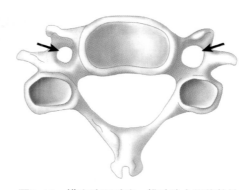

图9-12 横突孔不对称，椎动脉右侧优势性

（二）麻醉

患者清醒时，在纤维光导镜引导下，经鼻气管内插管后，再插入经鼻胃管用于术中胃部引流。安装体感诱发电位和经颅运动诱发电位监测，有助于术中神经活动功能监测。

（三）体位

患者取俯卧位，保持颈部中立，Mayfield头架固定。患者颈部保持"嗅闻"姿势，即保持上颈椎屈曲和下颈椎伸展（图9-13）。所有骨性凸起均垫好，患者双上肢置于躯干两侧并用绷带将其固定牢靠。

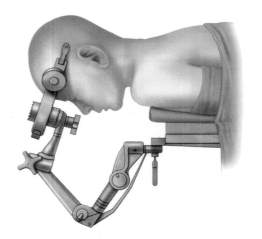

图9-13 手术体位

（四）手术操作程序

1. 患者枕部、枕下部、颈后部备皮，后髂嵴区备皮供骨移植之需。颈部和后髂嵴区皮肤擦拭干净后，碘伏消毒，铺巾。在拟行手术的切口皮下注射0.5%利多卡因，在局部麻醉药内加入肾上腺素，按1∶100 000的比例稀释。

2. 从枕后隆突到C_7的棘突做正中切口（如有必要）。沿项韧带切开，一直到棘突。紧贴骨质，用电刀从棘突剥离深层肌肉，在关节突外侧缘行骨膜下剥离。

3. $C_3 \sim C_7$椎弓根螺钉的进钉点位于侧块中点略微偏外侧处，并靠近头侧椎体的下关节面的下缘（图9-14）。用2mm高速磨钻在进钉点打磨。进钉方向外偏25°～45°，矢状面角度可以根据术中C形臂机透视椎体角度决定。用直径为2mm的手钻缓慢钻入椎弓根，根据手感确认钻孔在椎弓根内，用椎弓根探子探查椎弓根四壁和底，确认通道位于椎弓根及椎体内、椎弓根骨性壁道完整，测量钻孔深度，钉道攻丝。

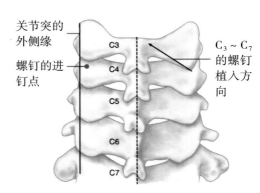

图9-14 $C_3 \sim C_7$椎弓根钉进钉点及进钉方向

4. 钻孔及定位针位置需在C形臂机正位和侧位透视确认进针角度和方向正确。取相应长度，直径3.5mm双皮质椎弓根螺钉植入椎弓根，C形臂机透视螺钉位置。

5. 选择合适长度连接杆，预弯后置入钉尾，拧入锁定螺母。可以适度进行撑开或加压，固定锁定螺母。止血，冲洗伤口，取出拉钩，留置伤口引流管1条，逐层缝合伤口，敷料包扎。拍摄颈椎正位和侧位X线片，评价内固定物植入情况（图9-15）。

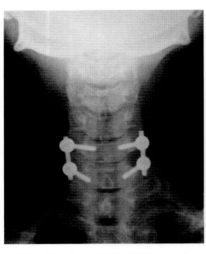
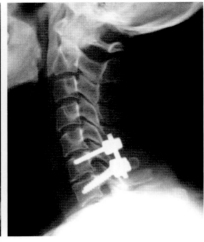

图9-15 C$_6$、C$_7$后路椎弓根钉内固定术后正侧位提示椎弓根钉位置良好

A.术后正位X线片； B.术后侧位X线片

（五）术后处理

1.颈托保护下，移除Mayfield头架，将患者仰卧位移至病床上。送恢复室或监护病房进行术后回复。

2.严密观察患者生命体征，给予脱水、预防感染、激素等药物治疗。

3.术后颈围保护3个月。

4.术后1周内颈托保护下拍摄颈椎正位和侧位X线片，术后6~10周拍摄颈椎过屈、过伸侧位X线片以确定稳定性。每间隔3个月拍摄X线片以确定稳定性。

五、手术要点与陷阱

1.通过触摸棘突，定位中线和两侧椎旁肌的分界，沿白色无血管区的项韧带显露，可以避免不必要的失血（图9-16）。

2.螺钉直径取决于术前X线、CT检查椎弓根宽度，以3.5~4.5mm为宜，多数患者可以使用3.5mm螺钉固定，但4.0mm和4.5mm螺钉对于粗大椎弓根而言固定效果较好。螺钉长度取决于术前影像学和术中测量的结果，以18~24mm为宜。

3.螺钉轨迹偏外或垂直有损伤椎动脉的危险，偏内可能会损伤脊髓，向头侧或是尾侧偏移可能损伤神经根（图9-17）。颈椎椎弓根靠近椎动脉的皮质较薄。与腰椎不同，颈椎神经根趋向于对应的椎弓根的头侧面，因此椎弓根内下壁是相对安全的。

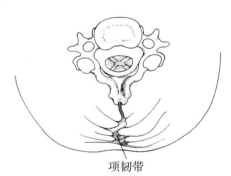

项韧带

图9-16 沿项韧带显露

4.对于短节段的稳定和畸形矫正，使用限制性轴向移动的螺钉能够提供更坚强的稳定；而应用于长节段的固定，需部分使用非限制性螺钉。

5.在C$_3$~C$_6$，关节突外侧的切迹可以大致标明椎弓根的水平，C$_7$椎体的椎弓根在切迹的略微偏向头侧。

6. 螺钉在横切面上的通道轨迹与同侧椎板几乎垂直。

7. 通过侧位片上终板和棘突的角度，以估计椎弓根矢状面的钉道轨迹（图9-18）。

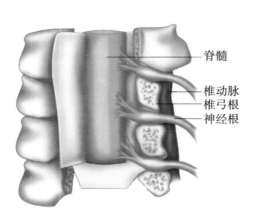

脊髓
椎动脉
椎弓根
神经根

图9-17 颈椎弓根毗邻解剖

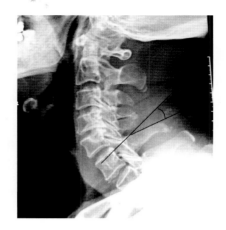

图9-18 根据棘突与上终板角度，估计进钉方向

8. 如果需要减压，应在植入椎弓根钉后进行，一方面减压前解剖标志清晰，置钉准确，同时能减少术中失血。

9. 可以采用计算机辅助导航技术提高置钉准确度。

六、并发症防范要点

（一）神经损伤

颈椎椎弓根钉植入应该在术中电生理监测下进行。术中采用躯体感觉和运动诱发电位监测，在椎弓根钉植入后，任何从基线电位出现的严重偏离都应该被看作是神经损伤的表现。如果术中脊髓监测出现明显改变，应立即取出内固定，改变置钉方向或改为其他固定方式（如侧块固定、椎板固定）。另外，脊髓损伤后应立即应用甲基强的松龙治疗，初始剂量30mg/kg，维持剂量5.4mg/（kg·h），维持应用23h。

（二）血管损伤

当一侧椎动脉在枢椎以下水平被损伤时，对侧椎动脉血供不足的患者就有可能发生脊髓梗死（Wallenberg综合征）的风险。临床上表现为同侧面部和对侧肢体感觉减退、眼球震颤、共济失调、同侧辨距障碍以及同侧Horner综合征。

处理：① 放弃对侧植入椎弓根钉，以防止损伤双侧椎动脉。② 止血方法主要包括止血粉、直接结扎、修补血管。术者在术前仔细了解患者颈部解剖结构，仔细分析影像学资料，测量椎弓根直径，严格掌握适应证，术中应用X线透视或计算机辅助导航系统辅助置钉。

（林宏生 吴 昊）

参考文献

［1］谭明生，移平，王文军，等. 经寰椎"椎弓根"螺钉内固定技术的临床应用[J]. 中国脊柱脊髓杂志，2006，16（5）：336～340.

［2］王东来，唐天驷，黄士中，等. 下颈椎椎弓根固定的解剖学研究与临床应用[J]. 中华骨科杂志，1998，18（11）：659-662.

［3］谭明生，张光铂，移平，等. 管道疏通法行颈椎弓根螺钉置入的研究[J]. 中国脊柱脊髓杂志，2002，12（6）：405-410.

［4］解京明，王迎松，张颖，等. 下颈椎椎弓根螺钉置钉技巧探讨[J]. 中国矫形外科杂志，2007，15（10）：745-748.

［5］Harms J，Melcher RP. Posterior C_1-C_2 fusion with polyaxial screw and rodfixation[J]. Spine，2001，26（22）：2467-2471.

［6］Jason P，Young BS，Paul H，et al. The ponticulus posticus：implications for screw insertion into the first cervical lateral mass[J]. Bone Joint Surg Am，2005，87：2495-2498.

［7］Wayne M，Gluf MD，Douglas L，et al. Atlantoaxial transarticular screw fixation：a review of surgical indications，fusion rate，complications，and lessons learned in 67 pediatric patients[J]. Neurosurg Spine，2005，2：164-169.

［8］Adebukola O，Larry TK，Simona B，et al. Anatomical considerations for cervical pedicle screw insertion：the use of multi planar computerized tomography measurements in 122 consecutive clinical cases[J]. Spine，2009，9：729-734.

［9］Abumi K，Shono Y，Ito M，et al. Complications of pedicle screw fixation in reconstructive surgery of the cervical spine[J]. Spine，2000，25（8）：962-969.

［10］Hasegawa K，Hirano T，Shimoda H，et al. Indications for cervical pedicle screw instrumentation in nontraumatic lesions[J]. Spine，2008，33（21）：2284-2289.

第十章

计算机辅助颈椎椎弓根螺钉置入技术

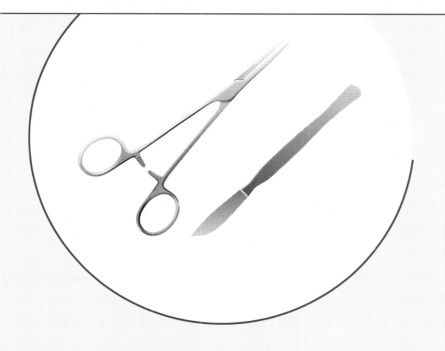

一、目的及意义

下颈椎椎弓根螺钉内固定技术在临床中的应用日渐广泛，但下颈椎解剖关系复杂，通过传统的解剖学知识进行椎弓根固定易损伤神经、血管，失误后可能造成极大的损害。因此如何安全有效地植入椎弓根螺钉一直是基础和临床应用研究十分关注的问题。

Abumi 等率先开始颈椎椎弓根内固定的研究及临床应用，并取得良好的疗效。目前国内外颈椎椎弓根螺钉植入的方法主要有3种：解剖标志定位法、椎板开窗椎弓根探查法、计算机导航定位法等。关于这几种方法的准确性，不同的学者得出的结论不一样。Luding 等依据解剖标志、椎板开窗、计算机辅助导航外科系统3种不同的外科方法在人尸体颈椎标本上置入椎弓根螺钉，观察椎弓根置钉的准确性，结果均显示计算机辅助外科导航组的置钉准确性最高；解剖标志定位法置入组严重穿破椎弓根皮质的发生率为66%，椎板开窗组为40%，而计算机导航辅助置入组为11%，后者穿孔几乎都发生在$C_3 \sim C_5$，穿孔的原因为计算机注册时可能出错。Kotani 等进行的临床试验证实导航技术优于手工钻入（皮质穿破率为1.2%对6.7%）。但Abumi 等回顾性评估颈椎疾患应用椎弓根螺钉固定系统治疗180 名患者的手术并发症，在CT 扫描上，仅有6.7%螺钉穿透椎弓根。其穿破率低于目前所有实验研究的结果。Steven 等比较了目前被认为准确率最高的导航技术和Abumi 方法，结果显示两者无统计学差异。因此，颈椎弓根钉定位方法的准确性依赖于个人经验和影像设备。

传统徒手法及椎弓根直视法需要术者丰富的经验进行椎弓根钉的植入，而且即使如此仍然存在较高的椎弓根穿破率。计算机辅助导航为脊柱椎弓根定位开辟了一个新的方向，从体外试验和临床应用研究均证明了该方法的准确性，同其他几种方法的比较性研究也证明了该方法提供了较以往临床经验无法比拟的准确性和多角度实时的信息。但也有报道在颈椎椎弓根的定位中，计算机导航的方法也无法真正得到绝对的准确性，仍然报道有较高的穿出率。而且脊柱椎弓根导航设备尚有以下缺点：① 该设备的价格昂贵，目前国内只有少数的大医院拥有，尤其中国为发展中国家，尚难以广泛推广；② 导航的使用需要一个学习周期，早期使用时椎弓根注册需要的时间较长，延长了手术时间；③ 椎体表面注册时需用邻近的椎体作为定位点，在患者手术时的体位变化容易产生误差；④ 设备体积大无法容纳入医院原有的手术室。因此，便有必要寻找一种全新的方法，能够提高椎弓根定位的准确性，同时使用方便、价格便宜、易于消毒、减少手术时间，尤其适合中国国情，能够使大多数的医院均能应用该技术进行脊柱椎弓根的精确定位。

通过将逆向工程原理（reverse engineering，RE）和快速成形（rapid prototyping，RP）技术的结合为脊柱椎弓根提供了一种新的方法。逆向工程是指根据已有的东西和结果，通过分析来推导出具体的实现方法。快速成形技术是一种集成计算机、数控技术、激光技术和新材料等新技术而发展起来的一种基于离散堆积成形思想的新兴的成形技术。该技术的发展为三维实物模型的制作提供了先进的制造方法。

采用快速成形技术制作脊柱实物模型，通过术前观察脊柱模型分析脊柱椎弓根的形态来进行术中椎弓根的定位，这种方法在国内外均有报道。虽然该方法可以在一定程度上了解脊柱椎弓根的解剖形态而辅助椎弓根螺钉的植入，但在临床使用时由于椎弓根螺钉的植入需要入钉点及进钉通道的正确对应，任何角度的偏移均可导致螺钉的不准确植入，因此即使术前准确了解了椎弓根的位置而由于人的误差实际无法提供椎弓根螺钉的精确植入。

采用制作快速成形个性化模板进行骨科手术的定位首先应用于髋膝关节，随后有报道应用于脊柱椎弓根的定位。关于快速成形个体化定位模板在脊柱椎弓根定位中的报道不多，但每个方法均不相同。英国的Berry等设计了4种V形的个性化脊柱椎弓根定位模板，通过尸体标本试验证明其中的2种模板能够提供颈胸腰椎椎弓根的准确定位，该方法的优点是不需要过多的软组织剥离。比利时的Goffin等设计了用于C_1、C_2固定的Magerl技术的定位模板，该模板设计了不同的夹具与棘突及椎板接触而达到模板稳定的目的，通过8具尸体标本试验证明了该方法的准确性，并初步应用于两例C_1、C_2不稳的病人，每个模板的花费是350美元，制作时间大约在1周。美国的Owen等建立了与颈椎后部结构表面吻合的颈椎椎弓根定位模板，由于接触面增大提高了模板的稳定性，尸体标本试验证明该方法具有很高的准确性。澳大利亚的D'Urso等先制作了脊柱的快速成形模型，在模型上进行椎弓根钉的定位，然后通过丙烯酸酯材料覆盖于模型和椎弓根钉，制作出椎弓根定位模板，用于脊柱椎弓根的定位。国外关于脊椎椎弓根定位模板的研究尚处于起步阶段，进行了一些摸索性的试验，虽然体外试验的结果令人鼓舞，但许多问题没有解决。例如D'Urso的定位器设计结构粗大，没有考虑临床应用中手术开放区的影响，笔者在讨论中也认为由于手术区暴露的问题，该模板并不适合所有的病人。在如何精确定位方面，由于定位器与椎体之间在定位过程中，存在相对移动的可能性，如何利用手术开放区椎体的解剖结构特征进行定位和固定，保证手术过程中的稳定性是一个迫切需要解决的问题。同时这些模板设计的主要缺点有没有术前椎弓根通道的合理计划、模板体积过大、制作时间长、缺乏足够的稳定性等问题而限制了该方法的临床应用，所以国外的临床报道很少。

笔者将现代影像学、计算机三维重建、逆向工程（reverse engineering，RE）原理及快速成形（rapid prototyping，RP）技术相结合，设计了一种新型的颈椎椎弓根置钉导航模板。

二、颈椎椎弓根导航模板的设计及手术方法

（一）导航模板的设计

1. CT原始数据与椎骨三维模型的建立　术前采集患者的CT影像数据，层厚0.625 mm，以dicom格式保存。将CT连续断层图像数据导入三维重建软件Amira 3.1，首先灰度分割提取颈椎边界轮廓信息区，然后应用区域分割再次提取颈椎信息区，采用系统默认的最佳重建模式三维重建颈椎椎体模型，以STL格式导出模型（图10-1）。

2. 椎弓根进钉通道三维分析方法　在UG Imageware 12.0（EDS，American）平台打开三维重建模型。提取椎弓根表面轮廓，将椎弓根沿平面法向确定其正投影区，拟合正投影区内边界线，拟合

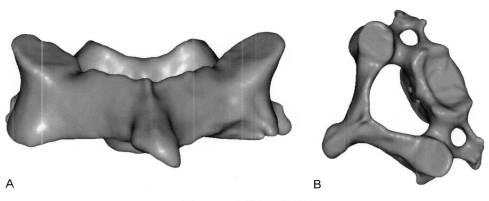

A   B

图10-1　C_3椎体三维模型

其内切圆、椭圆，再获取椭圆一定垂距的内偏置曲线。沿方向分别将内边界线、内切圆、椭圆投影到椎体和椎板表面。内边界投影曲线之间的放样曲面为该方向椎弓根进钉通道，内切圆投影曲线之间的放样曲面为该方向最大螺钉通道，拟合椭圆投影曲线之间的放样曲面为该方向近似进钉通道，内偏置曲线的投影曲线之间的放样曲面为该方向近似轴线通道，平移内切圆心之间的直线为该方向最佳轴线。内切圆圆心在椎板的对应点为该方向在椎板的最佳进钉点，设计椎弓根的最佳进钉钉道（图10-2）。

3. 进针模板的建立　根据颈椎椎板后部的解剖形态，在Imageware12.0中建立与椎板后部解剖形状一致的反向模板，将模板与椎弓根钉道拟和，建立虚拟的颈椎椎弓根导航模板（图10-3）。

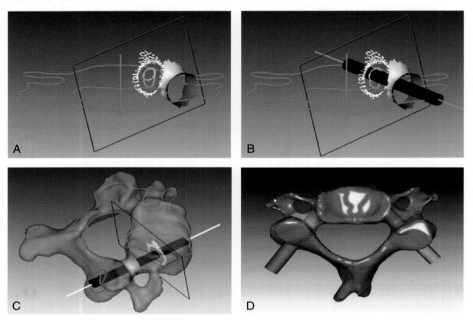

图10-2　椎弓根钉道的分析
A. 椎弓根及其正投影；B. 椎弓根投影的最佳进钉通道；C. 椎弓根进钉通道（透视图）；D. 双侧椎弓根进钉通道

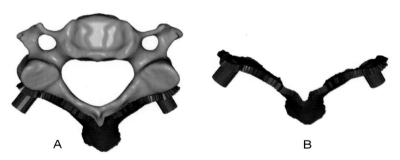

图10-3　颈椎椎弓根导航模板
A. 导航模板和椎体具有精确的贴合性；B. 导航模板的三维模型

4. 导航模板的制作　利用光敏树脂材料，通过激光快速技术（SLA）将模型和模板同时制作出来，体外将模板和椎体贴合，进行颈椎椎弓根进针模拟，观察模板的准确性。利用激光RP技术将椎体和导航模板同时制作出来（图10-4A）；模板和椎体的后部完全贴合（图10-4B）。根据模板的导向置钉，具有很强的准确性。通过将制作的椎体和导航模板相贴合，利用导航孔植入克氏针（图10-4C）。证实了导航模板的准确性（图10-4D）。从CT扫描、椎弓根导航模板的设计到实物模型的建立，需要3天的时间。

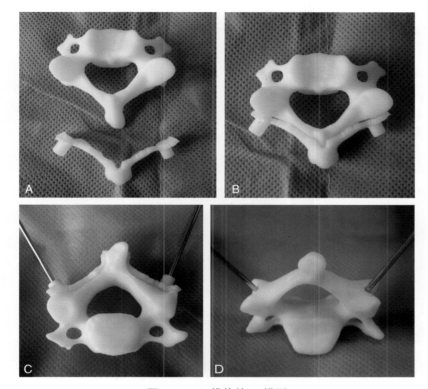

图10-4　C₃椎体的RP模型
A. 椎体和导航模板的实物模型；B. 椎体后部和导航模板具有很好
的贴合性；C. 利用导航孔植入克氏针；D. 克氏针位于椎弓根内

（二）手术方法

全麻，患者俯卧位，维持颈椎中立位，后正中入路，充分显露拟手术节段后方结构至双侧小关节突外侧缘。患者后方解剖结构显露清楚后，将导航模板和定位椎体的后部相吻合，然后用手钻通过导航模板的导航孔钻探椎弓根螺钉通道，置入椎弓根螺钉（图10-5）。

三、手术要点与陷阱

文献报道均证实下颈椎的解剖变异非常大，利用统一的进钉标准显然是不当的。一些作者对颈椎弓根置钉点、方向等进行了描述，但颈椎弓根形态学变异很大，每例手术均应根据每个椎弓根实际X线和CT测量结果来置钉，才能提高手术成功率。虽然许多作者对于如何获取个体化的数据进行了探讨，但是如何在术中将这些测量的数据精确的应用于椎弓根的定位未见有好的办法。笔者通过术前获得颈椎的个体化数据，并直接将个体化的数据制作成导航模板，极大地提高了手术成功率。尤其是RP技术的应用搭起了计算机虚拟技术和临床实际应用之间的一座桥梁，为椎弓根个体化实际应用提供了基础。椎弓根导航模板由于体现了个体化设计制作的原理，同时采用单椎体设计，在手术时不会因为体位的变化而影响模板的准确性，避免了红外导航多椎体注册在体位变化时对于准确性的影响。同时利用导航模板大大减少了透视的次数，每例患者仅需在手术完成时透视1次，观察椎弓根钉的位置即可。同时不需要对于椎板进行研磨，寻找椎弓根，减少了手术时间，提高了椎弓根钉的固定强度。个体化制作的导航模板一般需要3～4天左右，完全可以满足临床手术的时间。

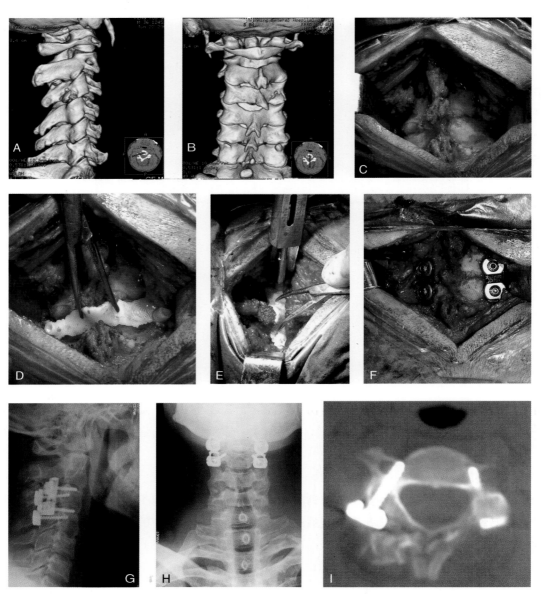

图10-5　C₃、C₄单关节脱位椎弓根内固定术

A、B. 术前颈椎CT三维重建正侧位片；C. 后路暴露C₃、C₄椎体后部椎板；D. 将导航模板和椎体后部贴合；
E. 利用导航孔进行椎弓根定位；F. 术后椎弓根钉板固定完毕；
G、H. 术后X线片显示固定良好；I. 术后CT扫描显示良好的椎弓根位置

从设计、生产及使用模板的过程中发现，有几个环节影响模板的精确性，同时可能影响手术的准确性。

1. 在建立椎体三维模型的过程中可能出现误差，影响脊柱三维重建质量的因素主要有CT扫描的层厚、层间距、螺距及轮廓的勾勒等。目前临床应用的64排CT层厚为0.625mm，完全可满足椎体三维重建的要求。主要的误差来自于椎体表面轮廓的勾勒，在这个环节需要丰富的重建经验。

2. 在RP生产过程中，必须对椎体三维模型进行STL格式化及切片分层处理，以便得到加工所需的一系列的截面轮廓信息，在进行数据处理时会带来误差。STL文件的数据格式是"棋盘状"的数据格式，它采用大量小三角形面来近似逼近实体模型的表面。从本质上讲，小三角形面片不可能完全表达实际表面信息，不可避免地产生弦差，导致截面轮廓线误差，所以应适当调整STL格式的转化精度。

3. RP的精度一直是设备研究和用户制作原型过程中密切关注的问题。影响RP精度主要有成型过程中材料的固化收缩引起的翘曲变形、树脂涂层厚度对精度的影响、光学系统对成型精度的影响等。一般来说，通过对上述环节的精度控制，目前RP技术的变形误差基本在0.1mm左右，完全可满足对于脊柱椎弓根定位的精度要求。

导航模板在术中应用时要注意：① 一定要将相应颈椎椎板后部及棘突根部的软组织剥离干净，同时避免破坏胸颈椎后部的骨性解剖结构，使模板能够紧密贴合于相应颈椎椎板后部及棘突上，否则会影响进钉通道准备的准确度；② 在通过导航模板进行钉道准备时，最好采用磨钻或电钻，尽量不使用手摇钻，这样可减少钻孔时的晃动，尽可能完全顺着定位导向孔方向准备进钉通道，力求达到模板设计的定位导航效果；③ 导航模板辅助置钉通道准备完成后，螺钉置入以前常规采用椎弓根探子对置钉通道的四壁和底部进行探摸，以确保置钉通道完全在椎弓根内，置钉完成后常规进行一次正侧位透视以验证椎弓根螺钉的位置是否正确，以最大限度保证手术安全。

四、典型病例

（一）计算机辅助个体化导航模板在Hangman骨折中的临床应用

Hangman骨折也称枢椎创伤性滑脱，系指枢椎上下关节突间部骨质在暴力作用下造成骨折，近年来由于交通事故和高处坠落等减速性损伤导致此类患者逐渐增多。随着对Hangman骨折认识的深入、手术技术的提高、内固定器械的发展，早期手术内固定治疗已被越来越多的脊柱外科医生所接受。近年来有报道直接经后路C₂椎弓根单节段或双节段固定治疗Hangman骨折，但由于经椎弓根固定存在潜在的脊髓及椎动脉损伤的风险，因此使用时风险较大。脊柱椎弓根置钉导航模板，为Hangman骨折后路经椎弓根固定提供了一种新的方法。

1. 导航模板的设计

（1）CT原始数据与椎骨三维模型的建立：术前采集Hangman骨折患者的CT（LightSpeed VCT，GE，USA）影像数据，扫描条件：电压120 kV，电流150 mA，层厚0.625 mm，512×512矩阵，数据以dicom格式保存。将CT连续断层图像数据导入三维重建软件MIMICS 10. 01（Materialise company，Belgium），首先灰度分割提取椎体边界轮廓信息区，然后应用区域分割再次提取颈椎信息区，采用系统默认的最佳重建模式三维重建椎体模型，以STL格式导出模型（图10-6）。

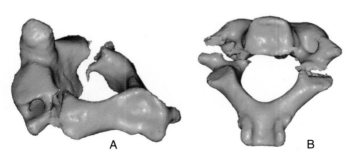

图10-6 Hangman骨折的三维重建模型

A. 侧面观；B.下面观

（2）椎弓根导航模板的建立：在UG Imageware12.0（EDS，American）平台打开三维重建模型。根据三维模型进行C₂及C₃椎弓钉的设计，保证C₂及C₃椎弓根钉位于椎弓根内，然后根据椎板后部的解剖形态，建立与椎板后部解剖形状一致的反向模板，将模板与椎弓根钉道拟合，建立虚拟的颈椎椎弓根导航模板（图10-7）。

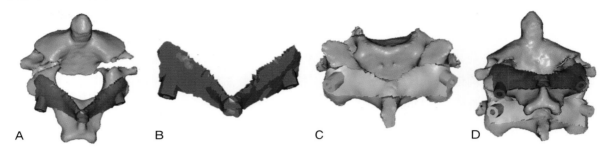

图10-7 导航模板的建立
A. 与椎弓根一致的导航模板和骨折的椎体三维模型；B. C₂导航模板的三维模型；
C. C₃椎体与导航模板的三维模型；D. C₂、C₃椎体与相应的椎弓根导航模板

（3）导航模板的制作：利用光敏树脂材料（Stereocol by Avecia，Manchester，UK），通过激光快速技术（SLA）将Hangman骨折及C₂、C₃椎体的模型和椎弓根导航模板同时制作出来，体外将模板和椎体贴合，观察模板和椎体后部的贴合紧密性，同时利用克氏针进行椎弓根进针模拟，肉眼观察克氏针是否位于椎弓根内，检验模板的准确性（图10-8）。

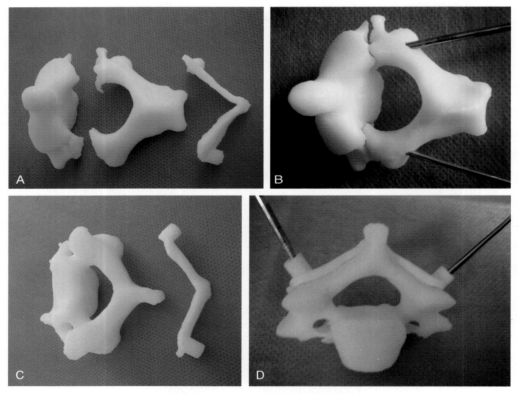

图10-8 RP实物模型的制作
A、B. Hangman骨折模型及术前肉眼观察导航模板的精确性；
C、D. C₃椎体及导航模板的实物模型及肉眼观察导航模板的精确性

术前将导航模板消毒后应用于术中，术中导航模板与暴露的椎板贴合紧密，稳定性好，所有椎弓根螺钉植入均顺利，术中和术后未出现血管和神经并发症。手术中仅需在术前及术中各透视1次，术后X线及CT随访发现椎弓根螺钉进钉部位和方向准确，长度和直径选择合适（图10-9）。

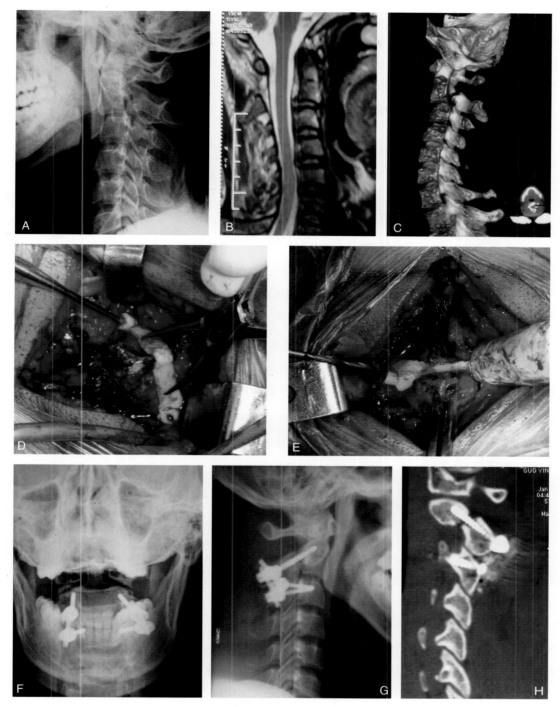

图10-9 男性，35岁，车祸致Hangman骨折

A~C. X线片、CT、MRI 显示 Hangman骨折；D、E. 术中利用导航模板
植入C_2、C_3椎弓根螺钉；F~H. 术后X线片、CT显示椎弓根位置良好

（二）快速成形个体化导航模板辅助枢椎椎板螺钉的置入

使用C_2椎板螺钉进行颈椎的后路固定是一种较新的技术，首先由Wright在2004年报道，由于C_2椎板宽大，螺钉固定可提供坚强的生物力学特性同时可避免椎动脉损伤，因此具有较高的实用性，有关C_2椎板螺钉的临床报道显示了较好的临床效果。Wright及随后的相关C_2椎板螺钉固定的方法均根据椎板的解剖标志进行螺钉的植入，存在侵犯椎管脊髓损伤的危险。因此笔者根据以往设计的快

速成形（rapid prototyping，RP）脊柱椎弓根置钉导航模板的方法，自2007年8月至2008年12月对5例需行枕颈融合的患者在导航模板的引导下进行了C₂椎板螺钉的置入，取得了较好的临床效果。

1. 进针模板的建立　　在UG Imageware 12.0平台打开三维重建模型，定位三维参考平面。设计椎板螺钉的最佳进钉钉道。提取椎板后部的解剖信息，在软件中建立与椎板后部解剖形状一致的反向模板，将模板与钉道拟合，观察钉道与椎弓根对应的准确性（图10-10）。

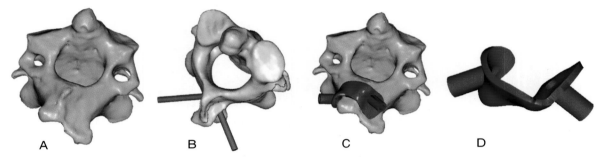

图10-10　导航模板的建立

A. C₂椎体三维模型；　B. C₂椎板螺钉通道的设计；　C. C₂椎体与相应的椎板导航模板；　D. C₂椎板导航模板的三维模型

2. 导航模板的制作　　利用光敏树脂通过激光光固化RP技术（SLA）将模型和模板同时制作出来，实物椎体和患者的椎体形态完全一致；将导航模板和C₂棘突紧密结合后，通过导航孔钻入克氏针，观察钻入的克氏针是否在椎弓根内，术前检验模型的准确性（图10-11）。

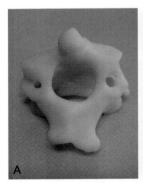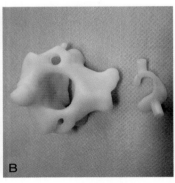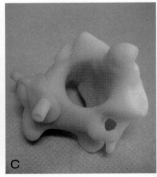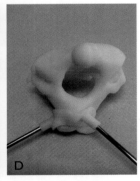

图10-11　RP实物模型的制作

A. C₂椎体RP模型；　B、C. 观察C₂椎体和导航模板的贴合性；　D. 肉眼观察导航模板辅助椎板螺钉植入的精确性

3. 术前将导航模板消毒后应用于术中，术中可见导航模板能与C₂棘突及椎板很好的贴合。在导航模板辅助下共置入11枚C₂椎板螺钉。本组病例没有出现脊髓、神经、椎动脉损伤等手术并发症。平均手术时间为180min，其中椎板钉的植入时间为2min。术中仅需手术完成后透视1次，透视次数较常规手术明显减少。所有病例均在手术后摄颈椎侧位X线片和CT，显示椎板螺钉进钉部位和方向准确，长度和直径选择合适，未见C₂椎板内外层皮质穿透（图10-12）。

（三）在上颈椎椎弓根钉植入的应用

椎体导航模板显示C₂双侧椎弓根畸形，最狭部仅1.6 mm，无法置入椎弓根螺钉，但C₂、C₃椎体融合，后部的解剖标志几乎完全消失，术前测量C₃椎弓根有4.2 mm，于是利用导航模板在C₂成功置入3.5 mm椎弓根螺钉，置入椎弓根钉板系统，术中透视显示椎弓根钉位置良好，术后5天CT断层扫描示椎弓根钉位于椎弓根内，未向横突孔和椎管内进入（图10-13）。

颈椎外科技术

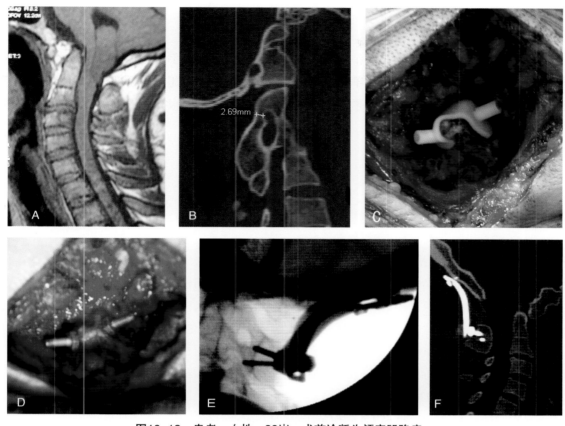

图10-12 患者，女性，38岁，术前诊断为颅底凹陷症

A. 寰椎与枕骨融合、C$_2$、C$_3$椎体融合、脊髓压迫；B. 椎弓根畸形；C、D.通过导航模板植入椎板螺钉；E. 术中透视；F. 术后CT显示螺钉的位置良好

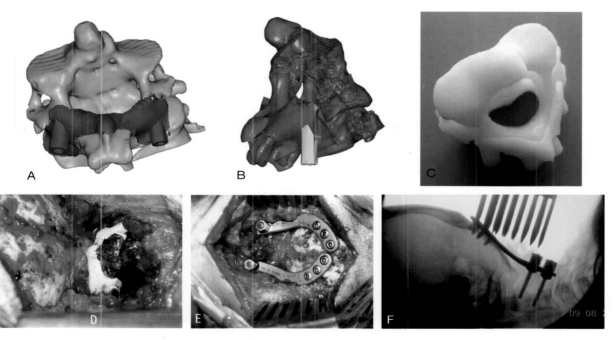

图10-13 患者，女性，52岁，术前诊断为颅底凹陷症，寰椎与枕骨融合，C$_2$、C$_3$椎体融合

A. 术前行椎体的三维重建及导航模板的设计显示右侧椎弓根变异，直径仅为3.5 mm；B. 椎弓根钉道分析及模拟；C. 椎体和导航模板的实物模型显示椎体后部和导航模板具有很好的贴合性；D. 行C$_2$椎弓根螺钉置入，置入导航模板与椎板紧密贴合；E. 放入枕颈融合钛板；F. 术中透视见钛板螺钉的位置良好

五、前景

该方法将解决临床上椎弓根螺钉植入盲目性和复杂化问题，使手术更加快捷及准确；随着激光快速成形机的普及，该项技术的费用不高，一般的患者均能接受。还可以将获得的实物模型用于教学及科研，为学生提供更直观的学习素材。该方法将成为脊柱椎弓根导航的一种替代方法，具有很好的应用前景。

（陆　声）

参考文献

［1］邱贵兴. 计算机辅助导航技术在骨科手术中的应用[J]. 中华骨科杂志，2006，26：651-652.

［2］陆声，张元智，徐永清，等. 脊柱椎弓根定位数字化导航模板的设计[J]. 中华创伤骨科杂志，2008，10：128-131.

［3］陆声，徐永清，张元智，等. 计算机辅助导航模板在下颈椎椎弓根定位中的临床应用[J]. 中华骨科杂志，2008，28（12）：1002-1007.

［4］Richter M，Amiot LP，Puhl W. Computer navigation in dorsal instrumentation of the cervical spine：an in vitro study[J]. Orthopade，2002，31：372-377.

［5］Kotani Y，Abumi K，Ito M，et al. Improved accuracy of computer-assisted cervical pedicle screw insertion[J]. J Neurosurg，2003，99：257-263.

［6］D'Urso PS，Williamson OD，Thompson RG. Biomodeling as an aid to spinal instrumentation[J]. Spine，2005，30：2841-2845.

［7］Sheng Lu，Yong Q. Xu，Yuan Z. Zhang，et al. A novel computer-assisted drill guide template for placement of C_2 laminar screws[J]. Eur Spine J，2009，18（9）：1379-1385.

［8］Gorek J，Acaroglu E，Berven S，et al. Constructs inc orporating intralaminar C_2 screws provide rigid stability for atlantoaxial fixation[J]. Spine，2005，30：1513-1518.

［9］Leonard JR，Wright NM. Pediatric atlantoaxial fixation with bilateral，crossing C_2 translaminar screws. Technical note. J Neurosurg. 2006，104：59-63.

第十一章

各种器械内固定技术

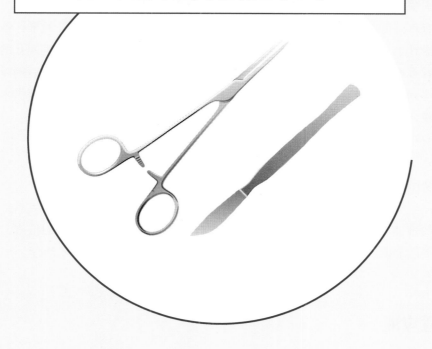

第一节　前路椎体次全切除钛笼植骨钢板螺钉内固定术

一、目的和意义

经颈椎前路椎体次全切除、钛笼植骨融合钢板螺丝钉内固定术具有减压和稳定脊柱的作用，可充分显露手术视野，除切除椎间盘和骨赘等致压物外，还可以扩大病变节段椎管的矢状径，解除发育性椎管狭窄的病理因素，达到彻底减压。能直接彻底切除压迫脊髓的椎间盘和骨赘，同时施行椎间植骨除去脊椎不稳的动力因素，术后功能受到的影响较小。该术式可以重建颈椎前柱，有效保持颈椎的生理弯曲度和椎间隙的高度，防止远期颈椎的不稳及后凸畸形，提升椎间孔的高度和容量，促进神经根性症状的恢复，同时避免了自体骨移植时的供骨区并发症，较传统的自体植骨有着突出的优点。

生物力学研究发现钛网较髂骨、腓骨、肋骨等具有更强的轴向应力负载作用，经椎体减压咬除的小骨块即能满足填充钛网，无需再取自体髂骨，钛网长度可任意截取，周壁多孔，其腔内的小骨块可通过周围壁孔和上下腔孔与非减压区骨质紧密接触，保证骨质的融合。

钛网具有良好的结构性支撑和界面稳定作用。钛网植入时，适当牵开颈椎，依靠其本身的撑开力可使椎间盘纤维环及前、后纵韧带处于紧张状态，增大椎管前、后径及椎间孔的容量，解除神经根压迫，后者有助于稳固钛网，即所谓的"撑开—压迫张力带效应"，植入后网笼和相应椎体能充分接触，并得到固定，使颈椎获得即刻稳定。但是，单纯的钛笼植骨并不能提供术后早期的足够的稳定，需要联合前路钢板螺丝钉固定，才能提供足够的早期稳定。

二、诊断

对拟进行椎体次全切除的患者，首先应该明确诊断，常规进行颈椎MRI检查，了解颈椎情况，确定是否为责任节段，要症状、体征同影像学检查都符合，方可考虑手术治疗。

三、适应证

1. 多节段脊髓型颈椎病，脊髓前方有明显致压物者。
2. 颈椎椎体爆裂性骨折伴或不伴脊髓压迫者。
3. 陈旧椎体爆裂性骨折伴脊髓压迫或节段件不稳定者。

四、禁忌证

1. 疼痛放射到颈前部者。

2.椎动脉解剖畸形者。

3.存在全麻禁忌证者。

五、手术方法

（一）术前准备

患者术前要练习手术体位，两肩胛部垫一枕头使颈椎轻度过伸位。教会患者自己用手向颈椎左右方向推移气管（右侧入路向患者左侧推移）以适应手术时牵拉气管食管。解除患者不必要的思想顾虑，并使其了解手术的主要操作程序，使患者发挥主观能动性，配合手术，同时也为术后恢复打下基础。

要求患者了解术后所应采取的体位，注意全麻后仰卧体位的呼吸道并发症，注意防治褥疮。前路手术一般出血不多，不必输血，手术前日还应做好备皮、麻醉前准备及药物过敏试验。术前半小时静滴抗生素预防感染，手术当天早晨要求患者禁食，术前排空大小便。

（二）麻醉

气管内插管全麻。

（三）体位

仰卧位，肩背部垫高，颈部略后伸（图11-1）。颜面部垂直向上或约偏向手术对侧，颈部两侧用沙袋固定。对于下颈椎的手术，术中可能出现肩部遮挡影响透视者，采用胶带固定双肩，并向远侧牵拉固定，以利于术中透视定位及透视了解内固定位置。

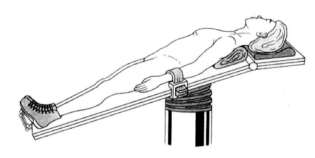

图11-1　颈椎前入路手术患者体位

（四）手术操作程序

1.切口、显露及定位　对于不准备切除2个椎体的手术可采用横切口，对于准备行3个节段（2个椎体切除）手术的患者，可采用顺胸锁乳突肌内缘纵切口。可根据触及的体表标志确定横切口的位置，通常舌骨相当于C_3和C_4椎体之间，甲状软骨相当于C_4和C_5椎体间，环状软骨相当于C_5、C_6椎间隙上方（见图11-2）。横切口长3~4cm，切口由中线或稍过中线开始，横向外侧，到胸锁乳突肌前缘或稍过前缘，不要向侧方延伸过多，否则术后会出现明显的瘢痕。切口可选用右侧入路（根据术者的习惯）。

根据术前确定的切口方向切开皮肤、皮下组织，直至浅筋膜，用电刀横向或纵向切开浅筋膜及颈阔肌（图11-3），显露深筋膜的浅层（封套筋膜），暴露的过程中

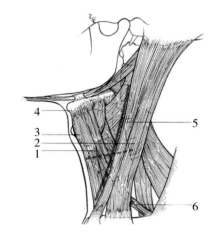

图11-2　颈椎前入路切口

1.环状软骨；2.C_6椎体；3.甲状软骨；
4.舌骨；5.胸锁乳突肌；6.肩胛舌骨肌

有时可能会遇到颈外浅静脉或肩胛舌骨肌，若影响手术操作，可结扎、切断（图11-4）。用有齿镊夹住封套筋膜，小心顺胸锁乳突肌内侧切开，然后用手指钝性分离，找到胸锁乳突肌内侧深层的潜在间隙，用手指在胸锁乳突肌的中点附近触摸，可触及颈动脉搏动，钝性分离，于动脉内侧分离，将动脉鞘及胸锁乳突肌牵向外侧，气管和食管牵向内侧，分离显露，直至椎体和椎间盘前方的气管前筋膜和椎前筋膜，两侧的颈长肌（图11-5）。用剪刀或电刀切开气管前筋膜和椎前筋膜（图11-6），并用花生米样棉球剥离显露椎体及椎间盘（图11-7）。可以看到突起的部分为椎间盘，用一根穿刺针扎入椎间盘定位（图11-8），注意：穿刺针不能太长，以免损伤后侧的硬膜或脊髓。

2. 撑开椎体　用颈椎椎体撑开器。于拟切除椎体的上位椎体的下方（下1/3）、下位椎体上方（上1/3）中央分别拧入撑开器螺钉（图11-9），在撑开螺钉上套入撑开器，向上下两端撑开（图11-10）。撑开椎体有利于恢复椎间隙高度，减轻对脊髓的压迫。并在行椎体切除时有利于操作。

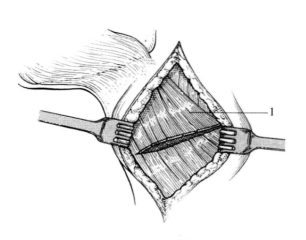

图11-3　切断颈阔肌

1. 颈阔肌

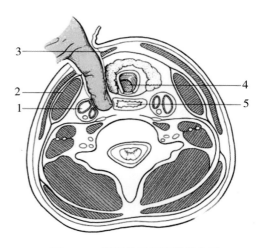

图11-4　横断位显示颈椎前入路

1. 颈动脉鞘；2. 胸锁乳突肌；
3. 颈阔肌；4. 气管；5. 食管

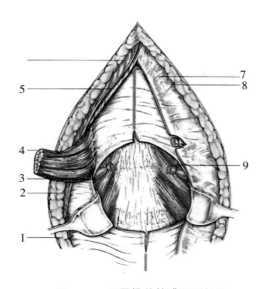

图11-5　显露椎前筋膜及颈长肌

1. 皮肤及皮下组织；2. 颈筋膜；3. 颈长肌；4. 切断的肩胛舌骨肌；5. 颈深筋膜；6. 颈阔肌；7. 胸锁乳突肌；8. 颈外静脉；9. 结扎的甲状腺下动脉

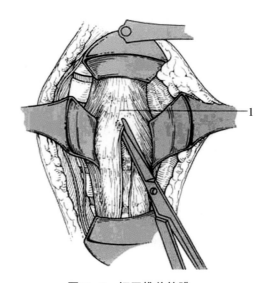

图11-6　切开椎前筋膜

1. 椎前筋膜

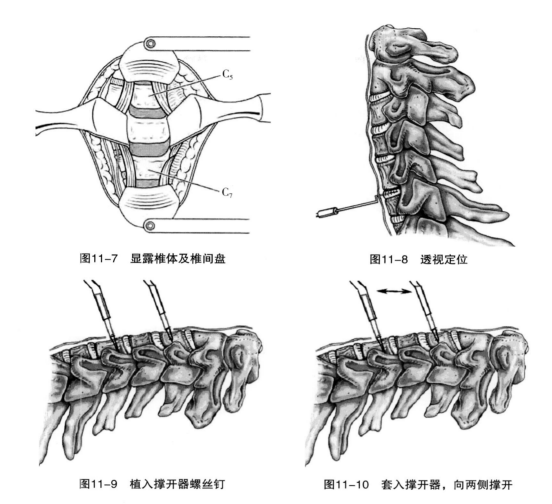

图11-7 显露椎体及椎间盘

图11-8 透视定位

图11-9 植入撑开器螺丝钉

图11-10 套入撑开器，向两侧撑开

3. 减压 确定病变椎体的上下方椎间盘，用尖刀切开纤维环。髓核钳取出椎间盘组织。用三关节尖嘴咬骨钳咬除椎体的前皮质骨和大部分松质骨（图11-11），减压范围以宽度为15～16mm左右（图11-12），也可以双侧颈长肌内缘作为减压的范围，可适当超过颈长肌内缘约1～2mm，但不能太向外侧，以免损伤椎动脉，接近椎体后缘时暂停；用磨钻将后方椎体磨除，留下菲薄的骨质（图11-13）。用刮匙将椎间盘和终板全部刮除，用神经剥离器分离出椎体后缘与后纵韧带间的间隙，伸入薄型冲击式咬骨钳逐一将椎体后缘皮质咬除（图11-14），此时形成一个长力形的减压槽。可见后纵韧带膨起。小心地用冲击式咬骨钳或刮匙将减压槽底边扩大、将致压物彻底切除（图11-15），如后纵韧带有瘢痕形成，可在直视下用神经剥离器钩住后纵韧带，用尖刀将后纵韧带切除，完成减压。

4. 钛笼植骨 调整椎体撑开器撑开的高度，使颈椎前柱的高度恢复正常，用魔棒或直尺测量要重建的椎体的高度（图11-16、图11-17），取直径13mm 钛网笼修剪成比测量所需的植入高度长1～2mm，将所切除椎体松质骨去除软组织并剪成骨粒，填入钛网笼。颈椎撑开器略撑开椎间隙将钛网笼嵌入椎间隙，使其复位，恢复颈椎曲度，后缘距脊髓约0.5mm 左右。松开椎体撑开器，使钛笼嵌紧，完成钛笼植骨（图11-18）。

5. 固定 钛笼植骨后的颈椎，现在多主张使用前路钢板固定。钢板固定可让颈椎取得即刻稳定性，便于术后护理和尽早恢复工作，同时，内固定的使用有利于植骨块的愈合，并在愈合的过程中维持椎体的高度，避免植骨块在愈合的爬行替代过程中塌陷。从而造成颈椎弧度消失。

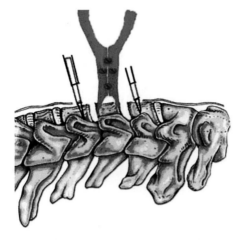

图11-11 三关节咬骨钳咬除椎体前方大部分

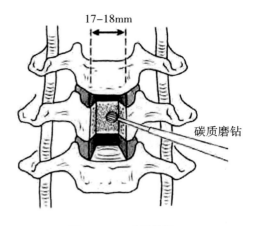

17-18mm

碳质磨钻

图11-12 减压范围

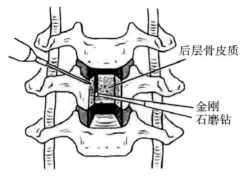

后层骨皮质

金刚
石磨钻

图11-13 用磨钻或刮匙处理椎体后侧部分骨质

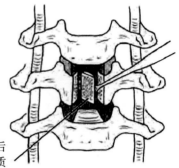

菲薄的后
层骨皮质

图11-14 用磨钻或椎板咬骨钳小心咬除
椎体后侧的骨质

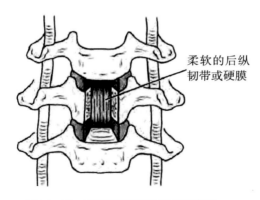

柔软的后纵
韧带或硬膜

图11-15 减压到后纵韧带或硬膜囊

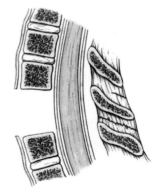

图11-16 减压到后纵韧带或硬膜囊

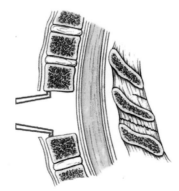

图11-17 测量所需植入钛笼长度

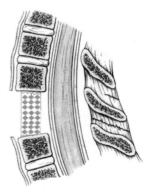

图11-18 钛笼植骨

钢板螺丝钉的固定，首先需要清理椎体前方，使其光滑，用咬骨钳或磨钻清除椎间隙前方增生的骨赘，否则，椎体前方突起的骨赘可是钢板前后摇动，或与椎体服帖不佳，容易出现术后患者感到咽部有异物感或吞咽困难。然后选取合适长度的钢板，最理想的钢板是刚好跨越需要融合的椎间隙的最短的钢板，上方的螺丝钉的入钉点以钛笼与上位椎体的下终板接触处上方1～2mm处，下方的螺丝钉的入钉点以钛笼与下位椎体的上终板接触处越近越好。将选取的钢板进行适当的预弯，然后上钢板。钢板放置重要的是如何是钢板位置居中，通常可通过双侧的颈长肌内缘来判断，也可采用触摸胸骨上切迹和寰椎前弓来确定，若还不确定，可通过透正位片来确定。理想的螺丝钉的植入的角度以分别向头端和尾端与钛笼成10°～12°（图11-19），向内侧成角12°左右为佳（图11-20）。可通过导向器导引下植入螺丝钉，也可徒手植入螺丝钉。透视证实螺钉、钢板位置佳后锁定螺丝钉（图11-21～图11-23）。

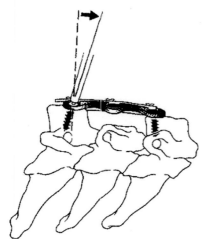

图11-19　螺钉植入分别向头端和尾端成12°左右

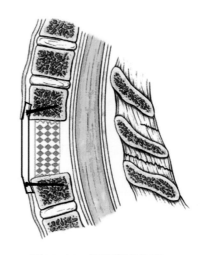

图11-20　螺钉植入向内侧成12°角

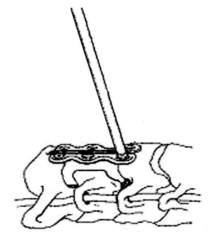

图11-21　钢板螺丝钉固定后侧面观

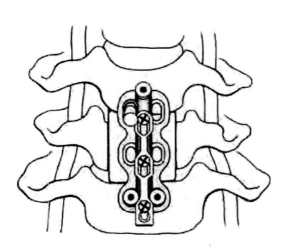
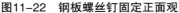

图11-22　钢板螺丝钉固定正面观

图11-23　螺丝钉锁定

6.缝合切口　用生理盐水反复冲洗创口，缝合颈前筋膜。放置半管引流条1根，逐层缝合切口。

（五）术后处理

术后常规给予抗炎、止血、脱水。通常在术后第2天拔出伤口引流条，患者术后2～3天即可在颈托保护下自由坐起或离床活动，颈托常规固定3个月。分别于术后5天内、3个月后复查X线片，以了解内固定系统位置、植骨愈合和复位情况。

六、手术要点及陷阱

（一）减压问题

减压区域完全暴露后就可进行减压。首先用电刀、髓核钳切除拟次全切除椎体的上下方的椎间盘，直到后纵韧带及两侧的钩椎关节，适当撑开椎体上下间隙，但对于后方压迫较重者，要避免过度撑开，以免出现压迫加重。然后用三关节咬骨钳进行咬出椎体前面大半部分，再用磨钻磨去后半部分椎体，直至剩下菲薄的骨质，也可采用刮匙和咬骨钳进行这一步。然后用刮匙耐心寻找椎体后壁与后纵韧带的间隙，找到突破口，用刮匙或椎板咬骨钳咬去后方菲薄的骨质，减压范围通常是两侧到钩椎关节，通常宽度在15~16mm，最大不要超过18mm，否则，可能会伤及两侧的椎动脉。后纵韧带不需常规切除，当椎间盘碎片突入后纵韧带的后方时才需要切除后纵韧带。对于后纵韧带骨化时，可采用漂移法处理之，不必非要切除，因为后纵韧带和硬膜粘连较紧，容易出现硬膜撕裂。可松解周围组织，让其漂移。

对于椎体后侧菲薄的骨质的问题，袁文等认为可保留椎体后侧的菲薄的骨质，这样可减少手术的创伤，同时减少出血，也有利于骨融合，减少植骨块或钛笼脱入椎管的可能，并且前方的大部分椎体已经切除，也扩大了减压的视野，有利于减压，认为是一种不错的选择。但是，对于连续性后纵韧带骨化等椎体后缘有压迫者，还是应该切除后缘菲薄的骨质，以达到充分减压。

（二）切除椎体节段的多少

多节段融合的临床满意率及植骨融合率远远低于单节段融合者，术后假关节的发生率显著增高，常需二次前路或后路融合手术，以至于使用传统的植骨方法行多节段融合因疗效不确切而难以被医生和患者接受。有资料显示三节段植骨融合假关节发生率高达44%~52%，最下端间隙的假关节发生率占82%。因此，椎体次全切除的数量最好不要超过2个椎体，对于压迫节段多于2个者，可选择最重的2个节段行椎体次全切除，相对压迫较轻的节段采取椎间盘切除、椎间植骨融合治疗，提高治疗效果，减少假关节形成。

（三）脊髓及神经损伤的问题

脊髓及神经相损伤是颈椎手术中最严重的并发症，而且多数是不可逆性损伤。这种损伤可能源自直接挫伤、牵引、血管性损害或者共同作用的结果。许多需要手术治疗的患者常已有脊髓长时间的受压病史，脊髓处于萎缩、变性等病理状态，他们的脊髓对硬脊膜周围的任何操作及全身的变化（如血压）部很敏感，稍有不慎，就可造成损伤。

1. 可能的原因及机制

（1）颈椎过伸性损伤：在椎管前方有骨赘或突出的椎间盘压迫，后方有肥厚的黄韧带，或者合并颈椎管狭窄时，使患者头颈部尽量后伸容易导致脊髓过伸性损伤。因为，颈椎过伸时，硬脊膜囊会变粗。在颈椎管狭窄的患者，椎管内脊髓已无缓冲空间，术中轻微的震动都会直接传导至脊髓出现损伤。

（2）器械刺激损伤：在十分狭小的椎管内操作，不恰当的器械介入或震动会或轻或重地刺激脊髓，就可能造成脊髓损伤。因此，在颈椎管狭窄患者中，若横断面狭窄达到40％者，建议采用后路手术。

（3）操作失误造成的损伤：高速钻头或刮匙突然滑入椎管撞击脊髓造成损伤，后果往往十分严重。当尤其在椎管前方致压物与硬脊膜粘连严重时。

（4）钛笼对脊髓的损伤：钛笼嵌入过深时可压迫脊髓，椎管前方残留的碎骨块残留的碎骨块或较韧的软组织可被钛笼挤入椎管，造成脊髓损伤。钛笼倾斜亦可造成脊髓压迫。

（5）减压不均造成压迫：受压的脊髓随着减压的进行而膨隆，脊髓向减压区漂移。脊髓在减压区和未减压区交界处受压最重。在致压范围较大而明显时，如果减压操作时间太长或减压不均匀。脊髓受损的机会增加。

（6）椎体大块切除后不稳而造成脊髓受压造成损伤。

（7）螺丝钉过长，穿透椎体造成损伤。

2. 临床表现　脊髓损害表现为从手无力到四肢瘫的不同程度神经功能障碍，以手指屈伸无力和脊髓病手（不能流畅地交替握拳和松开）为多见。神经根损害主要表现为C_5神经根瘫：单侧三角肌麻痹或肱二头肌轻瘫，同时有该神经根支配区的皮肤感觉障碍和（或）肩部疼痛，多没有对侧上肢和双下肢神经损害的征象。

3. 预防及治疗　最好的治疗措施就是预防，其措施主要如下：

（1）操作要轻柔，在去除致压物时要尽可能采用"无接触技术"，避免器械损伤脊髓。

（2）术中使用类固醇激素。一股可用甲基强的松龙1g，或地塞米松20mg，或氢化可的松100～200mg术中静滴。

（3）脊髓检测：术中可用体感诱发电位监护脊髓功能，如有异常，应即停止手术，检查患者的血压、温度、器械、导联的连接，并对当时正在进行的操作进行审查，以作及时的更正。

（4）麻醉清醒后立即检查症状和体征的变化，对可疑脊髓损伤者，应做进一步的详细检查或行诱发电位待查。术后手无力、活动不灵活是最具特征的脊髓损伤的表现；而C_5神经根功能对神经根损伤具特征性。早发现、早处理对预后十分关键。

一旦出现脊髓功能恶化，立即对患者的一般情况及重要体征进行评估，注意维持通气功能。颈椎置中立位，严防过伸。损伤严重者按脊髓损伤的急救处理，可制动，给予甲基强的松龙冲击治疗。摄片了解颈椎排列是否异常，必要时可做MRI检查脊髓有无压迫，然后根据检查情况作出正确的诊断，按其不同的原因酌情处理，如进一步观察牵引、外固定、手术探查等。

（四）周围神经损伤的问题

颈前部有喉上神经、喉返神经等重要神经穿行，在显露过程中有可能造成这些神经损伤的危险。

1. 喉返神经损伤

（1）临床表现及治疗：术中可能因为误切、缝扎、钳夹、牵拉过度及压迫而造成喉返神经损伤。切断、缝扎所引起的是永久性损伤；钳夹、牵拉所致的多为暂时性损伤。通常不会出现两侧喉返神经同时损伤所引起的呼吸困难，甚至窒息。一侧喉返神经损伤引起声带麻痹而发音障碍，表现为声音嘶哑、憋气，多为暂时性，伤后1～3个月内可以恢复。即使一侧喉返神经完全损伤，对侧声带也可逐渐代偿，远期并不出现明显的声嘶。治疗主要为发音训练，密切随访。

（2）预防措施：① 术中不要刻意去寻找喉返神经，因该神经很细，分离时稍一牵拉即可损伤。在剥离椎前筋膜时用钝的骨膜剥离器把两侧的组织完全拨开，切开椎前筋膜后把拉钩放在该筋膜下连同气管、食管、甲状腺一起牵向对侧。② 遇有甲状腺下动脉需要结扎时，宜尽量向外靠近动脉干处做双重结扎。③ 避免使用自动牵开器长时间牵拉，而用富有弹性的弧形拉钩以便于随时放松、间断牵拉。

2. 喉上神经损伤

（1）临床表现及治疗：上颈椎手术时易误伤喉上神经，多在分离、结扎、切断甲状腺上动静脉时牵拉或结扎引起。若损伤外支，会使环甲肌瘫痪，引起声带松弛、音调降低。如损伤内支，则使喉黏膜感觉丧失，表现为在饮水或进食时发生误咽而呛咳，尤其进流质后易发生剧烈呛咳现象。可给予理疗，牵拉伤一般在术后1～2周内恢复。神经切断伤经较长时间以后，呛咳也可减轻或消失。在恢复之前禁用流质饮食，注意预防肺部感染。

（2）预防措施：① 尽量不要结扎甲状腺上动脉。不要单独寻找和游离喉上神经，以免误伤。② 切忌盲目使用血管钳钳夹止血，避免误伤。避免将喉上神经误认为血管的细小分支而结扎。③ 切除C₄、C₅以下手术时，在此神经血管束下方操作，而C₃、C₄以上的手术在其上方操作，避免神经牵拉伤。

3. 颈交感神经干或神经节损伤　对颈长肌外侧分离或牵拉时可误伤颈交感神经干或星状神经节。可表现为Horner综合征；患侧瞳孔缩小，眼球内陷，额部少汗，额纹消失，发生率为2%～4%，多可自愈，且少有临床意义。

（五）血管损伤的问题

1. 椎动脉损伤

（1）椎动脉损伤的原因：椎动脉损伤大多发生于椎体外侧部操作时。具体原因及危险因素包括以下几点。① 椎管外侧壁的骨质软化。② 椎动脉畸形。③ 血管外膜与周围软组织粘连，牵拉损伤。④ 电钻或咬骨钳操作时过分偏离中央区。⑤ 前路钢板固定时螺丝钉过度偏向外侧，刺伤椎动脉。⑥ 在侧前方椎动脉减压时，操作不仔细或粗暴造成损伤。⑦ 刮匙误入横突间。

（2）椎动脉出血的表现：主要表现为意外的出血，出血迅速，出血用一般方法难以控制。出血量一般较大，多在300～5 000mL之间，甚至多达10 000mL。可出现低血容量性休克。

（3）紧急处理措施：最好的控制出血的措施是在采取有效的暂时性止血措施后直接显露椎动脉并予以修复。如果损伤在切口同侧，沿横突向外侧进一步解剖颈长肌至横突孔。必要时可将胸锁乳突肌横断，颈血管鞘也可向外或向内侧牵开，颈长肌可以部分切除，横突孔前壁用咬骨钳小心咬除，直视下以显微外科技术修复椎动脉损伤处。如果损伤发生在切口的对侧。切口为横切口时，可向对侧延长到对侧胸锁乳突肌外缘；否则，对侧另做切口。严重时，椎动脉可以结扎而不会发生严重的后果。但在结扎前应考虑患者是否有对侧椎动脉粥样硬化或发育性狭窄的可能。在这种情况下，如果结扎椎动脉，可能促成或进一步加重脑缺血的危险。因此，术中应尽量修复，避免结扎。

（4）预防措施：① 术前详细观察，了解椎动脉有无扩张、扭曲。必要时可做椎动脉MRA或血管造影。② 术中减压操作不应过分靠外。颈长肌的内缘是一个重要的标志，向外解剖不应超过颈长肌内缘3mm，且在骨膜下进行。③ 椎体前部有明显的不规则骨质增生，可因颈长肌变位而造成误导。应观察颈长肌在增生节段远近相邻节段的位置以作参考。④ 侧前方椎动脉减压时操作要细致，尤其在切除横突孔前空及钩椎关节时应直视下操作，严防血管壁撕裂伤。

2. 颈前部血管伤　颈部动静脉由于有血管鞘的保护，一般不会损伤，损伤多为牵拉伤，一旦损伤，应及时修补。

甲状腺中静脉可因术中牵拉，静脉充盈不足，造成术中误伤，该血管损伤不易制止，且容易空气栓塞，术中应仔细辨认，结扎后方可切断。

甲状腺下动静脉可因术中误伤或结扎线松脱而出血，术中出血时不可盲目钳夹，看清出血点后方可钳夹，也可用明胶海绵止血。

（六）硬脊膜撕裂的问题

在颈前路手术中硬脊膜撕裂并不少见，尤其在前方致压物与硬脊膜有粘连时，大多为小的撕裂，术后出现短暂的脑脊液渗漏。但也可发展为威胁生命的脑脊膜炎或形成假性脑脊膜膨出造成脊髓压迫，招致切口延迟愈合，甚至感染，所以应给予充分的重视其预防和治疗。

1. 损伤原因　① 在切除椎体后方骨赘时，粗暴撕拉造成硬脊膜撕裂。② 分离或切除增生或骨化的后纵韧带与硬脊膜间粘连造成硬脊膜损伤。③ 在严重的后纵韧带骨化处，硬脊膜常常骨化或缺如，而却有完整的蛛网膜存在。这种情况下容易出现迟发性脑脊液漏。

2. 处理　裂口较小时，可先将外流的脑脊液吸净，然后用明胶海绵覆盖，肌肉严密缝合，加压包扎，伤口内不放负压引流。如撕裂口较大，可试用肌膜、肌片修补，以及硬脊膜内脂肪块堵塞等方法。可用纤维蛋白胶进一步增强修复效果。如果术后持续脑脊液渗漏，可应用腰部蛛网膜下腔脑脊液分流以降低脑脊液压，有助于抑制脑脊液漏。一般用3~4天，最多不超过7天。此间，患者需卧床，同时给予抗生素预防感染。对形成脑脊液漏者，可先行脑脊液分流术，如无效，则手术治疗。

（七）食管、气管损伤的问题

1. 原因　大多由于牵开器的叶板较锐而刺穿咽部、食管或气管。拉钩用力过大，持续牵引时间过长，也可造成损伤。另外在深部操作时如果食管未充分牵开可致误伤。此种并发症虽不多见，但有引起纵隔感染乃至死亡的危险。

2. 处理　术中发现食管损伤应立即缝合修复，切口引流，禁饮食，用胃管鼻饲。

3. 预防措施

（1）术前让患者做气管侧方推移训练。

（2）暴露时应将食管与气管一起拉向对侧，拉钩可放于颈长肌之下。

（3）拉钩应间歇放松，以减少牵拉性损害。

（4）钢板螺丝钉应尽量与椎体服帖，避免刺伤食管。术中要仔细预弯钢板，使其与椎体服帖。钢板与椎体的帖服除了预弯钢板外，还要注意处理椎体前缘的增生的骨质，使之变为光滑的骨面，这点也很重要。用导向器与钢板孔套紧，钻孔时有12°的头尾角度，同时注意向内侧双钉间成12°角，攻丝后注意拧紧松质骨螺钉，并加上锁定螺钉，防止退钉。螺丝钉一旦钻孔拧入后不要轻易取出了，否则应该改道，或拧入较粗直径的螺丝钉，防止螺丝钉松动，尤其在骨质疏松的患者。

（八）钛网的滑脱和下沉的问题

术后钛网沉降、融合节段丢失等问题已引起较多的关注。刘郑生等应用颈前路Codman 钢板及钛网后总结发现，术后6个月钛网沉降率为10.4％，术后1年则达16％。郭永飞等回顾性分析122例颈椎病患者采用椎体次全切除减压并钛网钢板植骨内固定的病例，术后发生钛网下沉的共24例，下沉率为19.7%，分析其原因包括患者骨质疏松、钛网修剪或放置不当、钢板选择失误、术中相邻椎体终板刮除过多或椎间高度过度撑开等多种因素。

在修剪钛网时应比所需高度长2mm左右，以颈椎撑开器将上下椎体撑开，使钛网骨笼嵌入相邻椎体终板，可减少钛网骨笼下沉或脱出。Lu等发现椎间隙高度下降3mm，相应的神经根管面积缩小32%~45%。因此，植骨块高度较椎间隙高2~3mm为最佳选择。贾连顺等认为，为了维持椎间高度，植骨块应大于所需植骨间隙2mm，以避免在骨性融合时前柱高度丢失。

在采用钛笼植骨时，由于钛笼与椎体的接触为点式接触，故其椎体终板表面压力负荷明显高于髂骨块。因此在处理椎体终板和修剪钛笼有一定的技巧。

椎体终板有较高的支撑强度，但却不利于植骨的融合，为了提供较好的血供，椎间盘要全部去除，椎体终板则需刮至点状出血，同时又不能破坏终板，否则会引起支撑强度的显著降低，这种情况在钛网为点状或线状锐利接触面时更易发生。因此，应用钛网时尤其要注意椎体终板的恰当处理。

钛网的方便切割是其优越性，但同时也使之产生容易在切割面发生下沉。钛网的未经裁剪一面为光滑结构，有6个比较平整的接触点，而经修剪的一面绝大多数情况为12个锐利接触点，当切割点正好在钛网交汇处时则为6锐利的接触点，其高度受制于病人个体椎体及椎间的高度而不能改变。为避免过于锐利的裁剪面，可先裁剪钛网至所需高度+2mm，再将裁剪面用锤子锤击至光滑后才植入椎间，这样能增加钛网与椎体接触点的面积，减小压强。

七、并发症防范要点

颈椎前入路椎体次全切除、钛笼植骨、钢板螺丝钉内固定术相关的并发症主要如下：

1. 深部血肿　可通过术中应该严格止血，并注意切口引流来预防。

2. 上呼吸道梗阻　引起的原因包括：① 前路手术时，对气管的牵拉刺激，导致术后痰量增加。② 术中止血不彻底或伤口引流不畅，形成的血肿压迫气道。③ 气管插管造成血管神经性水肿，导致气道阻塞。④ 术前已存在呼吸系统疾患，呼吸功能欠佳。⑤ 喉头痉挛、声带麻痹或反常运动。⑥ 变态（过敏）反应。

预防方法：① 戒烟，控制呼吸道炎症。② 术前练习深呼吸及气管推移。③ 术中严密止血，常规置椎前引流条，防止血肿形成。④ 术后雾化吸入。⑤ 术中及术后常规应用激素抗炎消肿。

3. 吞咽困难　由于术中对咽、食管的牵拉，以及术后的肿胀，术后患者多有短暂的咽喉疼痛与吞咽困难，3~5天后自行消失。虽然也有患者持续较长时间，但通常不超过6~12周。吞咽困难也可由术后血肿所致，故对症状比较严重、持续时间较长的患者应密切观察，伴有颈部肿胀的更应如此。血肿小的可自行吸收，吞咽困难可逐渐缓解乃至消失。对大的血肿，持续时间长、症状重者应开放引流。

4. 假关节形成　如果术后6个月以上有明显的不稳症状并有相应的影像学表现，应考虑到此并发症存在的可能，并密切随访，如果术后1年植骨还没愈合则以后也不会愈合。

假关节形成的X线表现特点如下：① 过伸位上植骨和椎体之间有可见的透明线存在。② 要融合的相邻椎体之间无连续的骨小梁桥接。③ 有时有骨吸收现象。④ 术后12个月在屈伸动力X线片上。椎体植骨界面间有大于2mm的位移。

预防方法：① 椎体的软骨板要彻底去除，露出软骨下渗血的骨面。② 内固定要确实可靠，如发现有内固定松动现象，要加用可靠的外固定。③ 术后3个月内颈部要适当制动。

5. 椎间盘炎 椎间盘感染发生率为0～1.1%。表现为术后数天至数周甚至数月出现进行性加重的颈痛和椎旁肌痉挛，一般不会导致神经功能障碍。偶尔有发热、寒战和夜晚盗汗，切口一般正常。在极少数情况下，椎间盘炎可表现为椎间盘-皮肤漏或症状明显的脓毒血症。椎间盘切除术后血沉升高是正常的现象，一般术后第4天最高，2周内逐渐恢复到正常。术后2周后血沉升高是椎间盘炎的特征性表现。即使是血沉明显升高，白细胞也可在正常范围内。X线平片可能需数月才有阳性发现，表现为椎间隙变窄、反应骨形成。早期放射性核素检查有放射性核浓聚，但假阳性率较高。MRI为诊断椎间隙感染最具敏感与特异性的方法。在T_1加权图像上，受累椎间盘和相邻的椎体信号强度减弱，同时两者的界限消失。在T_2加权图像上，椎间隙及相邻椎体的信号增强。

治疗措施：① 非手术治疗：包括静脉使用广谱抗生素，以及颈部制动以减轻疼痛。② 必要时可穿刺活检、细菌培养。③ 手术治疗：以下情况下需手术治疗。化脓性椎间盘炎或因椎间盘感染而出现脓毒血症；椎间隙感染经非手术治疗无效；严重而顽固的疼痛是手术干预的相对适应证，此时应考虑到真菌、结核及少见细菌的感染。手术时彻底清除坏死组织，在内植物已松动或已骨愈合情况下取出内植物，切口适当引流。

6. 内植物失败 内植物失败除了生物力学上的影响外，还可对邻近的血管、神经、食管及气管等造成损害，松动、移位的钢板螺丝钉可损害食管后壁造成食管漏。

防治措施：① 松动的螺丝钉或钢板脱出超过5mm，或伴有吞咽困难则具有临床意义，需手术取出内固定。② 如移位小于2mm，对周围的重要解剖结构包括血管、神经、食管等无影响，则不一定需立即处理，但应密切随访，观察有无进行性加重而发展成颈椎不稳的趋势，或出现症状。并对在此情况下是否能获得骨愈合抱警惕态度，给予严格的颈部外固定，如因出现骨不愈合、后凸畸形或其他原因需要手术，则可同时取出内固定物。③ 螺丝钉的位置应正确，钢板螺钉内固定时螺钉位于靠近融合节段的终板下皮质骨。

（杜明奎）

第二节 颈椎体开槽减压人工椎间盘置换术

一、目的及意义

脊髓型颈椎病（cervical spondylotic myelopathy CSM）是脊柱外科常见病。多节段脊髓型颈椎病是脊髓型颈椎病中危害最严重的，该病最大的特点是3个以上的椎间盘发生退变及继发性改变刺激或压迫邻近的脊髓所产生的一系列临床症状。由于脊髓严重受压，其临床表现多较严重。随着社会的老龄化及生活节奏的加快，多节段CSM患者逐渐增加。自从MRI问世后，CSM诊断的准确率明显提高。原则上CSM一经确诊应及时手术，解除脊髓压迫，保护和改善脊髓功能。多节段CSM，脊髓严重受压，其临床表现比较严重，传统手术方式是前路长节段减压，即切除2个或2个以上的椎体，取髂骨或用钛网加钛板固定或后路开门手术，而长节段融合型固定存在着植骨延迟融合甚至不融合以及假关节形成，影响术后效果。

颈人工椎间盘设计的目标是恢复、维持椎间盘切除术后颈椎的正常活动度，进而减少邻近节段退变的发生率。与植骨融合手术相比，具有以下优势：① 颈椎人工椎间盘置换可以保持接近正常的颈椎活动度和稳定性。② 颈椎人工椎间盘置换可以改善邻近椎间隙内压力。③ 颈椎人工椎间盘置换可以减少邻近节段新发病的发病率。④ 颈椎人工椎间盘置换可以减少颈托制动时间，尽早恢复正常工作生活。

但对于多节段CSM患者来说，如所有节段均进行人工椎间盘置换术则手术费用巨大，一般人难以承受，且手术难度和术后相关并发症也随之增加。笔者所在医院考虑以上因素，对该类病例采用颈前路开槽减压融合术结合颈椎人工椎间盘置换术，得到满意效果。颈前路开槽减压融合术结合颈人工椎间盘治疗多节段CSM的优点：① 该术式既可达到减压目的同时又减少了融合节段，符合生物力学固定原理。② 融合性固定结合非融合性固定治疗是采用分段减压即出现3个间隙压迫时，不行2个椎体的切除，而是根据病变情况行单一椎体次全切除加单间隙人工椎间盘置换，从而缩短了融合节段的长度，以增加固定节段的稳定性。由于融合固定的长度较短，故稳定性要优于2椎体次全切除的病例。③ 可最大限度地降低相邻节段椎间盘退变的概率。有作者报道颈椎病行减压病变节段融合后，长期随访显示被融合的相邻节段椎间盘随时间延长发生退变的概率高。④ 在解除症状的同时保留运动功能。

二、适应证

单纯的人工椎间盘置换术的适应证：脊髓型颈椎病、神经根型颈椎病、颈椎间盘突出症需要进行前路减压者，造成脊髓或神经根损害的原因以椎间盘退变、突出等软性压迫为主，不伴有明显的骨性压迫，同时椎间隙屈伸活动良好、不存在明显椎间隙狭窄、节段性不稳定者。年龄一般不超过55岁。

而颈前路开槽减压融合术结合颈椎人工椎间盘置换术的最佳适应证为：脊髓型颈椎病、连续型或混合型后纵韧带骨化症、椎间盘突出并后纵韧带骨化。

三、禁忌证

1. 椎间盘退变严重造成椎间隙明显狭窄、该节段屈伸活动范围明显减小。
2. 严重骨质疏松症。
3. 严重节段性不稳定，尤其是过屈过伸侧位X线片显示椎体间前后滑移≥3mm。
4. 创伤、肿瘤、感染等。
5. 对于伴有跨越节段的长连续型后纵韧带骨化或压迫主要来源于后方的病例不应考虑行前路减压治疗。

四、手术方法

1. 采用气管插管全麻，做左侧胸锁乳突肌前内侧斜行切口，沿动脉鞘与气管、食管之间钝性分离达颈椎前方，以两侧颈长肌为安全标志线行椎体次全切除病变最严重节段的椎体及相邻椎间盘行开槽减压，取三面皮质自体髂骨或钛网填充切除病椎之松质骨，置入减压槽内，钢板固定。

2. 另一病变间隙行Bryan-disc置换术，以C_5、C_6节段为例。

（1）患者仰卧位，肩背部垫软枕，颈稍后伸。C形臂机透视确定C_5椎体后上角与C_6椎体后下角的连线与量角标尺上垂直线的夹角度数（C_5、C_6椎间隙与垂线的夹角度数）。

（2）于左侧颈前相当于C_5、C_6间隙处纵向切开皮肤、皮下及颈阔肌筋膜，仔细止血后分别向上、下游离颈阔肌瓣，暴露出胸锁乳突肌内侧缘并分别向上、下锐性分离。找到血管鞘并予保护，用条状剥离子钝性分离达颈前筋膜，将气管牵拉到右侧，钝性分离至椎前筋膜。C形臂机透视证实为C_5、C_6椎间隙。安装牵引支架并与手术台固定。安放颈长肌拉钩和切口上、下端拉钩并与牵引支架固定。

（3）用小刀和刮匙切除前纤维环、髓核组织和软骨板至两侧钩突。用球形磨钻去除相邻终板前缘的骨赘。用手枪式椎板咬骨钳切除部分C_5椎体前下缘。

（4）用椎间撑开棒逐级撑开椎间隙至8.5mm高度，用横向中点定位仪在C_5椎体前缘确定横向中点并标记。将矢状位楔行定位器的弧面中心对准C_5椎体横向中心点并插入椎间隙，确认矢状位楔形定位器的停止柄与C_6椎体前缘紧密接触。

（5）将双通道磨钻钻套套入矢状位楔形定位器并确认其中的固定钻套已经与C_6椎体前缘紧密接触，将顺列模块套入矢状位楔形定位器。将磨钻钻套夹与牵引支架头侧端固定，将牵引柄调整至所需度数并套入矢状位楔形定位器并与顺列模块连接，借助水平定位仪调整双通道磨钻钻套至4个方向均呈水平位。用头、尾侧触针插入顺列模块上的孔，确认已经与C_6和C_5椎体前缘接触。经顺列模块上的孔在C_6和C_5椎体前缘钻孔，拧入撑开器螺钉。调整可调钻套，使之与C_5椎体前缘接触并确认。

（6）用磨钻测深尺测定最靠前的椎体（C_6）深度。根据术前CT测量，选取相应长度的柱状削磨钻削磨C_5和C_6终板，选取相应直径终板盘状削磨钻分别削磨C_5和C_6终板至成形。用刮匙和手枪式椎板咬骨钳刮除后骨刺直至后纵韧带，如果后纵韧带破裂，应当切开后纵韧带并取出游离的椎间盘髓核组织，使脊髓获得完全减压。插入假体撑开器，取下双通道磨钻钻套。

（7）准备相应规格Bryan人工椎间盘，生理盐水灌注，压缩成型后植入椎间隙。取下椎间撑开器螺钉，稳定、冲洗。C形臂机透视观察假体位置。止血、置负压引流管1根，关闭伤口。

（8）术后常规使用广谱抗生素，脱水剂及糖皮质激素3~5天。术后24h酌情拔除引流管。术后第2天带颈围下床。8天拆线，6周去除颈围，避免颈部过度屈伸和旋转。

五、典型病例

典型病例见图11-24。

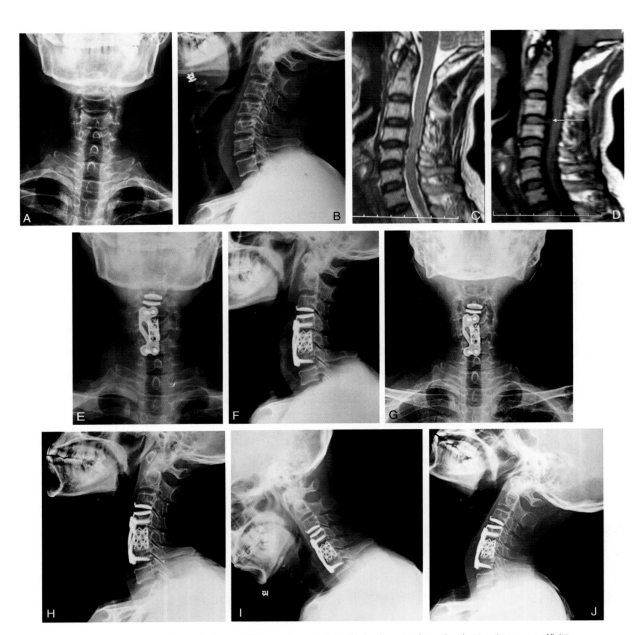

图11-24 典型病例 患者，男性，54岁，反复颈肩痛3年，行走不稳2个月，行C₃、C₄椎间盘置换，C₄、C₆钛网钛板重建。术后3个月复查，颈椎正侧位及过伸、过曲位X线片示：内固定器位置良好，植骨区域出现骨性融合，人工椎间盘活动性良好

A、B. 术前颈椎正侧位X线片；C. 术前颈椎MRI示C₃~C₄、C₄~C₅、C₅~C₆椎间盘突出；D. 术前颈椎MRI示C₃~C₄、C₄~C₅、C₅~C₆椎间盘突出；E. 行C₃~C₄椎间盘置换，C₄、C₆钛网钛板重建，术后3天颈椎正位X线片；F. 术后3天颈椎侧位X线片；G. 术后3个月颈椎正位X线片；H. 术后3个月颈椎侧位X线片；I. 术后3个月颈椎过曲位X线片；J. 术后3个月颈椎过伸位X线片

六、手术要点与陷阱

术中应特别注意以下操作要点：① 减压应尽量彻底，在行开槽式扩大减压时，应特别强调后纵韧带的切除。有作者报道尽可能切除相应减压节段的后纵韧带是保证手术疗效的关键点之一。②保留骨槽上下端的骨性终板可有效维持融合节段的高度。③ 融合性固定时，钛板或翼型钛网的

长度一定要恰当，不能过长，以免影响相邻节段人工椎间盘的安装。

国内王岩等在应用Bryan Disc时发现植入装置（特别是双轨通道）与目标间隙的植入角度对于亚洲人群可能需要进行少许的调整，如果按照操作程序的测量角度进行楔形块水平仪的角度预留，发生目标间隙上位椎体下终板前缘切削过多的现象很普遍，同时下位椎体的上终板前缘也存在此问题，对于临近双节段的病例，就会造成2个置换间隙间的椎体被磨削成梯形的现象，由于国人颈椎椎体下终板曲率明显大于上终板，这种角度的调整使得假体植入角度与椎间隙的自然角度更加符合，更有益于长期的治疗效果。

七、并发症防范要点

并发症：① 与常规颈椎前路手术一样，可发生伤口血肿、硬脊膜撕裂引起脑脊液漏、喉返神经损伤引起声音嘶哑和并发感染等。② 早期研制的假体因使用螺钉固定而发生螺钉拔出、断钉、假体松动移位及下沉和侧翼过大导致吞咽障碍等并发症。部分患者术后颈部后伸疼痛，个别患者被迫取出假体而进行融合术。随着制作工艺的改进，目前临床上使用较广泛的Bryan Disc假体不用螺钉固定。③ 假体规格不合适，规格过小造成术后假体松动、移位甚至脱落，规格过大造成术后手术节段过伸，颈椎活动受限。④ 术后假体周围出现异位骨化。⑤ 人工椎间盘术后神经恢复差或恶化的少见，事实上颈椎融合后的神经功能恢复不全相对多见。

以下几点可能有助于减少其发生率：① 准确选择假体尺寸，并根据术前CT和术中测量及时调整。做到假体与椎体前缘和后缘完全吻合，从而避免椎体后缘上下终板接触。做到宁大勿小，否则，后期可能会导致异位骨化甚至融合或假体不稳等并发症。② 手术中切除后纵韧带有可能减少融合的机会。虽然生物力学研究认为后纵韧带在维持颈椎的稳定性方面有着重要作用，但是大多数学者认为应当切除后纵韧带，而且早、中期随访并未见明显节段性不稳定。③ 假体周围不要放置明胶海绵，如果椎间隙内有出血必须使用明胶海绵时，应当在安放假体前尽量取出。如果椎体前缘有出血（撑开器螺钉孔），可以使用明胶海绵填塞止血。④ 由于器械操作复杂，一定要做到每一步都非常精细操作，切不可为了图快而省略部分操作步骤。

（王文军　晏怡果　蔡　斌）

第三节　椎弓根钉棒系统在下颈椎疾病的应用

一、目的及意义

椎弓根是整个椎体最为坚强的骨性部分，经椎弓根螺钉固定是迄今为止最可靠的脊柱后路内固定技术。由于腰椎椎弓根较为宽大且解剖恒定，成为最早应用经椎弓根螺钉固定技术的节段，此技术已为广大骨科医生尤其是脊柱外科医生所熟知；胸椎椎弓根容积尤其是宽度较小，应用椎弓根螺钉固定技术要求较高，但是随着CT三维重建技术的广泛应用和新的小直径椎弓根螺钉的出现，胸椎椎弓根螺钉固定技术也在不断成熟与推广。相比较而言，颈椎椎弓根容积较胸椎更小且方向变异较多，螺钉置入有较高的风险，临床应用较少，目前仍较多沿用钢丝、钢板或钩棒固定技术。但椎弓根螺钉固定具有高度的稳定性且无需依赖椎板的完整性，在椎板缺如的情况下仍可应用此技术进行内固定，这对颈椎全椎板切除减压术后需重建稳定性的病人尤其实用。

二、适应证

由于其固定的可靠性，其适应证几乎包含了传统的颈椎所有手术的适应证。

1. 颈部脊椎脊髓肿瘤手术治疗者。
2. 各种颈椎退化性病变及代谢性疾病估计手术减压后有不稳定者。
3. 类风湿性关节炎颈椎病变致不稳定者；颈椎结核性疾病需手术治疗者。
4. 所有外伤所致各种C_2~C_7的颈椎不稳定、颈椎骨折脱位者。
5. 颈椎间盘突出、颈椎不稳症需手术者。
6. 患有骨质疏松的老年患者。
7. 多次颈椎传统手术后出现不稳定而需再次翻修的患者更具有临床应用价值。

三、禁忌证

骨折及肿瘤导致颈椎椎弓根破坏等情况下慎重使用。

四、手术方法

（一）术前准备

对所有患者手术前均进行颈椎正侧位、双斜位放射学以及颈椎CT扫描检查，注意拍片时的体位应与手术时的体位相似。X线平片主要观察（侧斜位）颈椎椎弓根的高度、走行方向（相对椎体终板而言）及其后缘对应的解剖关系，同时也要重点关注颈椎椎弓根走行方向与颈椎全部椎板后侧弧型平面的夹角；CT平片主要观察颈椎椎弓根的宽度、向内倾斜角度及其相对应的侧块解剖结构的特点。通过详细的观察、仔细的揣摩来选择进针点及进针方向。

（二）麻醉

局麻或全麻。

（三）体位

俯卧于头颈手术架上，头呈中立位固定，用约3cm宽的长胶布于双侧肩部向尾侧牵拉皮肤，以消除颈后部皮肤皱折，利于手术操作。

（四）手术操作程序

1. 第一步　手术在全麻下进行，俯卧于头颈手术架上，头呈中立位固定，用约3cm宽的长胶布于双侧肩部向尾侧牵拉皮肤，以消除颈后部皮肤皱折，利于手术操作。取后正中切口，切开皮肤后，依项韧带之正中白线电刀逐渐仔细切入至棘突，将其两侧肌肉骨膜下剥离显露$C_2 \sim C_7$椎板及侧块（依所显露范围而定），注意要严密骨膜下电刀剥离以防出血并充分显露侧块及突间关节。对于骨折脱位的椎体及关节突予以牵引撬拨复位。对所有患者依手术中棘突大小形状或行C形臂机透视定位。

2. 第二步　充分显露需固定之椎体侧块，电磨钻磨除拟融合固定椎体之突间关节软骨及少许椎板表层骨皮质，并取同椎体棘突骨质或自体髂骨行关节突间及椎板间融合。依Miller、Ebraheim和Xu的进针方法，取侧块之外上象限中点作为进针点，用3.20mm的球形钻头磨去骨皮质。

3. 第三步　利用丝锥或手锥（头端直径2mm）从此处旋转轻轻推入，注意钻入的上下及内外倾斜角度。横切面上颈椎所有丝锥进针方向其头端均向内偏斜45°～50°，C_7倾斜33°～40°；矢状面上丝锥与C_5椎体后侧面垂直，与C_3、C_4成丝锥头端向头侧倾斜约10°，C_6、C_7向尾侧倾斜约10°。进深2～2.5cm。注意进入时寻找松质骨区的"软区"，若遇较大的阻力区，则要改变方向，尽量顺软区前进。注意，大部分螺钉进入的椎体倾斜角度不是偏大，而是偏小。

4. 第四步　椎弓根通道制作成功后拔出手锥，可发现有血液涌出，其间有时夹杂一些黄色骨髓成分，正常情况下血液涌出较慢并量少；若是涌出速度较快且量大，则说明有椎弓根外出血，间接地说明为椎弓根内侧或外侧壁穿破后损伤了椎管内静脉丛或横突孔内静。此时应镇静，利用骨蜡填塞或螺钉及时拧入止血，并积极寻找出血原因；若有清亮的液体或稀释的血液流出，则说明穿破了硬膜囊。若出血少则利用圆头的椎弓根探子探测通道的四周及底部，若是骨性的、有摩擦感的侧壁及硬的底部，则通道正常，注意探察时应轻柔操作，以免刺破血管及硬膜囊；若为软区、无阻挡的软性侧壁或底部则说明已穿出骨皮质外侧，此时应仔细考虑差错的原因并2次仔细锥入；若2～3次置入错误，则要咬除同侧椎板，在直视椎弓根情况下入手锥。

5. 第五步　用圆头探子测量椎弓根通道的深度及进入的方向，选取相同长度的螺钉，在事先放置好预弯成前凸状的钢板后植入，此时要慢且把握好进钉方向，第1、第2枚螺钉不要拧紧，在同侧所有螺钉拧入后再逐次拧紧各螺钉。事先应于植骨处植入植骨粒。螺钉直径有3.5mm或4.0mm；长度有24mm、26mm、28mm或30mm，以便灵活选用。两侧钢板螺钉固定好后利用C形臂双斜位透视，观察螺钉植入情况，若不满意则要重新植钉。

位置正确后冲洗伤口，放置负压引流管，逐层关闭切口。

（五）术后处理

术后24～48h拔除负压引流。颈椎围领保护下功能锻炼，一般颈围保护4～6周。

五、典型病例

典型病例影像表现见图11-25。

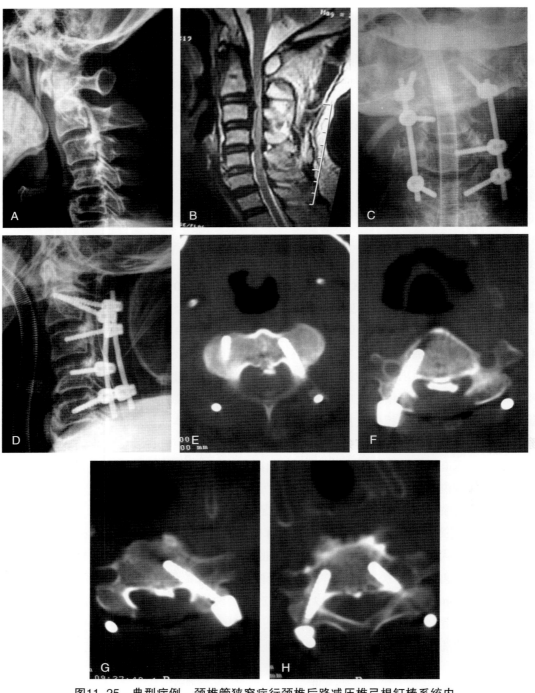

图11-25 典型病例 颈椎管狭窄症行颈椎后路减压椎弓根钉棒系统内
固定，术后CT横断面示：椎弓根螺钉完全在椎弓根内

A.术前颈椎侧位X线片；B.术前颈椎MRI矢状位；C.术后颈椎正位X线
片；D.术后颈椎侧位X线片；E~H.术后CT横断面示椎弓根螺钉置入良好

六、手术要点与陷阱

由于解剖的特殊性及手术的风险较高，椎弓根内固定在颈椎的应用较少。早在1964年，法国的
Leconte教授对1例创伤性寰椎脱位患者首次进行了C_2椎弓根的螺钉植入，开创了人类颈椎弓根内固

定的先河，随后几年Saillent及Bleynia、Borne等人也进行了同样的工作。直到1994年Abumi报告了13例颈椎损伤后颈椎椎弓根内固定手术治疗。1997年Abumi和Kaneda报告了45例非颈椎损伤性下颈椎病变的椎弓根螺钉固定手术，手术涉及脊髓肿瘤、退化性病变、类风湿性关节炎及感染性疾病。随后Jeanneret等人也作了报道。以上报道有椎弓根穿破现象，尚未发现椎动脉损伤病例。由于他们成功地将此技术用于各种原因引起的颈椎不稳定，涉及颈椎椎弓根内固定的解剖学、生物力学及临床应用等方面的研究也迅速发展起来。目前我国已有人开展了此项技术并在临床上应用。由于颈椎椎弓根螺钉内固定在临床的成功应用，其以后的发展是非常有前景的。

颈椎椎弓根内固定是颈椎中最坚强的内固定，骨性愈合率高，相对并发症少，但其对手术者要求较高，必须具备全面的颈椎解剖学知识及丰富的脊柱外科临床经验，并且于手术前对患者的影像如X线片、CT片及核磁共振影像进行详细研究，精确测量，通过手术中C形臂机的协助观察，仔细的手术操作才能保证手术安全进行，避免或减少并发症的发生。虽然手术操作的复杂性及危险性为大家所顾忌，但通过颈椎解剖概念的不断完善及手术技术的不断提高，相信大家会有与前截然不同的感触。

下颈椎椎弓根的进针点，Abumi及Smith等人建议位于侧块中心点的外侧，上关节突关节面下缘的下方；Jeanneret等人选用侧块中点，上关节面下缘下3mm处做为进针点，螺钉向内倾斜40°～45°；Ebraheim及Xu及等人建议C$_3$～C$_6$的进针点在上关节突关节面下缘的下方2mm，侧块外侧缘内侧5～6mm，既侧块的外上象限处，水平面上螺钉向内侧倾斜约40°，矢状面上C$_3$、C$_4$稍向尾侧倾斜10°，C$_6$、C$_7$稍向头侧倾斜10°，C$_5$部螺钉则呈垂直位；C$_7$的椎弓根最大，侧块较薄，横突多缺如，进针点同上，螺钉向内倾斜33°。也可以选择切除同侧部分椎板显露椎弓根，神经剥离器探察确定进入点及方向。如果有条件，可在计算机图像导航系统的引导下进行操作。手术中可通过双45°斜位片观察置钉情况，对于C$_6$、C$_7$或T$_1$的椎弓根螺钉则可用侧位片予以评估，螺钉应位于椎体上终板之下方并与之平衡。

徒手颈椎椎弓根螺钉技术的操作：手术时应完全显露颈椎的侧块，在进行椎弓根螺钉的进钉之前，首先应将进钉点的外侧皮质进行打磨，去皮质化，最好显露出松质骨，并且将椎弓根螺钉的入钉点打磨成凹槽，这样便于手术中进行改锥的锥入，同时便于手术中的进钉。进行椎弓根进钉点的外侧皮质的去皮质化后，要进行椎弓根钉道的准备，应用丝锥进行钉道的准备，丝锥应从进钉点轻轻地进行拧入，进钉的内倾角和头倾角及尾倾角应根据手术前的测量进行操作，攻丝时应尽量找椎弓根内的松质骨的软区，进行丝锥的锥入时，因为椎弓根的四周是骨皮质，中间是骨松质，只要用力均匀，丝锥会顺势进入椎弓根的，若遇较大阻力，则要改变方向，尽量沿软区进行。手术前应对椎弓根的骨松质情况进行研究，主要是根据CT进行确定，如果该椎弓根的骨松质较少，操作时会较为困难，攻丝时就应持续用力。攻丝后应用探针进行钉孔的触探，当钉道的四周都是硬硬的骨质后，则可确定钉道的正确，椎弓根的钉道正确时，丝锥拔出后，钉孔内有少量的出血。置钉完毕后，C形臂机进行透视，确定节段置钉节段时候正确及置钉位置的准确。

七、并发症防范要点

（一）螺钉穿破椎弓根

穿破内侧壁易损伤脊髓；穿破外侧壁易损伤椎动脉；穿破上侧壁易损伤神经根。Ebraheim及

Jeanneret、Miller、Jones的实验研究均证实了以上情况。其原因是由于螺钉进入的点不正确或是进入方向不正确所致。一般情况下，外侧壁穿破机会最多，其次是上侧壁和下侧壁。Abumi等人发现183个椎弓根螺钉置入有11例穿破椎弓根，仅1例出现手术后放射性疼痛，以后逐渐好转。其原因一是神经血管遇到破裂椎弓根及螺钉后逃逸现象，二是螺钉本身轻度穿破骨皮质，移位较小，神经血管组织未受直接或间接损伤；如果螺钉穿出椎弓根而进入椎间孔或横突孔，那神经血管损伤的机会会大大增加。手术中仔细操作冷静恰当处理所遇到的问题是减少并发症的关键。

（二）螺钉松动

原因可能是螺钉孔道穿破了椎弓根，或者孔道位于椎弓根之外。予以重新确定进针点及进针方向，并选用较前一钉略粗一号的螺钉置入。如果对是否进入椎弓根没有把握，则可切除同一侧部分椎板显露其椎弓根，用神经剥离器肉眼下探察其走向，依此确定椎弓根孔道走向而置钉。

（三）出血的处理

有时椎弓根孔道出血较多，多为涌血，为暗红色，原因一是椎弓根孔道内或椎体内大的静脉窦或血管出血，二是开孔后穿破了椎弓根而伤及了其外侧的血管。此时用一螺钉快速拧入孔道进行止血，并打开其椎板显露椎弓根，观察进针方向是否正确，若正确则最后依其固定。若不正确则待其对侧固定好后重新开孔植入螺钉。

（马维虎）

第四节　椎板成形铆钉固定法

一、目的及意义

颈椎单开门椎板成形术已广泛应用于临床治疗慢性压迫性颈脊髓病。后路椎板成形术中有单开门、双开门、"Z"字成形术等，但其基本原理都是通过颈椎管扩大使脊髓向背侧移位，达到解除脊髓压迫目的。单开门手术以其手术操作相对简单，疗效肯定而广泛应用于临床。但是手术后"再关门"现象、轴性症状的发生、C_5神经根瘫也逐渐成为困扰脊柱外科医生的问题。如何通过提高手术技巧、改进治疗措施，避免或减少上述并发症的发生是每位手术医师应该思考的。

二、手术方法

（一）麻醉

全身麻醉首选，但存在全身麻醉风险时，可以在患者较好配合的情况下选择局麻。为避免术中消毒时消毒液进入眼睛造成损害，在翻转体位前用护皮膜封住双眼是必要的（图11-26）。

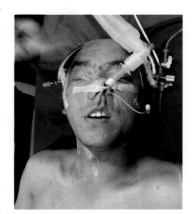

图11-26　用护皮膜封住双眼，避免消毒液进入眼睛

颈椎外科技术

（二）体位

俯卧位于软性手术支架上，胸腹部悬空减少其压力，笔者常用的是海绵垫支架。Mayfield头架固定头部于屈颈位（图11-27），屈颈幅度应该根据术前患者非麻醉状态下的屈颈试验结果而定，以免导致脊髓损伤。将手术床头高脚低倾斜20°～30°，使手术切口水平，不但有利于手术操作，还可以减少术中出血（图11-28）。

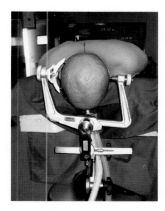

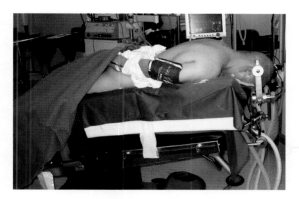

图11-27　Mayfield头架固定头部于屈颈位　　　图11-28　将手术床调成头高脚低位，有利于手术操作

（三）显露及定位

$C_2 \sim T_1$棘突连线后正中切口（图11-29），显露颈椎棘突及双侧椎板，开门侧显露至关节突内缘，铰链侧显露至侧块，咬除C_6、C_7棘突分叉部分（图11-30）。过多的显露分离将导致术后颈椎稳定性的下降。术中使用C形臂机透视辅助定位是必要的。

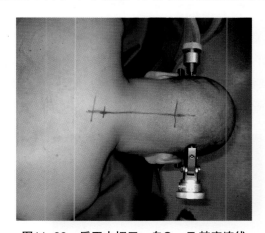

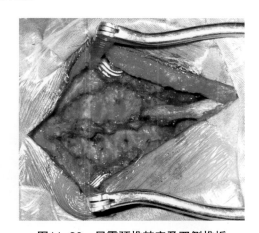

图11-29　后正中切口，自$C_2 \sim T_1$棘突连线　　　图11-30　显露颈椎棘突及双侧椎板

（四）开门侧的选择

大部分学者主张将开门侧选择在神经症状相对较重的一侧，也有学者认为从术后CT片上看，椎管基本上是对称扩大，可以由术者根据需要选择开门侧。大部分病例的脊髓受压来自于侧方，该侧的神经症状较重，于该侧进行开门，不但可以扩大椎管，处理椎管侧壁或后壁的其他压迫，当存在神经根管狭窄时，还可进行必要的神经根管扩大。因此，笔者认同最好将开门侧选择在神经症状相对较重的一侧，并且开门时先开门轴侧，以免门轴侧咬除过深时椎板断裂，则可以将这一侧作为开门侧，对侧作为门轴侧。

（五）骨瓣

可以使用三关节咬骨钳或高速磨钻进行椎板的切开和开骨槽，笔者常用三关节咬骨钳。掀开骨瓣时操作轻柔可先用神经剥离器剥离粘连的黄韧带，以防撕破硬脊膜或造成脊髓损伤。咬除开门侧椎板及黄韧带时，勿损伤位于椎管侧方走行的静脉，因颈椎病变致椎管狭窄像一个止血带样，可导致椎管内硬膜外静脉血管内高压，一旦损伤会导致严重的大出血。出血发生时先给予小的棉片压迫，此时不能电凝止血。出血只能在椎管扩大后静脉压力减小的情况下才可以止住。所以手术时在未能掀开各个椎板完成开门前不要试图分离椎管内软组织，在切断C_2、C_3与$C_7 \sim T_1$间黄韧带时应先

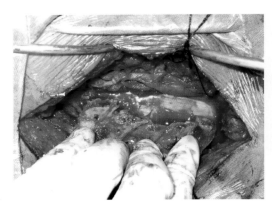

图11-31　椎板掀开顺利完成，减压彻底

用神经剥离器行韧带下剥离，以确保硬膜表面的静脉未与黄韧带粘连。翻转活页侧椎板时，应轻柔持续用力一个紧接另一个逐步掀开，如椎板与硬膜粘连严重，应用神经离器紧贴椎板腹侧自上而下分离粘连，必要时锐性剪断粘连带，以便使椎板掀开顺利完成（图11-31）。如果出现硬脊膜撕裂，需要进行必要的修补。手术操作中必须保证各椎板间连接的黄韧带和残存棘突间的棘突间韧带的完整。如果掀开椎板时门轴侧完全断裂，应将此椎板完全切除，以免术后断裂的椎板陷入椎管内，造成对脊髓的压迫损伤。

（六）椎板悬吊方式的选择

通过椎板成形，恢复椎管腔容积来达到解除脊髓压迫的目的，是一种比较理想的手术方式，其主要技术环节是维持脊柱后结构稳定在手术时的位置，就是椎板悬吊固定方式。

1. 软性门轴固定　丝线缝合椎板悬吊至同节段关节囊及周围韧带（图11-32）。软性固定容易出现的并发症。通常术后患者可出现中远期的颈部门轴侧的"轴性症状"，文献报道单开门术后颈椎活动角度丧失为30°~40°；椎板掀起角度及椎板裂缝宽度减小，部分病例已经开门的椎板再度关闭。分析原因可能与以下因素有关：术后颈部需要固定的时间较长，一般需要8周，造成颈部

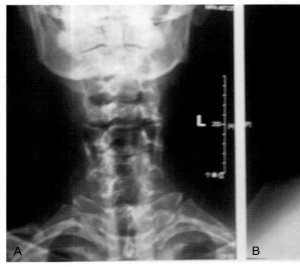
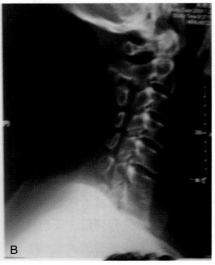

图11-32　为软性门轴固定术后的正侧位X线片表现

A. 正位X线片；B. 侧位X线片

多结构、组织粘连，瘢痕形成。悬吊椎板缝合至关节囊有可能损伤分布于此处的颈神经后支，引起颈部疼痛；颈椎活动时缝合于关节囊的牵引线，对关节囊造成反复的创伤及炎性反应而引起疼痛及肌肉痉挛。关节囊及周围韧带组织少且菲薄，张力太大时易撕脱，造成已开门重新关闭或角度减小。

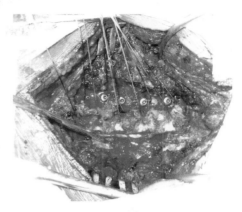

图11-33　铆钉系统固定，使同节段椎板和侧块形成一个整体

2. 刚性门轴固定　①椎板成形钢板：利用钢板自身角度，将椎板固定维持于设定角度，且可于门轴侧植骨利于该侧骨槽早期愈合。②铆钉系统：应用颈椎侧块螺钉技术，将粗丝线一端穿过棘突根部孔道，另一端收紧打结于螺钉根部使椎板稳定保持在一定角度的开门状态。其优点是利用铆钉系统固定椎板，维持脊柱后结构稳定在手术时的位置，可防止开门后再度关门；使同节段的椎板和侧块形成一个整体（图11-33），在颈椎屈曲、旋转活动时开门的椎板不会受到应力，可以进行早期的功能锻炼，术后2～3天离床活动，围领固定2周后即开始颈部肌肉等长锻炼；不干扰关节囊及周围组织的颈神经后支，避免和减轻开门术后的"轴性症状"。其中锚定系统为现今临床上最常用，应该注意铆钉的植入必须一次完成，因为铆钉是单皮质骨螺钉，损伤神经血管的概率很小，所以即使植入位置欠佳只要不侵犯椎管和神经血管通道，无须反复调整螺钉角度，避免出现螺钉松动，同时手术中也可以使用C形臂机透视辅助定位。这样既减少了肌肉剥离范围，也避免将掀起的椎板悬吊在小关节囊和椎旁肌上，从而最大限度地减少了手术对颈椎后部结构的干扰，从而获得了更加稳定的固定（图11-34、图11-35）。

颈椎后方韧带复合体具有重要的生物力学作用，主要生理功能在于对抗后方牵张应力。颈后路手术破坏了颈椎后方韧带复合体和附着在其上的颈后伸肌群的功能，导致颈椎后凸等颈椎不稳现象的发生。大量临床研究证实，重建颈后方韧带复合体的颈椎板成形术不仅在JOA评分等脊髓神经功能恢复率方面与普通椎板成形术有同样的临床满意度，在维持颈椎生理前凸方面更具有明显的优势，而且在降低轴性症状、颈椎不稳、活动范围减少等并发症方面同样具有重要的临床意义。国内孙宇教授等进行了大量的相关临床研究，获得满意效果。

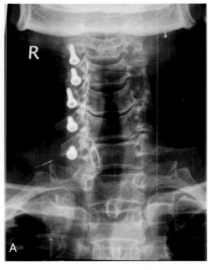
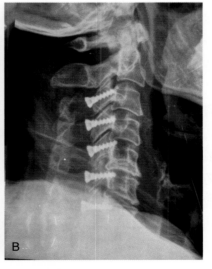

图11-34　应用颈椎侧块螺钉技术悬吊固定椎板病例术后

A.正位X线片表现；B.侧位X线片表现

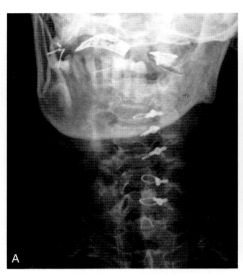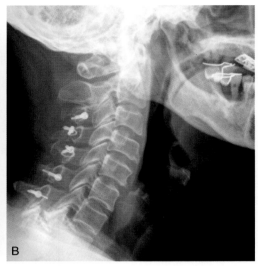

图11-35　应用钛缆悬吊固定椎板病例术后

A.正位X线片；B.侧位X线片

（七）椎板悬吊固定节段选择

铆钉法单开门椎管扩大术，采用一种铆钉系统固定开门后的椎板，一般铆钉C₃、C₅、C₇椎板。但生物力学研究表明当铆钉每一个开门椎板进行固定时，更为稳定可靠，尤其当后方韧带复合体受损时。

（八）开门角度和椎管矢状径增加

研究表明术后椎管矢状径增加4～5mm便可有效地缓解脊髓压迫，改善临床症状，椎板掀开角度不应超过60°，椎板和硬膜距离过大则降低颈椎稳定性，并且使得硬膜外瘢痕组织形成（图11-36）。开门过大，脊髓过多后移，神经根受到牵拉可导致疼痛，严重者可以出现神经根麻痹。由于第5神经根通过椎间孔的距离最短且C₅节段未到颈椎生理前突的最高点，椎管扩大后此节段后移范围最大，最容易引起第5神经根麻痹。因而，特别需要注意该节段的椎管扩大范围。

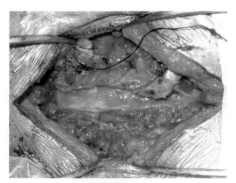

图11-36　椎板掀开角度不应超过60°

（九）关闭切口

关闭手术切口前进行仔细止血和引流管的有效放置是预防术后硬膜外血肿发生的关键。硬膜表面用可吸收明胶海绵覆盖具有止血作用（图11-37），但不具有预防粘连作用，笔者常用自体游离脂肪片移植预防粘连。颈半棘肌、多裂肌等维持头颈体位的肌肉贴近椎板，手术椎板剥离时对其骚扰较大容易造成萎缩；手术时为了便于操作，往往部分切断C₂棘突附着的颈半棘肌，如未能良好修复能引起该肌功能下降，故尽可能修复颈半棘肌C₂棘突止点。建议使用可吸收线进行皮内缝合，手术切口更为美观（图11-38）。

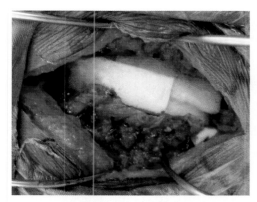

图11-37　硬膜表面用明胶海绵覆盖有止血作用

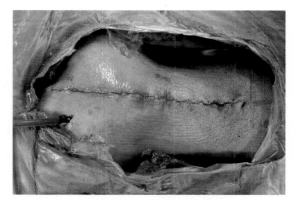

图11-38　建议使用可吸收线进行皮内缝合，手术切口更为美观

（十）术后观察及处理

1. 严密观察术后引流液的性质和引流量。引流量过少应该高度怀疑引流不畅，可导致硬膜外血肿（一般第1个小时不少于100mL，第2个小时不少于50mL），必要时尽早手术清除血肿引流。如果发生脑脊液漏，应在出血充分引流后尽早拔出引流管，局部加压包扎，患者俯卧位5~7天后大多能治愈。

2. 观察三角肌功能情况（图11-39）。三角肌无力常常发生在术后72h，术后应常规预防性应用脱水治疗3~5天，如果发生C₅神经根麻痹，往往需要3个月左右时间恢复。

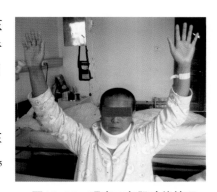

图11-39　观察三角肌功能情况

3. 观察切口愈合情况。若出现切口内积液或切口裂开，应尽早进行清创。深部感染是非常危险的并发症，一般发生在术后1周左右，如果确诊，需要进行清创和全身应用抗生素。

4. 轴性症状的发生主要与外固定时间过长、未能早期进行功能锻炼有关。术后镇痛和功能锻炼非常重要。

5. 术后使用硬质颈围保护颈椎2周。

6. 定期进行X线片检查，了解开门情况，若怀疑悬吊的椎板回关门，应该进行CT检查。如果有神经功能障碍，应尽早再次手术。

（杨洪昌　陈　仲）

参考文献

［1］Harry N Hekowitz. 贾连顺，袁文，主译. 颈椎外科手术图谱[M]. 第2版. 济南：山东科学技术出版社，2005.

［2］曹永飞，赵筑川，彭智，等. 颈椎前路钛网植骨钢板内固定在不同颈椎节段的生物力学比较[J]. 生物医学工程学杂志，2007，24（2）：320-323.

［3］张琦，贺西京，白正发，等. 颈椎前入路椎体次全切除钛网笼植骨内固定治疗下颈椎爆裂骨折[J]. 中国脊柱脊髓杂志，2006，16（6）：476-477.

［4］郭永飞，陈德玉，袁文，等. 椎体次全切除减压后颈椎稳定性重建方法的选择[J]. 脊柱外科杂志，2007，5

（3）：178-181.

［5］徐建伟，贾连顺，陈德玉，等．颈椎前路椎体次全切除钛网植骨早期塌陷的探讨[J]．中国矫形外科杂志，
2002，10（13）：1267-1269.

［6］陈孜，肖光第，汤押庚．颈前路带锁钢板联合钛网植骨治疗多节段颈椎损伤[J]．中华创伤骨科杂志，2005，7
（11）：1097-1098.

［7］Haward S AN，Lee H Riley．闫作勤，董健，姚振均，主译．脊柱外科手术图谱[M]．上海：复旦大学出版社．2006.

［8］薛峰，滕红林，冯大鹏，等．颈胸段脊柱脊髓损伤前路减压、钛网和钢板内固定术的疗效评价[J]．脊柱外科
杂志，2007，5（3）：15-17.

［9］邹德威、谭荣、马华松，等．颈椎前路减压植骨融合不同式长期随访结果比较[J]．中国脊髓杂志，2005，15
（2）：69-72.

［10］王东来，唐天驷，黄士中，等．下颈椎椎弓根内固定的解剖学研究与临床应用[J]．中华骨科杂志，1998，18
（11）：659-662.

［11］刘景堂，唐天驷，刘兴炎，等．两种长度的颈椎椎弓根螺钉与侧块螺钉拔出试验比较[J]．中国脊柱脊髓杂
志，2005，15（3）：177-179.

［12］胡建华，李佳忆，杨新宇，等．颈椎弓根螺钉内固定对颈椎病伴颈椎后凸畸形的矫形效果[J]．中华医学杂
志，2008，88（21）：1454-1457.

［13］解京明，张漾杰，王迎松，等．颈椎弓根螺钉内固定在下颈椎骨折中的应用[J]．中华创伤骨科杂志，2007，
9（5）：497-498.

［14］徐荣明，校佰平，马维虎，等．颈椎椎弓根螺钉徒手植入技术的临床研究[J]．中国骨与关节损伤杂志，
2005，20（11）：714-716.

［15］孙韶华，马维虎，黄雷，等．颈椎椎弓根螺钉个体化置钉技术的研究[J]．中国骨与关节损伤杂志，2009，14
（1）：11-14.

［16］徐荣明，马维虎，刘观燚，等．椎弓根螺钉技术在下颈椎不稳中的安全使用方法[J]．中华创伤杂志，2007，
23（1）：21-24.

［17］马维虎，徐荣明，孙韶华，等．C_2、C_3椎弓根固定治疗不稳定性Hangman骨折[J]．中华骨科杂志，2006，26
（9）：590-593.

［18］孙宇，张凤山，潘胜发，等．"锚定法"改良单开门椎管成形术及临床应用[J]．中国脊柱脊髓杂志，2004，
14（9）：517-519.

［19］潘胜发，孙宇，朱振军，等．单开门颈椎管扩大椎板成形术后轴性症状与颈椎稳定性的相关研究[J]．中国脊
柱脊髓杂志，2003，13（10）：604~607.

［20］王健，梁芳果，瞿东滨，等．脊髓型颈椎病前路手术早期并发症相关因素分析（附258例报告）[J]．第一军
医大学学报，2005，25（4）：450~453.

［21］曾岩，党耕町，乌庆军．颈椎前路融合术后颈部运动功能的评价[J]．中华外科杂志，2004，42：1481~1484.

［22］Liu J，Ebrahcim NA，Sanford CG，et a1．Preservation of the spinous process-ligament-muscle complex to prevent
kyphotic deformity following laminoplasty[J]．Spine J，2007，7（2）：159~164.

［23］Kanyama M，Hadhimoto T，Shigenobu K，et al．Pitfall of anterior cervical fusion using titanium mesh and local
autograft[J]．J Spine Discord Tech，2003，16（6）：513-518.

［24］Ashkenazi E，Smorgick Y，Rand N，et al．Anternal decompression combined with corpectomines and discectomies
in the management of multilevel cervical myelopathy：a hybrid decompression and fixation technique[J]．Neurosurg

Spine, 2005, 3（3）: 205-209.

[25] Cloward RB. The anterior surgical approach to cervical spine: the cloward procedure: past preseut and future[J]. Spine, 1988, 13（7）: 823-827.

[26] Onok Ota H, Tada K, et al. Cervical myelolpathy secondary to multiple spondylotic protusions: a clinic-pathological study[J]. Spine, 1977, 2（1）: 109-125.

[27] Singh k, Vaccaro AR, Kim J, et al. Enhancement of stability following anterior cervical corpectomy: a biomechanical study[J]. Spine, 2004, 29（8）: 845-849.

[28] Mayer HM, Wiechert K, Korge A, et al. Minimally invasive total disc replacement: Surgical technique and preliminary clinical result[J]. Eur spine J, 2002, 11（suppl 2）: 124-130.

[29] Barnes AH, Eguizabal JA, Acosta FL Jr, et al. Biomechanical pullout strength and stability of the cervical artificial pedicle screw[J]. Spine, 2009, 34（1）: 16-20.

[30] Kothe R, Rüther W, Schneider E, et al. Biomechanical analysis of transpedicular screw fixation in the subaxial cervical spine[J]. Spine, 2004, 29（17）: 1869-1875.

[31] Oda I, Abumi K, Ito M, et al. Palliative spinal reconstruction using cervical pedicle screws for metastatic lesions of the spine: a retrospective analysis of 32 cases[J]. Spine, 2006, 31（13）: 1439-1444.

[32] Abumi K. Shone Y. He M, et al. Complications of pedicle screw fixation in reconstructive surgery of the cervical spine[J]. Spine, 2000, 25: 962-969.

[33] Yoshimoto H, Sato S, Hyakumachi T, et al. Spinal reconstruction using a cervical pedicle screw system[J]. Clin Orthop Relat Res. 2005,（431）: 111-119.

[34] Yukawa Y, Kato F, Yoshihara H, et al. Cervical pedicle screw fixation in 100 cases of unstable cervical injuries: pedicle axis views obtained using fluoroscopy[J]. J Neurosurg Spine, 2006, 5（6）: 488-493.

[35] Ito Y, Sugimoto Y, Tomioka M, et al.Clinical accuracy of 3D fluoroscopy-assisted cervical pedicle screw insertion [J]. J Neurosurg Spine, 2008, 9（5）: 450-453.

[36] Rath SA, Moszko S, Schäffner PM, et al. Accuracy of pedicle screw insertion in the cervical spine for internal fixation using frameless stereotactic guidance[J]. J Neurosurg Spine, 2008, 8（3）: 237-245.

[37] Richter M, Cakir B, Schmidt R. Cervical pedicle screws: conventional versus computer-assisted placement of cannulated screws[J]. Spine, 2005, 30（20）: 2280-2287.

[38] Xu R, Kang A, Ebraheim NA, et al. Anatomic relation between the cervical pedicle and the adjacent neural structure[J]. Spine, 1999, 24: 451-454.

[39] Zhao L, Xu R, Hu T, et al. Quantitative evaluation of the location of the vertebral artery in relation to the transverse foramen in the lower cervical spine[J]. Spine, 2008, 33（4）: 373-378.

[40] Lee JY, Hanks SE, Oxner W, et al. Use of small suture anchors in cervical laminoplasty to maintain canal expansion: a technical note[J]. J Spinal Disord Tech, 2007, 20: 33~35.

[41] Edwards CC, Heller JG, Murakami H. Corpectomy versus laminoplasty for multilevel cervical myelopathy: an independent matched-cohort analysis[J]. Spine, 2002, 27: 1168~1175.

[42] Yang SC, Yu SW, Tu YK, et a1. Open-door laminoplasty with suture anchor fixation for cervical myelopathy in ossification of the posterior longitudinal ligament[J]. J Spinal Disord Tech, 2007, 20（7）: 492~498.

[43] Sakaura H, Hosono N, Mukai Y, et a1. Preservation of the nuchal ligament plays an important role in preventing unfavorable radiologic changes after laminoplasty[J]. J Spinal Disord Tech, 2008, 21（5）: 338~343.

第十二章

近代颈椎病手术技术

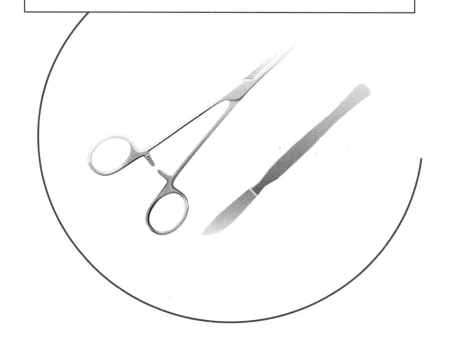

颈椎病是常见病及多发病，在信息化现代社会中尤显，轻者影响生活质量及工作效率，重者危及生命。自进入21世纪，以田慧中教授等主编的《实用脊柱外科手术学及图解》，以娄思权教授等主编的《中国颈椎病诊治与康复指南》正式出版及公布后，目前我国颈椎病患者已达5 000万人，每年新增颈椎病患者大约100万人。据统计，其发病率较高，能适应手术者占20%而80%需非手术康复综合治疗，而非手术治疗无效时应尽早进行手术治疗如脊髓型、重症的神经根及椎动脉型颈椎病等。近几年来颈椎病发病率出现年轻化的趋势，同时颈椎病已逐渐成为威胁人类健康主要疾病之一。因而在2007年中国康复医学会颈椎病专业委员会，即时召开了全国中青年颈椎病专题论坛，评选出了大量优秀论文，给颈椎病专业医务工作者获得学习、交流及为进一步研究有所启迪，同时又给广大患者带来早日康复的福音。笔者认为《指南》特别指出：近几年来颈椎病诊治技术的规范性进一步的提高，坚持预防为主、合理科学治疗、早期康复的原则，展现了颈椎病手术及非手术研究领域的新概念、新技术和新进展。

第一节 手术目的及其临床意义

一、病因病理

本手术主要治疗神经根型颈椎病（CSR）及脊髓型颈椎病（CSM），而CSR在各型中发病率最高，占60%～70%，是临床上最常见的类型。其次是CSM两者病理改变主要是颈椎椎间盘退变并累及其周围组织结构，如硬脊膜、脊神经根，出现相应的临床表现。CSR及CSM的发病原因主要由于髓核的突出与脱出，后方小关节的骨质增生，钩椎关节的骨赘形成，以及其相邻的3个关节：椎体间关节、钩椎关节及后方小关节的松动与移位，这些均可对脊髓及脊神经根造成刺激与压迫（图12-1）。这实际是一种混合性颈椎病。产生相应临床症状及体征。

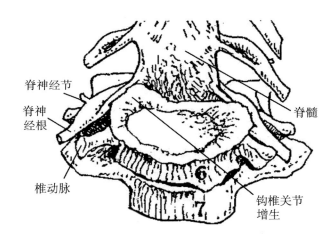

图12-1 钩突骨赘压迫脊髓、脊神经根及椎动脉

二、颈椎病的椎间盘病变

有三方面：①颈椎间盘突出；②原因不明的椎间盘退行性变；③继发于颈椎间盘突出的病变，并认为不但压迫神经根而且可以压迫脊髓，甚至可以压迫前脊髓动脉，使之缺血，脊髓变性，产生不可逆的损害。颈椎病椎间盘突出压迫脊神经根及脊髓可分3型（图12-2A、B、C），而CSM是颈椎病中病情严重的一个类型，被人们所重视，大多学者认为非手术失效者，应及早手术治疗。

笔者于1982～2006年治疗一组病例，非手术康复综合治疗1 284例，CSR为588例，占45.7%，手

颈椎外科技术

术组210例，CSR为108例，占51.4%，说明CSR为各型颈椎病发病率最高，据国内外统计数约占颈椎病患者的42%～60%。CSM非手术康复综合治疗535例占41.8%，手术210例CSM 36例占17.1%（国内外统计占颈椎病患者15%～20%），虽然比神经根型少些，经非手术康复综合治疗都有一定疗效，若无效应即刻进行手术治疗。以解除脊髓及脊神经根的受压，恢复其血供及脊髓神经的功能。

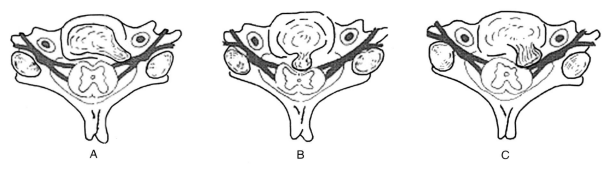

图12-2　颈椎病椎间盘突出压迫脊神经根及脊髓的分型

A. 侧方型：突出部位在后纵韧带外侧和钩椎关节增生内侧，共同压迫颈脊神经根；B. 中央型：突出部位在椎管中央，压迫硬脊膜正前方，与骨赘同时压迫双侧脊神经根的前面；C. 旁中央型：突出部位偏于一侧而介于颈脊神经根和硬脊膜之间，压迫单侧神经根和脊髓

第二节　诊　断

一、颈椎病的脊神经根病损的定位诊断（非脊髓平面诊断定位）

术前必须掌握脊神经根定位诊断，才能有的放矢去施术，要比任何影像学诊断更为重要，故笔者有必要再编译。

（一）C_5神经根水平

颈部活动受限、颈项肌肉紧张且有压痛点，冈上肌、冈下肌、斜方肌、菱形肌或者胸大肌上可能也有压痛点。臂丛神经牵张试验阳性；Spurling压颈试验阳性。

病变定位体征：①C_4以上，神经根受压。颈部和后枕部痛、枕大神经痛、头枕部感觉障碍。②C_4、C_5间隙，C_5颈神经根受压。疼痛由颈部始发，沿肩外侧放射至上臂外侧、前臂桡侧、手腕。上臂外侧皮肤感觉迟钝，三角肌肌力减弱，肱二头肌反射可能减弱。

（二）肱桡肌反射

反射中枢位于C_5、C_6等段，但与下颈髓诸节均有关联；通过桡神经传导，以C_6病变时反射异常最为明显。C_5、C_6间隙，C_6神经根受压，疼痛从颈部开始，沿肩部外缘、上臂外侧，前臂桡侧就放射到拇指，有时前臂桡侧和拇指背侧麻木，感觉迟钝，手部肌力减弱开始不明显，肱二头肌肌力下降，肱二头肌腱反射异常（减弱、亢进或消失），桡反射减弱，肩胛内上缘有压痛，C_5、C_6棘突常有压痛。

（三）C₇神经根水平

C₆、C₇间隙，C₇神经根受压。疼痛从颈部始发，沿肩外侧、上臂外侧，前臂桡侧放射到示指的全部和中指桡侧。肱三头肌肌力减弱，肱三头肌腱反射减退甚至消失。偶有伸腕和伸指肌力减弱，肩胛内缘中部有压痛。

（四）C₈神经根水平

C₇～T₁间隙，C₈神经根受压。疼痛由颈部发生，沿上臂内侧、前臂尺侧放射到小指，骨间肌萎缩，特别是第1骨间背侧肌萎缩。无腱反射障碍。手部小肌肉肌力变弱，屈指功能差，肩胛内下缘可有压痛。

（五）T₁神经根水平

T₁、T₂间隙，T₁神经根受累，疼痛由颈肩部发生，沿上臂内侧、前臂尺侧放射到第2～5骨间肌，由正中尺神经支配若受压，失去手指外展及内收功能。

（六）上肢神经功能试验

为单一椎间隙及其单一脊神经根受压的症状。在临床，常常遇到多节段颈椎病变，症状复杂，如第C₆、C₇神经根同时受压；刺激斜角肌痉挛，迫使第1肋骨升高压迫锁骨下动脉及臂丛，产生前臂及手部尺侧疼痛麻木，应注意与C₈神经根受压相鉴别。总结上肢神经功能。

笔者认为这种检查方法较科学全面不致漏诊。手术显微镜下神经根、脊髓减压术的目的，使术前能正确掌握神经根及脊髓型颈椎病基础技能，更好地、有目的实施手术治疗。

二、神经根及脊髓型颈椎病诊断要点

患者有颈肩疼痛、酸胀、麻木，并可沿上肢放射到手指和（或）向头枕部放射性痛，其症状出现范围与某节段颈脊神经分布部分相吻合。受损的神经根及脊髓分布区域可出现感觉减退；被损害的神经根所支配的肌肉其肌力减弱下肢萎废，甚至出现萎缩瘫痪等。颈部活动受限，臂丛神经牵张试验阳性，Spurling压颈试验阳性。Hoffmann征阴性，X线摄片显示病变椎间隙变窄，骨质增生，骨刺突入椎间孔、椎间孔变小；MR：常规T₁WI、T₂WI、T₂等扫描，还可显示椎间盘变性，髓核突出压迫脊神经根及脊髓的征象。应注意，影像学检查所见必须与临床表现综合分析达到一致。原则上以临床症状为主来作出诊断。鉴别诊断应与胸廓出口综合征、腕管综合征、正中神经受损、心绞痛、脊髓空洞症、原发性侧索硬化症、肌萎缩性侧索硬化症、后纵韧带骨化症（OPLL）及前纵韧带骨化症（OALL）等鉴别。特别是椎管及颈神经根肿瘤：临床表现为进行性根性疼痛，有典型的节段性损害体征。需借助MR或脊髓造影进行诊断。

第三节　适应证与禁忌证

一、适应证

1. 神经根型颈椎病，经非手术康复综合治疗无效，应即刻进行手术治疗。

2. 重症、急性神经根及脊髓型颈椎病，颈椎间盘髓核突出或脱出。

3. 骨源性病变，钩椎关节骨赘增生及一切致压物，压迫神经根及脊髓合并颈椎失稳。

4. C_1 段双侧椎动脉异常压迫颈髓需实施脊髓减压术者。

5. 创伤性颈椎病（cervical spondylosis of traumatic，CST）也称为创伤后脑综合征，或称外伤型钩椎关节病。颈椎在原发性颈椎病基础上，颈椎损伤后，出现症候群，X线片表现颈椎椎间盘退变，伴神经根及脊髓损伤者。

二、禁忌证

神经根及脊髓型颈椎病，合并脊髓空洞症、原发性侧索硬化症、肌萎缩性侧索硬化症及神经源性疾病者。神经根及脊髓型颈椎病，病程较长，伴严重脏器功能不健全及高龄80岁以上应慎重。

第四节　前路显微镜下脊髓、神经根减压术

目前国内外大都采取以下几种手术治疗方法：

1. 前路减压、椎间盘切除减压融合术。

2. 骨赘明显增生者，采取以切除钩椎关节骨赘及一切致压物为主的前路减压，椎间植骨内固定融合术。共施术210例，手术经9.5～22年远期疗效优良率为94.7%。

3. 颈椎病并发颈椎不稳者，可行前路减压，椎间植骨，再加钛网、钛板、界面内固定或人工椎间盘髓核植入术等。

4. 后路或侧路手术可行椎间孔扩大植骨融合术等，都取得较好的疗效，但都需要严格选择适应证及应随访远期治疗效果。

5. 笔者近几年开展在手术显微镜下施行脊神经根及脊髓减压术，同时设计一套"JZ–1"型颈椎病手术特殊器械，并获得中华人民共和国专利局颁发的专利证书，最近又有所改进。

颈椎微型外科手术器械系统：①煤铲式颈椎间盘切除三刃刀。②环钻全颈椎间盘切除器。③微型器械：a. 微型骨赘刮匙；b. 微型尖嘴咬骨髓核钳；c. 微型神经根剥离保护器；d. 微型切骨平凿。④其他尚有带冷光源颈椎深部照明拉钩、颈椎软组织椎前筋膜剥离器及一些显微外科器械。

手术方法

（一）术前准备

1. 手术显微镜下神经根、脊髓减压术设备及显微特殊器械。"JZ-1"型颈椎病手术显微特殊器械其中有：双人双目手术显微镜、C形臂双视屏X线机、头套式带照明显微镜、环钻（图12-3）、煤铲式椎间盘切除器（图12-4）、微型器械（图12-5、图12-6）。

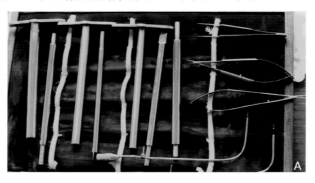

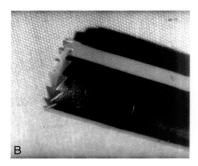
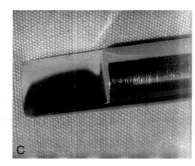
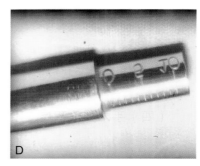

图12-3 环钻、颈椎间盘切除器及微血管吻器
A. 全套颈椎间盘切除器及环钻；B. 环钻套管头带细环齿锯；C. 环钻芯头固定器；D. 环钻芯尾测量器（带刻度）

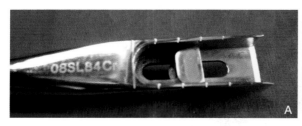
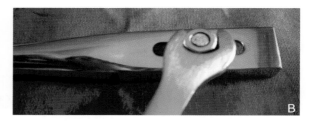

图12-4 煤铲式椎间盘切除器
A. 煤铲式椎间盘切除器头部；B. 头部装备保险带刻度

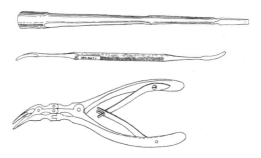

图12-5 微型手术器械

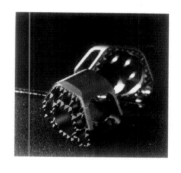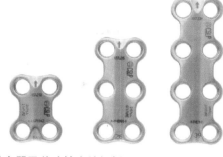

图12-6　椎间融合器及前路锁定钛钢板

2. 术前用左手将喉结、甲状腺及气管拉向左侧的练习2～3天，以减少术中牵拉之刺激。测量好病椎之前后径，一般无需输血，若行颈椎间盘切除2～3节以上或年龄稍大者，可备适量同型血。

（二）麻醉

局麻+颈丛或静脉全麻。也用纤维支气管镜下插管，但避免颈椎过伸。

（三）体位

仰卧位，置五枕：肩胛间垫薄枕、颈后垫长圆枕、头后垫小方枕及头两侧用沙袋固定，使颈轻度过伸（图12-7），稳定颈椎。无需行颅骨牵引。

（四）手术操作程序

1. 一般用右侧切口入路，左侧易损伤乳糜管，C_3、C_4高节段，在第1颈横纹，注意喉上神经；C_5～C_7在第2颈横纹，注意喉返神经。

2. 按胸锁乳突肌外缘向内，越颈中线0.5cm切口长为4～5cm，剥离软组织后，由血管鞘与内脏鞘间分离进入（图12-8）。

3. 中、上位颈椎，结扎甲状腺中静脉或甲状腺上动脉；下位颈椎，结扎甲状腺下动脉。

4. 二腹肌在腱性部分切断，结扎后翻至上下显露颈长肌（不切断也可），在两侧颈长肌内侧缘显露病椎体及椎间盘。

5. 插入22号长针头椎间盘用C形臂X线机透视下定位，确定需要切除病椎间盘部位，切除病椎间盘之前，将病椎体上及下椎体前静脉电刀烧灼，减少槽内出血（图12-9）。

6. 用环钻或三刃刀切除椎间盘，同步刮除钩椎关节增生的骨赘（图12-10～图12-14）。

7. 手术显微镜下仔细切开后纵韧带探查脊髓及神经根，使之得以彻底减压。

8. 取带三面皮质髂骨椎间骨移植，手术显微镜下脊髓、神经根减压椎间植骨术后，与颈椎前路Cage融合器或钛板、钛网合并使用，进行多节段颈椎融合内固定。

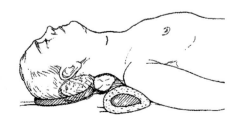
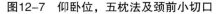

图12-7　仰卧位，五枕法及颈前小切口

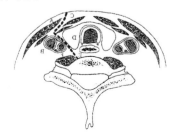

图12-8　颈前入路虚线外为动脉鞘，虚线内为内脏鞘

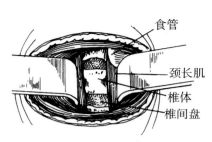

图12-9 显露病椎体

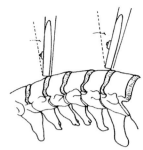

图12-10 煤铲式三刃刀病椎间盘切除方向及角度示意图

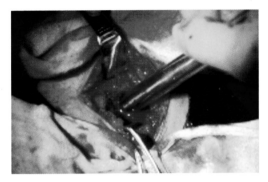

图12-11 术中：环钻式病椎间盘切除术

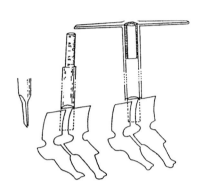

图12-12 环钻全颈椎间盘切除器示意图

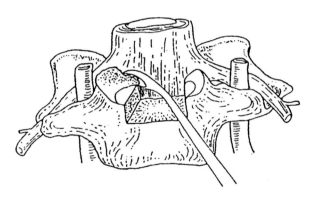

图12-13 骨赘刮除、刮匙方向

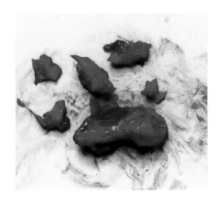

图12-14 取下的骨赘及椎间盘软骨组织

（五）术后处理

佩戴CVPC-Ⅱ型颈围领固定，稳定颈椎，以利于植骨愈合，早日恢复脊髓神经功能。

颈椎病前路手术效果：见表12-1。

表12-1 结果分析：前路手术治疗颈椎病疗效分级标准 N=112

分级	标准	N	%
优	颈肩痛、四肢麻木、无力、体位眩晕等症状已消失，各神经系统等检查已正常，并恢复原有工作者	82	73.2
良	颈肩痛、手麻、下肢无力、眩晕等症状虽然已消失，尚留有部分神经病理反射，但能坚持工作者	26	23.2
差	有严重长期颈脊髓受压或有侧束硬化症等并发症术后恢复较慢、较差者	4	2.6

第五节　颈椎病后路手术

手术方法

（一）术前准备

练习俯卧位姿势，以适应及减少术中之刺激。一般无需输血，若行颈椎间盘切除2~3节以上或年龄稍大者，可备适量同型血。

（二）麻醉

局麻+颈丛或静脉全麻。在纤维支气管镜下插管，但避免呼吸道阻塞，术中麻醉医师应监督呼吸道通畅及神经电生理监督。

（三）体位

俯卧位，头架固定，颈胸部垫高，保持肺及气官呼吸道通畅（图12-15）。

（四）手术操作程序

1. 颈后路棘突旁小切口（见图12-15），分离颈后肌群后。
2. 按颈一侧相当病椎钥匙孔形状的椎间孔处入路（图12-16）。

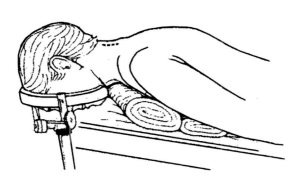

图12-15　俯卧位，头架胸部垫高，点线为后路小切口

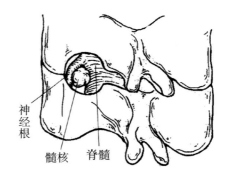

神经根　髓核　脊髓

图12-16　按钥匙孔椎间孔切开

3. 暴露上下位椎板及关节突内侧的三角区域，用咬骨钳或磨钻磨除关节突内侧。

4. 在手术显微镜下打开椎间孔松解神经根及硬脊膜，剥离神经根及脊髓加以保护，神经根腋部下切开椎间盘摘除髓核，切除剩余椎间盘组织，以达对脊神经根及脊髓彻底减压。

5. 在术野显露较宽时，也可用小号环钻切除椎间盘及髓核，并取自体带三面骨皮质髂骨作椎间骨移植，以稳定椎体。

（五）术后处理

佩戴CVPC-Ⅱ型颈围领固定，稳定颈椎，以利于植骨愈合，早日恢复脊髓神经功能。

第六节　颈椎病侧路手术

首先应熟悉局部解剖学：手术部位颈椎间孔及其周围三维结构（图12-17）。钩椎关节骨赘增生继发椎间神经孔及椎管狭窄，压迫脊神经根与硬脊膜（图12-18）。

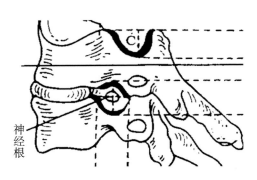

图12-17　颈椎间孔周围三维结构

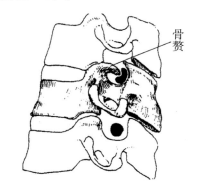

图12-18　钩椎关节骨赘增生压迫神经根

手术方法

（一）术前准备

2～3天用左手将喉结、甲状腺及气管拉向左侧的练习，以减少术中牵拉之刺激。测量好病椎之前后径。一般无需输血，若行颈椎间盘切除2～3节以上或年龄稍大者，可备适量同型血。

（二）麻醉

局麻+颈丛或静脉全麻。也在纤维支气管镜下插管，但避免颈椎过伸。

（三）体位

半侧卧位，置四枕：肩胛间垫薄枕、颈后垫长圆枕、头后垫小方枕及头一侧用沙袋固定，手术侧不放沙袋，稳定颈椎。无需行颅骨牵引。

（四）手术操作程序

1. 按颈侧胸锁乳突肌前缘斜切口入路显露病椎（图12-19、图12-20），用显微手术尖刀切开病变的椎间盘纤维环，用髓核钳摘除突出的髓核组织（图12-21）。

2. 或在手术显微镜下见到突出椎间盘上的静脉丛，电凝后再处理椎间盘组织，减少术中出血。

3. 此时突出的纤维环及髓核完全暴露出，用尖刀十字切开纤维环，摘出的髓核或用环钻法切除椎间盘。

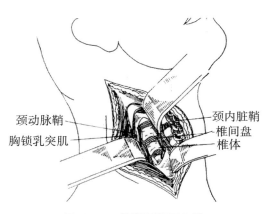

图12-19　颈部侧切口入路

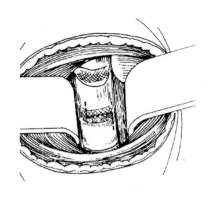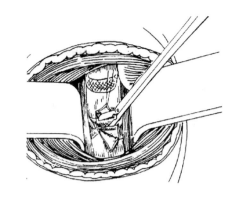

图12-20　显露病椎椎体　　　　图12-21　切开椎间盘纤维环摘出的髓核

4. 有残留可用微型尖嘴髓核钳取干净，适应单纯颈椎间盘突出无动力性不稳者。

5. 微型环钻颈椎间盘切除植骨融合术，用微型环钻颈椎间盘切除器，进行切除全部突出的椎间盘纤维及髓核组织，包括上下椎间软骨板，便于椎间植骨及内固定，稳定颈椎，维持颈椎的生理曲度。

（五）术后处理

需配戴CVPC-Ⅱ型围领外固定，24h去除引流，2～3天出院，内固定者需2周后出院。

以上3种术式，据病情术后可继行康复综合治疗，如口服中西药物，消炎、镇痛、营养神经等、颈注射疗法及颈保健操等，以提高疗效。

进行手术27例，优良率为96.2%，手术平均时间为45min，术后平均2周出院。1例无明显改善，后追加康复综合治疗，于术后4个月恢复良好。2008年刘忠军报告，颈椎前路"小切口"技术兼微创的优势及临床实用性，比内窥镜手术适应证较宽。笔者开展的手术显微镜下行神经根脊髓减压术，同样体会：与内窥镜相比不但手术适应证较广阔、出血少、术中在手术显微镜下细致分离组织、椎间盘髓核组织切除彻底、并发症少及费用低的优点，值得推荐的治疗方法。但由于在暴露范围内，对围绕和衬托手术目标区的解剖结构有限，故在显微镜下操作，应进行正规培训，需要良好的手、眼、足协调能力，才能提高显微技术及术后疗效。

第七节　手术要点及并发症的处理

一、颈椎前路手术要点及注意问题

1. 术前应熟悉局解三维结构，亲自掌握病史及体检，并与影像学表现一致，单纯依靠影像学诊断，易误导。

2. 在分离颈长肌时因周围有交感神经通过，若损伤可导致Horner综合征，为显露颈椎分离两侧颈长肌内缘时，应先结扎颈升动脉分支，不要结扎颈升动脉本干，能减少出血。

3. 在切除椎间盘作骨槽前，应用电灼上及下椎体前静脉，可减少开槽时出血，否则影响术野。

4. 手术显微镜主要用于在切除骨赘、OPLL、刮出剩余椎间盘组织、切开后纵韧带时，显露神经根及硬脊膜等较细致的手术操作，避免椎管内出血。用手术显微镜时应训练眼、手、足协调一致，才能完成镜下操作。

5. 钢板的应用必需放在合适位置，能适量塑形，其长轴尽量贴近颈椎前表面，钢板的螺丝孔要与固定的椎体中部平齐，对角线临时固定，钻孔时用导向器，可准确钻进螺丝钉，钢板可牢固地固定。否则于中晚期产生钉板松动脱落的危险。

6. 病椎间盘切除，椎后增生的骨赘刮除，同时应取自体髂骨带三面皮质骨进行椎间植骨融合，或行钛Cage、钛网、钛钢板内固定，都需加骨颗粒，但金属器械内固定是临时的，植骨融合才是永久的，能维持椎间隙的高度及曲度，稳定椎体避免复发。

二、并发症防范要点

颈椎病的前路手术出血较少，但术中大出血仍有时发生。防范及处理：

（一）甲状腺血管损伤

在暴露软组织时，上段颈椎易损伤甲状腺上动脉，中段颈椎易损伤甲状腺中静脉，下段颈椎易损伤甲状腺下动脉。其原因一是剥离损伤，二是结扎不牢靠脱线。故在处理以上血管仍应仔细，按外科血管处理原则，两端双重缝合结扎，完全可避免脱线。

（二）骨槽内出血

在椎间盘切除后，有时发现血从骨槽内涌出，其主要原因：椎体内丰富的营养血管及椎管内静脉丛的破坏而出血；椎管外前静脉丛在椎体前方吻合网的破坏亦易出血。其预防出血措施是：可在病椎椎间盘切除前，应将上下2个椎体前横静脉烧灼，可使骨槽内少出血；在取髂骨时，骨槽先用明胶海绵暂时压迫止血，待植骨时取出明胶海绵后立即将骨块嵌入骨槽，此时可以完全止血；若植骨后仍有少量渗血，应该用纱布擦干后置入凝血酶粉末，亦可完全止血。

（三）椎动脉及其分支的损伤

见"椎动脉减压术"章节。

（四）脊髓损伤

在切除椎间盘时有些器械无安全装置或刻度，术前亦不测量病椎椎间盘前后径，只凭感觉，有时一旦失手就会使后纵韧带破裂而伤及硬脊膜及脊髓，临床上产生不同程度的截瘫及并发症。所以，椎间盘切除前一定要测量病椎椎间盘的前后径（国人的颈椎矢状径平均为15.47mm）；一定要有保险装置，脊髓的损伤是可以预防并完全可以避免的。

（五）喉返神经损伤

主要因进行下颈椎病手术$C_6 \sim C_7$、$C_7 \sim T_1$部位时，为暴露最下位颈椎，用拉钩拉切口时，过力或时间较长而误拉伤位于深面的喉返神经，病人可立刻因声带麻痹而产生声音嘶哑。可有两种情况，其处理方法：①神经牵拉，喉返神经牵拉伤引起的声音嘶哑，一般是暂时性的，术后用理疗，神经营养药物等，往往需要2～3个月后渐渐恢复。②神经切断，应在术中找到两个断端。行神经端对端吻合术，能否恢复，要看损伤程度及显微外科的技巧，一般预后较差，但亦有康复的。

（六）植骨块脱落的处理方法

1. 因骨槽内椎间盘剩余组织切除不彻底，椎体上下面部分软骨组织还存在，再加上颈椎伸屈活动过多而致。故术中在骨槽内，既要彻底刮除剩余椎间盘组织，又要去除椎体上下面的软骨盘，使其形成一骨性粗糙面，才能使植骨块很好接触。同时植骨块应比骨槽大2mm，以使牢固的嵌入椎间。

2. 术后照片若发现植骨块不全脱出，临床上无食管等压迫症状，则无需取出。植骨块最终可以自行吸收，虽椎间隙变窄，但最后可自行融合。若植骨块已完全脱出，并有吞咽时异物顶住感，甚至吞咽困难，呼吸障碍，应再行手术，检查骨槽内不利于植骨块固定的因素，修整后用原骨块植骨。特别要告诉病人，颈部就暂时少活动，颈围外固定2～3个月，基本都能满意的愈合。

（七）术后护理不当、仰卧进食，致使产生吸入性气管堵塞

预防及处理方法：

1. 颈椎病术后病人的体位护理应备"五枕头"。头颈应采取微伸仰卧位，大薄方枕垫于双肩后胸背部；长圆枕放颈后部；小方枕垫头枕后部；左砂垫枕和右砂垫枕，放置双耳旁，以防旋转。

2. 颈椎病术后病人，应有特护及专业医师值班，尤其手术当天晚上极为重要，并在病员床头置一气管切开包。

3. 颈椎病术后病人，当天下午或晚上一般需禁食，因术中术后输血补液已够病人24h营养。若有口渴可用棉签醮冷开水呡呡多次即可。若需喝水或进流食应在护理协助下，病人取半卧位进行。仰卧位进食或喝水易致呛咳，甚至产生吸入性气管堵塞，使呼吸衰竭，导致生命的危险，故术后病人应睡在有手摇的半卧位床，随时可以坐起，因颈部已有颈围保护。在颈部制动下，亦可在当天晚上或术后1～2天下地走路，练习活动及开始正常饮食等，从而避免吸入性肺炎及气管堵塞的产生。

（陈鸿儒　董炘　汪华侨）

参考文献

[1] 仇建国，叶启彬，邱贵兴. 微创技术在脊外科中的应用[J]. 中国微创外科杂志，2002，（2）4：262-263.

[2] 贾连顺，袁文，倪斌，等. 颈椎病外科治疗选择及远期疗效评价[J]. 中国矫形外科杂志，2002，10：1260.

[3] 信维伟，董英海. 经皮穿刺移植术在骨科的应用进展[J]. 临床骨科杂志，2004，7（3）：348-350.

[4] 张超，周跃. 内窥镜技术在脊柱手术中的并发症及其对策[J]. 中国骨与关节损伤杂志，2006，21（2）：156-158.

[5] 田慧中，刘少喻，马原. 实用脊柱外科手术图解[M]. 北京：人民军医出版社，2008：427-448.

[6] 昌耘冰，刘军，伊庆水，等. 显微镜辅助下颈椎前路减压术[J]. 中国骨与关节损伤杂志，2009，24（6）：487-489.

[7] 樊健，俞光荣. 前路选择性椎间隙减压组合椎体次全切除治疗多节段脊髓型颈椎病[J]. 中国骨与关节损伤杂志，2010，25（2）：97-99.

[8] Harrop JS, Sharan AD, Vaccaro AR, et al. The cause of neurologic deterioration after acute cervical spnal cord

injury[J]. Spine，2001，26：340-346.

[9] Knight MTN，Goswami A，Patko JT. Cervical percutaneous laser disc decompression： preliminary results of an ongoing prospective outcome study[J]. J Cline Laser Med Surg，2001，19：3-8.

[10] Nagashima C. Spondylotic vertebral artery insufficiency[J]. spine and Spinal cord，1998，8：757-763.

[11] Endo K，Ichimaru K，Imakiire A. Vertebroasilar insufficiency[J]. Spine and spinal cord，1999，8：757-763.

[12] Mii K. Injury of vertebral artery[J]. Spine and spinal cord，2001，5：375-378.

[13] Nishikawa M，Sakamoto H，Hara M. Treatment for vertebral artery injury associated with cervical spine trauma[J]. Spine and spinal cord，2003，4：385-389.

颈
椎外科技术

第十三章

颈椎病微创外科技术

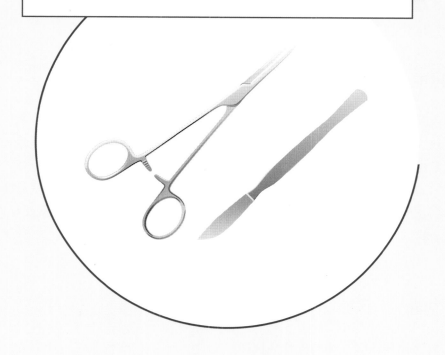

21世纪以来国内外颈椎病微创手术技术，总结起来，有六大突破，四大发展。

1. 六大突破　①切吸术：经皮颈椎间盘髓核切吸术（PCN）。②热凝术：颈椎间盘髓核激光气化内热凝术（idet）。③冷凝术：颈椎间盘射频消融髓核成形术（nueleoplasty）。④冷热双凝术：经皮穿刺等离子消融髓核成形术。⑤臭氧消融髓核术–绿色微创疗法。⑥内镜术：颈椎间盘内窥镜下（MED等）行前后路颈椎病手术。

2. 四大发展　①内镜下颈椎人工间盘髓核置换术（MED+artificial nuclear replacement）。②计算机辅助手术导航系统（guidance system）。③骨科机器人系统（robot system of orthopaedics）。④内镜下注射移植术（injection transplant operation in MED）。

本世纪以来随着颈椎外科生物力学研究的进展以及对颈椎解剖和手术潜在并发症的深入理解，颈椎病诊断技术仪器、微创外科技术及新型内固定器材，有了长足的发展。

近年来，国内有些单位，已被国际组织授予"亚洲颈椎病治疗及随访中心"并已接受来自香港、台湾地区及韩国和日本的医师观摩、学习及学术交流。在微创颈椎外科技术发展历程中，国内外学者发表大量相关文献，给严重颈椎病患者，提高了存活率及治愈率。

第一节　经皮颈椎间盘髓核切吸术（PCN）

一、目的及意义

经皮颈椎间盘髓核切吸术，分两种手术方法：

1. 手动PCN治疗颈椎病　早期Hijikala进行经皮穿刺颈椎间盘髓核切吸术，颈椎间盘突出而引起的各型早期颈椎病。

2. 自动经皮椎间盘髓核切吸术（APCD）　郭兆鹏等也报告了34例，经皮颈椎间盘自动切削系统治疗颈椎病颈椎间盘突出症，经颈椎前外侧穿刺，通过微钳及旋切仪，切吸出椎间盘髓核组织，优良率为91.2%，有效率97%。

二、诊断

有颈、肩疼痛伴压痛点如窦椎神经放射性部位，时有手麻木症状。影像学X线片颈椎曲度消失，椎间关节失稳，CT示椎间盘膨出或突出，MR示硬脊膜轻度受压者。

三、适应证与禁忌证

1. 适应证　颈型颈椎病加重及神经根型颈椎病早及中期，非手术治疗无效者。

2. 禁忌证　重症神经根型颈椎病，OALL型颈椎病，脊髓型颈椎病，伴有OPLL及明显骨赘压迫神经根、脊髓及椎动脉者。

四、手术方法

（一）术前准备

经皮颈椎间盘髓核切吸术套装手术器械有导针、工作套管、自动微型环钻及夹钳等，备C形臂机定位等。

（二）麻醉

局麻或颈丛麻醉，较少用静脉全麻。

（三）体位

侧位，视左、右患侧而定。

（四）手术操作程序

如C_4、C_5椎间盘突出为例。

1. 颈侧入路，导针位于C_4、C_5间盘内距后缘前2mm。
2. 导针尖位于中线。
3. 插入各级工作套管。
4. 用自动环钻钻开椎间盘纤维层切除髓核组织（图13-1A）。
5. 钳夹剩余髓核组织，冲洗椎间盘腔（图13-1B、C）。
6. 小切口关闭。

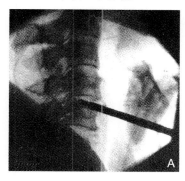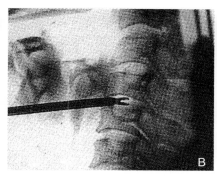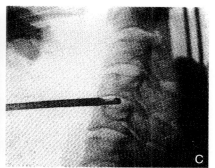

图13-1　经皮颈椎间盘髓核切吸术

A. 自动环钻钻开椎间盘纤维层；B. 钳夹剩余髓核组织；C. 冲洗椎间盘腔

（五）术后处理

放引流者24h拔除，也可不放引流，视小切口情况而定，CVPC-Ⅱ型颈围领佩戴1～2天出院。经统计，用自动经皮颈椎间盘髓核切吸术41例，优良率为93.3%，有效率为97.2%。

第二节　经皮颈椎间盘髓核激光光导纤维气化术（PLDD）

一、目的及意义

早期Choy及Helliaer将激光光导纤维气化减压技术（热切割）应用于颈椎病的治疗。2005年胡玉华等报道21例颈前路髓核激光气化减压治疗颈椎间盘突出症，优9例，可4例，差2例，这一治疗方法在严格选择适应证基础上会有较好疗效。

二、诊断

有头、颈、肩疼痛伴压痛部位，时有手麻木症状。影像学X线片示颈椎曲度消失，椎间关节失稳，CT示椎间盘膨出或突出，MR示硬脊膜及神经根轻度受压者。

三、适应证与禁忌证

1. 适应证　颈型颈椎病加重及神经根型颈椎病早期及中期，非手术治疗无效者，有脊髓及神经根受压者。

2. 禁忌证　重症脊髓型、神经根型颈椎病、前纵韧带骨化型颈椎病、脊髓型颈椎病，伴有OPLL及明显骨赘压迫神经根、脊髓及椎动脉者。

四、手术方法

（一）术前准备

C形臂X线透视机定位，备椎间盘造影剂，经皮颈椎间盘髓核激光光导纤维气化术套装手术器械，导入激光光导纤维气化针及工作套管等。

（二）麻醉

局麻或颈丛麻醉，个别需用静脉全麻。

（三）体位

仰卧，头颈侧位，视左、右患侧而定。

（四）手术操作程序

1. 颈侧位，在C形臂机透视下进针点定位及椎间盘造影以确定病变椎间隙后。

2. 将1mm直径穿刺针穿刺到突出的髓核内，导入激光光纤。

3. 利用激光的高能量产生局部生物效应。

4. 针尖端温度可达153℃或1 200～1 800J，即气化、凝固、变性回缩减压的作用（图13-2）。

5. 以解除神经根、脊髓刺激及压迫。

（五）术后处理

关闭切口，CVPCⅡ-型颈围领佩戴，当日可出院。

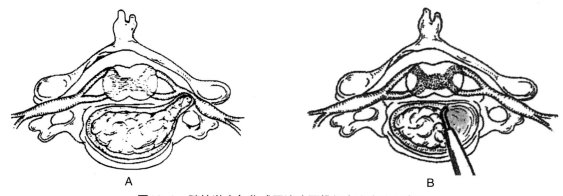

图13-2 髓核激光气化减压治疗颈椎间盘突出症示意图

A. 椎间盘突出压迫神经根；B. 椎间盘突出激光气化减压术后

第三节 经皮颈椎间盘射频消融髓核成形术胶原酶溶核术

一、目的及意义

经皮颈椎间盘射频消融髓核成形术胶原酶溶核术，是利用冷切割原理，胶原酶对胶原蛋白具有特异性溶解作用。在颈椎病椎间盘突出者，用胶原酶注射到突出的椎间盘内或盘外，使之椎间盘突出的组织，收缩和固化，改善临床症状，达到治愈的目的。

二、诊断

颈、肩疼痛，伴有压痛的部位较明显，时有手及一侧下肢麻木感。影像学X线片颈椎曲度消失，椎间关节失稳，CT椎间盘突出，MR脊髓受压局部高信号及神经根较明显受压。

三、适应证与禁忌证

1. 适应证 神经根型颈椎病早期及中期，非手术治疗无效者，有脊髓及神经根受压，早期椎动脉型颈椎病患者。

2. 禁忌证 食管压迫型颈椎病、重症脊髓型、神经根型颈椎病、脊髓型颈椎病，伴有OPLL及明显骨赘压迫神经根、脊髓及椎动脉者。伴有脊髓侧束硬化症、脊髓空洞症、神经元疾病、脏器功能不全年龄在80岁以上者应慎重考虑。

四、手术方法

（一）术前准备

各影像学检查结果，C形臂机透视定位，椎间盘造影剂，经皮颈椎间盘射频消融髓核成形术胶原酶溶核术套装手术器械，导针、胶原酶注射器等。

（二）麻醉

局麻或颈丛麻醉，个别人需用静脉全麻。

（三）体位

仰卧，头颈侧位，视左、右患侧而定。

（四）手术操作程序

1. 颈侧入路，在C形臂X线透视下进针点定位及椎间盘造影。

2. 把胶原酶注射到突出的椎间盘内或盘外。

3. 使突出的椎间盘溶解吸收而不损伤周围组织。

4. 胶原酶有收缩和固化（图13-3），降低颈椎间盘内压，达到治疗目的。

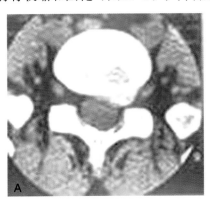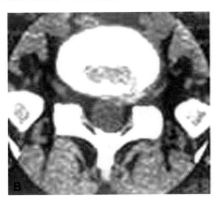

图13-3　胶原酶溶解术

A. 术前；B. 术后

（五）术后处理

术后佩戴CVPC-Ⅱ型围领外固定，当日或次日出院。

第四节　经皮穿刺等离子消融髓核成形术

一、目的及意义

原理：所谓等离子体，就电气技术而言，它指的是一种拥有离子、电子和核心粒子的不带电的离子化合物质。经皮穿刺颈椎低温等离子射频消融术（髓核成形术）治疗颈椎病，主要对椎动脉型颈椎病和交感型颈椎病效果好，而对神经根型颈椎病也有一定疗效；对脊髓型颈椎病基本无效。经皮穿刺等离子消融髓核成形术，能改善临床症状，达到治愈的目的。

二、诊断

头晕、恶心、呕吐，心悸，颈、肩疼痛，伴有压痛的部位较明显，时有手麻木等症状。影像学

X线片颈椎曲度消失，椎间关节失稳，CT示椎间盘突出，MRI表现为椎动脉受压改变。

三、适应证与禁忌证

1. 适应证　早、中期椎动脉、神经根型颈椎病及非手术治疗无效者。
2. 禁忌证　重症脊髓、神经根及食管压迫型颈椎病或伴有OPLL者。

四、手术方法

（一）术前准备
各影像学检查结果，C形臂机透视下定位，椎间盘造影剂，经皮穿刺颈椎等离子射频消融术套装手术器械，导针等。

（二）麻醉
局麻或颈丛麻醉，个别需用静脉全麻。

（三）体位
仰卧，头颈侧位，视左、右患侧而定。

（四）手术操作程序
1. 颈椎前侧入路。
2. 准确穿入病变颈椎间隙，将工作棒插入椎间盘内。
3. 在进刀时按"消融键"，利用等离子冷消融技术，产生足以切断组织中分子间的连带，形成孔道。
4. 撤出刀过程中，按"电凝键"通过热凝对孔道周围组织修整。
5. 髓核成形术与热凝相结合，能去除椎间盘突出的部分组织，达到椎间盘内压降低，解除神经根压迫。

（五）术后处理
切口缝合1~2针，佩戴CVPCⅡ-型固定，2~3日出院。

五、典型病例

患者，男性，45岁，体位性眩晕已3年多，发作时视物旋转，恶心、呕吐，不能走路，猝倒6次，以轮椅代步，曾去他院住院3次治疗未愈。

术前X线片、CT和MRI检查，诊断为混合型颈椎病（椎动脉加交感型颈椎病），MRA右侧椎动脉被突出椎间盘组织压迫呈现痉挛病变，术后MRA呈现右侧椎动脉恢复正常。术前头晕只能坐轮椅，术后恢复正常可以骑摩托车（图13-4）。

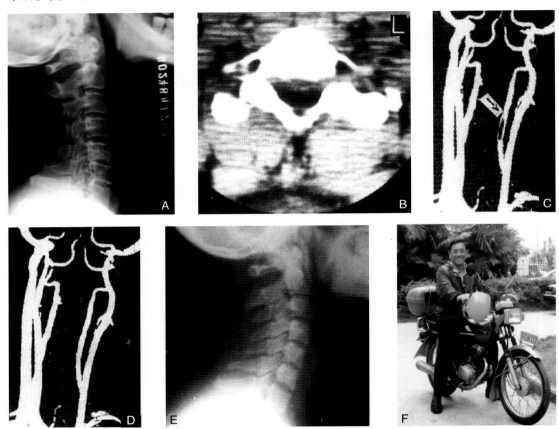

图13-4 典型病例

A.术前X线片颈椎生理弯曲度消失；B.CT示椎间盘突出；C.MRA椎动脉痉挛；D.术后MRA椎动脉恢复正常；E.术后X线片颈椎恢复生理曲度；F.术后可以骑摩托车

第五节 医用臭氧消融术——绿色微创疗法

一、目的及意义

臭氧（ozone）自1840年由德国人Schordein发现并命名，近十年来在人类生活中应用范围较广，医用臭氧消融术用于椎间盘突出症由腰椎开始现已用于颈椎，由于臭氧治疗颈椎间盘突出症与其他微创治疗的对比，其疗效、可靠性、安全性、实用性较好故又称绿色微创疗法。经皮穿刺等离子消融髓核成形术，能改善临床症状，达到治愈的目的。

二、诊断

颈、肩疼痛，伴有压痛的部位较明显，时有手麻木等症状。影像学X线片示颈椎曲度消失，椎间关节失稳；CT示椎间盘突出，神经根压迫；MR表现为硬脊膜轻度受压改变。

三、适应证与禁忌证

1. 适应证　颈型颈椎病患者，神经根型颈椎病早及中期，非手术治疗无效者，有脊髓及神经根受压患者。

2. 禁忌证　脊髓型，食管压迫型颈椎病，重症神经根型颈椎病，脊髓型颈椎病，伴有OPLL者，年迈80岁以上多脏器功能差者。

四、手术方法

（一）术前准备

各影像学检查结果，C形臂机透视下定位，椎间盘造影剂，臭氧治疗仪等套装器械及臭氧药剂，注射细针等。

（二）麻醉

局麻或颈丛麻醉、个别需用静脉全麻。

（三）体位

仰卧，头颈侧位，视左、右患侧而定。

（四）手术操作程序

1. 颈椎前侧入路。

2. 臭氧分子椎间盘融核术在CT定位下将臭氧注射到椎间盘突出部位。

3. 采用细针经皮穿刺，间盘内2点、盘外1点注射臭氧浓度50mg/L。

4. 盘内氧化用量60mL，盘外及椎间孔附近6～8mL。

5. 盘内、外注射都可加麻醉剂如1%利多卡因5～10mL。

6. 利用臭氧（O_3）-强氧化剂作用，对椎间盘中蛋白多糖气化、抗炎和镇痛作用，使突出物消融、缩小及消失，从而解除神经压迫。

（五）术后处理

关闭切口，CVPC-Ⅱ型围领外固定。2～3天即可出院。

第一节至第五节介绍的5种经皮颈椎病椎间盘微创切除术有以下手术要点与陷阱和并发症防范要点：

（一）手术要点与陷阱

1. 不论热切割或冷切割，颈椎间盘髓核成形术效果优良，所以不一定完全切除髓核组织，主要是：减压、消除症状，同时也保留了椎体稳性，但应严格选择好适应证，才能获得较好疗效。

2. 激光发射1s，间隔时间5s时，脊髓及神经根处温度保持在40℃以下，在此气化过程中激光颈间盘减压术是安全的，所以激光发射时间及温度应掌握恰到好处，十分重要。

3. 激光颈间盘减压术在治疗单纯性颈性眩晕中，研究证明有显效，有些患者在门诊即可治疗，但由于非完全切除椎间盘，有些设备较昂贵，普及受限。但对中、轻度的颈椎病椎间盘突出者，近期疗效显著，其远期效果，由循症为基础的科学来回答，在这一点作为术者应较长期的随访，才能下结论。

（二）并发症防范要点

以上5种经皮微创技术的优点：无疤痕、不出血、术后外敷创可贴即可，见效快，安全无痛，住院时间短，费用低，高龄患者也适应，但应严格选择适应证。预防并发症产生。

第六节　内镜下髓核摘除椎间融合内固定术

一、目的及意义

颈椎间盘内窥镜辅助下治疗颈椎病，能显著提高治疗颈椎病的精确性、可靠性、安全性和实用性，是脊柱外科乃至骨科精确引导技术和智能化技术。这项技术的不断改进及积累，会成为颈椎外科手术的必备条件。内镜下颈椎间盘髓核摘除椎间融合内固定术，能改善临床症状，达到治愈的目的。

二、诊断

颈项、肩周疼痛，伴有压痛的部位较明显，时有手麻木等症状。影像学X线片示颈椎曲度消失，椎间关节失稳；CT示椎间盘突出，神经根压迫；MR表现为硬脊膜受压改变。

三、适应证与禁忌证

1. 适应证　脊髓型颈椎病患者，神经根型颈椎病早期及中期，非手术治疗无效者，有脊髓及神经根受压患者。

2. 禁忌证　重症神经根型颈椎病，脊髓型颈椎病，伴有OPLL者，年迈80岁以上多脏器功能差者。

四、手术方法

（一）术前准备

各影像学检查结果，C形臂机，颈椎病的颈椎间盘内窥镜系统配置：摄像系统LGNKJ-Ⅱ Type

intervertebal disc。冷光源、内窥镜头、摄像机头等系统。

（二）麻醉

局麻或颈丛麻醉，个别需用静脉全麻。

（三）体位

仰卧位，颈后背部垫高，稍后伸（图13-5）。

（四）手术操作程序

1. 颈椎前路手术

（1）颈椎前侧入路。

（2）C形臂机透视定位后，按病变部位，在颈横纹切长为1.5mm的水平切口，$C_5 \sim C_7$在第2颈横纹，C_3、C_4在第1颈横纹。

（3）分离软组织，如图前路内镜下颈椎间盘髓核摘除术入路解剖层，直至病椎颈椎体前方（图13-6）。

（4）放置操作通道及内镜系统（图13-6）。

（5）在内镜下显露椎间盘后，切开前纵韧带和纤维环，以小号髓核钳取出髓核或用小号环钻取出髓核（图13-7、图13-8）。

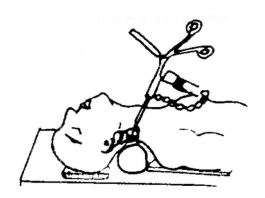

图13-5　手术卧位示意图

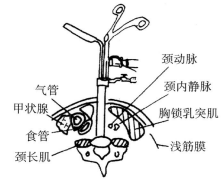

图13-6　前路内镜下颈椎间盘髓核摘除术入路解剖层次

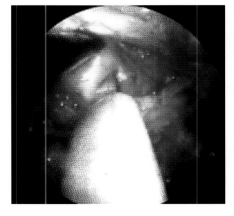

图13-7　镜下切开纤维环

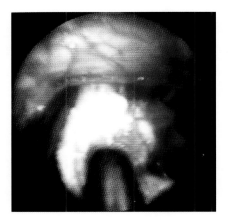

图13-8　镜下摘除髓核

（6）移去椎间盘镜及手术通道，用椎体撑开器撑开病变椎间隙。

（7）用高速磨钻清理后方的骨赘和椎间盘。

（8）C形臂机透视引导下，放置1~2枚直径为7~8mm的钛制Cage，其内以骨松质填充。

2. 颈椎前侧路手术　颈椎侧前路内镜下椎间孔切开治疗颈椎病合并椎管狭窄。

手术方法要点：①手术入路及置内镜系统同前，椎体前侧方入路。②显露病变处，磨除钩椎关节骨质增生部。③扩大神经根管，保护好脊髓及脊神经根。④椎间孔得到减压。

3. 颈椎病后入路手术　内镜下椎间孔切开减压术的手术方法：

（1）俯卧或半坐位，于后正中线旁开 1.5cm 切1.6cm 长纵向切口。

（2）在C形臂机监视下进行。

（3）扩张椎旁肌，插入扩张管后，于自由臂下取出扩张管建立工作通道（图13-9、图13-10、图13-11）。

（4）安装光纤镜头及摄像系统（图13-12）。

（5）暴露上下位椎板及关节突内侧的三角区域。

（6）以咬骨钳或磨钻磨除关节突内侧约1cm。打开椎间孔，松解神经根。

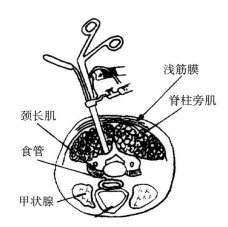

图13-9　颈椎后入路示意图

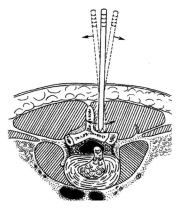

图13-10　扩张椎旁肌

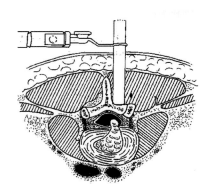

图13-11　插入扩张套管

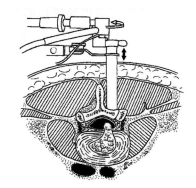

图13-12　安装光纤镜头及摄像系统

（五）术后处理

椎间不植骨者，术后当天可出院。植骨内固定者需2~3周出院，都需颈围固定。

五、典型病例

笔者认为有些病例不放置Cage，单纯取患者自体带三面有骨皮质的髂骨，做颈椎间盘植骨融合同样效果良好，保持颈椎生理高度及曲度。

病例1：C_5~C_6、C_6~C_7椎间植骨融合，术后3年复查，植骨融合良好（图13-13），颈伸曲运动良好，保持颈椎生理高度及曲度。

病例2：内镜下前路颈椎间盘摘除椎体融合Cage界面内固定术，Cage内装满松质骨，可植入1~2枚，术后摄X线片（图13-14、图13-15）。

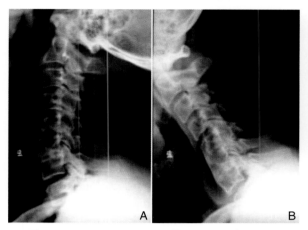
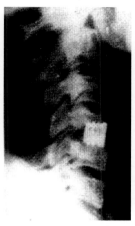
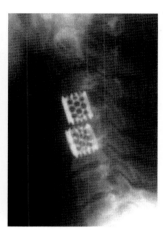

图13-13　C_5~C_6、C_6~C_7椎间植骨融合术后，侧位过伸、过曲X线片　　　图13-14　单枚Cage　　　图13-15　双枚Cage

六、手术要点与陷阱

1. 颈椎间盘内窥镜辅助下治疗颈椎病，前路手术相对复杂得多，手术需反复用C形臂机透视定位，确定手术通道放置正对病变椎间盘间隙，是手术关键。

2. 处理椎体后缘骨赘要求操作非常精细，奥地利学者来华讲学认为切除后骨赘非常困难（very diffculty）必须备有高速磨钻，预防损伤脊髓和神经根。

3. 内镜下前路颈椎间盘摘除椎间融合内固定，是一种可行的方法，又是颈椎病手术的金标准（gold standard），但应严格掌握适应证。

七、并发症防范要点

（一）出血

在椎间盘内窥镜辅助下进行操作，特别是出血，容易影响视野，如在剥离颈长肌过程中、显露甲状腺动静脉、切除病椎间盘时及切开后纵韧带暴露椎管探查时等都易出血，手术中遵守微创操作原则，都能避免。

（二）脊髓神经根损伤

在刮除椎后骨赘时极易损伤脊髓及神经根。预防：将刮匙凹面对骨赘，刮匙背侧的光滑面对后纵韧带或椎管，完全可避免损伤脊髓和神经。

（三）内固定器脱钉、断板

内镜下前路颈椎间盘摘除椎间融合内固定，其内固定器，进针点、进钉方向要正确及钢板要预弯在椎体面服帖合适，便可预防内固定器脱钉、断板的并发症。

颈椎病及颈椎间盘突出症的微创手术，如果严格选择好适应证，则是一种易掌握并且疗效优良的手术方法。

总结以上6种微创手术治疗颈椎病是安全、有效的方法。颈椎病的微创手术是在腰椎微创手术基础上发展的，这就要求术者必须具有扎实的术前诊断基础，不但能阅读影像学改变，而且应仔细检查每位患者体征，熟悉解剖和病理知识，掌握好治疗原则及严格的适应证。康复综合治疗对术前、术后一些患者会产生一定疗效。

（陈鸿儒　董炘　汪华侨）

第七节　颈椎间盘突出症的微创外科治疗

一、目的及意义

采用经皮穿刺等离子射频消融髓核成形术或经皮穿刺切吸术治疗颈椎间盘突出症。

二、适应证与禁忌证

1. 适应证　①临床以颈肩、上肢痛和严重头痛、头晕为主要表现。②CT或MRI表现为颈椎间盘突出（图13-16），与临床表现相吻合。③经保守治疗4～6周无效，无严重心脑血管及糖尿病等手术禁忌证。

2. 禁忌证　骨性椎管狭窄、后纵韧带骨化、椎间盘脱出或钙化、脊髓明显受压变性、椎间隙明显变窄，宽度小于相邻正常间隙一半者、椎间孔明显变窄者均为禁忌证。

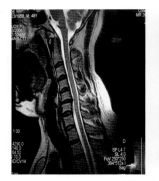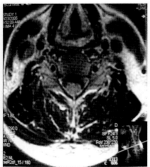

图13-16　颈椎间盘突出影像学表现

三、手术方法

经皮穿刺等离子射频消融髓核成形术和皮穿刺切吸术治疗颈椎间盘突出症，两种方法的原理均为通过椎间盘内减压达到治疗目的。虽两种方法的减压原理不同，但穿刺方法相同，故本节一并叙述。

（一）术前准备

常规检查心、肺、肝、肾功能，常规拍摄颈椎正、侧及过伸过屈侧位X线片、颈椎CT，颈椎MRI。

（二）手术设备

等离子刀主机；颈椎专用穿刺针及等离子刀头； C形臂机；切吸仪及配套颈椎专用扩张工作通道、髓核钳等。

（三）麻醉

局麻。

（四）手术操作程序

1. 患者取仰卧位，肩部垫高使颈部尽量后伸，C形臂机透视下体外定位病变间隙并标记穿刺点。1%利多卡因局部浸润穿刺点及椎前筋膜。C形臂机引导下用专用穿刺针于右侧动脉鞘和内脏鞘间隙进入（图13-17）。

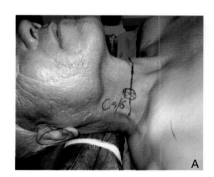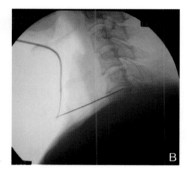

图13-17　手术操作

A. 体外定位病变间隙并标记穿刺点；B. C形臂机引导下穿刺针进入间隙，拔出针芯，置入等离子刀头

2. 连接等离子主机，将能量设为2档，踩压皱缩踏板0.5s，如患者自觉剧烈疼痛或有触电麻痹感，则立即停止操作，重新放置刀头。如无上述表现则持续踩压消融脚踏板 5~10s，同时顺时针和逆时针旋转刀头各 180°，进行消融气化，消融完成后缓慢退出刀头2mm，采用多点消融技术，在纤维环内4点、8点、12点重复消融操作。操作完成后退出刀头及穿刺针，局部压迫止血 3min后无菌敷料覆盖针孔，颈部围领制动1周。

3. 经皮颈椎间盘切吸术穿刺方法同上，使用相应的带针芯专用穿刺针，穿刺进入椎间盘后退出穿刺针芯，将扩张套管逐级交换插入，最终将直径4.0cm的工作套管送入椎间盘内，建立工作通道。髓核钳夹取髓核，后再连接自动切吸仪进行切吸。操作完成后退出工作通道，局部压迫止血 5~10 min后无菌敷料覆盖针孔，颈部围领制动1周（图13-18）。

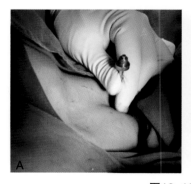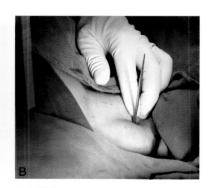

图13-18　手术操作

A. 使用相应的带针芯专用穿刺针，穿刺进入椎间盘后退出穿刺针芯，将扩张套管逐级交换插入；B. 建立直径4.0cm的工作通道

四、手术要点与陷阱

1. 采用局部麻醉，这样操作中碰到神经根时患者会自述相应下肢疼痛或麻木，这一点术前要向患者讲清楚以配合手术，避免术中患者因疼痛，突然活动颈部造成损伤。

2. 穿刺点同常规手术选右侧入路，避免损伤胸导管。

3. 等离子消融髓核成形术和切吸术只能够降低突出椎间盘内的压力，不能使椎间盘外形明显回缩，只适宜应用于包容性颈椎间盘突出症引起的神经根型或交感型颈椎病患者，故骨性椎管狭窄、后纵韧带骨化、椎间盘脱出或钙化、脊髓明显受压变性、椎间隙明显变窄，宽度小于相邻正常间隙一半者、椎间孔明显变窄者应视为禁忌证，不可将适应证随意放宽。

4. 术中定位　理想的穿刺位置为正侧位透视穿刺针均位于病变椎间盘中点，但颈椎间盘突出常为旁侧型，为达到对突出部位髓核直接消融、减压，常需将刀头再向前移以达到这一部位。进针深度不够，效果差，过深易穿破纤维环造成脊髓损伤，X线透视侧位不应超过椎体后缘，正位透视等离子刀头不超过椎体中心左或右0.3cm。

5. 切吸术建立工作通道时，逐级交换插入扩张套管，在更换套管时，应注意固定套管的位置，避免插入后一根套管时，前一根套管在椎间盘内移位，甚至向后穿出椎间盘损伤脊髓或其他脏器。透视侧位像工作通道宜置于椎间盘前外1/3处，一般情况下工作套管不能退至前外1/4，正位居于中线或略过一点，否则在切吸过程中，工作套管有可能脱出椎间隙。钳取髓核时，髓核钳不能超越椎间隙的后1/4，以免损伤脊髓。自动切吸仪切割吸取髓核时，为避免切割器穿透对侧的纤维环，在向前推移时，应缓慢推进，不要过分用力，遇到明显阻力时应停止向前推移，必要时可采取侧位透视监视（图13-19）。

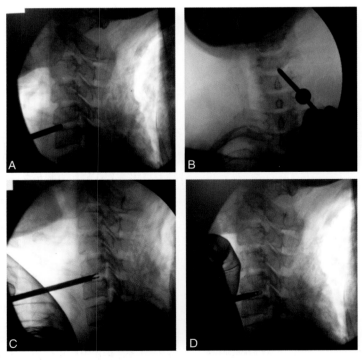

图13-19　手术操作

A、B. 工作通道宜置于椎间盘前外1/3处，一般情况下工作套管不能退至前外1/4，正位居于中线或略过一点；　C、D. 钳取或切割器切吸髓核时，髓核钳或切吸器不能超越椎间隙的后1/4，以免损伤脊髓。必要时可采取侧位透视监视

6. 压迫止血　拔除穿刺针或切吸工作通道后应迅速、准确地对穿刺点施一定的压，持续 5～10min，严防穿刺点出血，形成血肿可压迫气管等造成严重后果，但压迫时不可压迫颈动脉窦，以免引起血压波动。

7. 术后颈托外固定　等离子射频消融髓核成形术和经皮穿切吸术均是通过减少部分髓核从而使椎间盘内的压力降低达到治疗目的，颈托外固定可减小直立位时头颅对颈椎的轴向压力，使这种减压作用持续存在。

五、并发症防范要点

1. 神经损伤　常为穿刺过深引起，采用局麻，术前和患者讲明触及神经时的异常感觉，可避免或降低神经损伤的概率，另外良好的透视也是避免该并发症发生的重要前提。

2. 出血　穿刺针位于颈动脉内侧0.5～1.0cm处与椎体矢状面成15°～20°角插入病变椎间隙，一般可避免因穿刺损伤颈动颈、颈静脉。软组织出血一般常规局部压迫5～10min达到止血。

3. 感染　椎间盘内无直接血液供应，故有并发感染的可能，应特别注重术中无菌操作及术前、术后预防性用药。

（银和平　李树文）

参考文献

［1］仉建国，叶启彬，邱贵兴. 微创技术在脊外科中的应用[J]. 中国微创外科杂志，2002，（2）4：262-263.

［2］贾连顺，袁文，倪斌，等. 颈椎病外科治疗选择及远期疗效评价[J]. 中国矫形外科杂志，2002，10：1260.

［3］信维伟，董英海. 经皮穿刺移植术在骨科的应用进展[J]. 临床骨科杂志，2004，7（3）：348～350.

［4］张超，周跃. 内窥镜技术在脊柱手术中的并发症及其对策[J]. 中国骨与关节损伤杂志，2006，21（2）：156-158.

［5］田慧中，刘少喻，马原. 实用脊柱外科手术图解[M]. 北京：人民军医出版社，2008：427-448.

［6］昌耘冰，刘军，伊庆水，等. 显微镜辅助下颈椎前路减压术[J]. 中国骨与关节损伤杂志，2009，24（6）：487-489.

［7］樊健，俞光荣. 前路选择性椎间隙减压组合椎体次全切除治疗多节段脊髓型颈椎病[J]. 中国骨与关节损伤杂志，2010，25（2）：97-99.

［8］银和平，吴一民，李树文. 内窥镜下椎间融合治疗退变性腰椎失稳症近期疗效观察[J]. 中国骨与关节损伤杂志，2009，24（3）：205-207.

［9］银和平，钟秀，曹振华，等. 显微内窥镜下椎间盘切吸术治疗腰椎间盘突出症[J]，中国脊柱脊髓杂志，2006，16（4）：290-291.

［10］李健，谢清华. 射频消融髓核成形术治疗颈/腰椎间盘突出症的研究现状[J]. 中国脊柱脊髓杂志，2007，17（3）：232-234.

［11］Gerszten PC, Welch WC, King JT Jr. Quality of life assessment in patients undergoing nucleoplasty-based percutaneous discectomy[J]. J Neurosurg Spine, 2006, 4（1）, 36-42.

［12］Knight MTN, Goswami A, Patko JT. Cervical percutaneous laser disc decompression: preliminary results of an ongoing prospective outcome study[J]. J Cline Laser Med Surg, 2001, 19: 3-8.

第十四章

肌源性斜颈的手术治疗

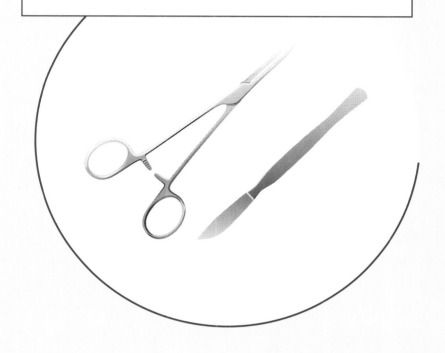

一、目的及意义

预防性早做胸锁乳突肌松解，能解除斜颈的逐日加重，并发面部及下颌骨变形。

二、适应证

1. 年龄在0.5～12岁的肌源性斜颈是手术的绝对适应证。

2. 12岁以上的患者，骨性结构畸形不明显者，亦可做矫形手术配合颅环牵引治疗。

三、手术方法

（一）术前准备

术前剃光头发，备好术后所需的牵引工具或外固定用品。

（二）麻醉

全麻或基础加局麻。

（三）体位

上背部垫枕，头偏向健侧。

第一节　胸锁乳突肌下端切断术

手术操作程序：

1. 第一步　于锁骨内端和胸锁关节上1cm处做横切口长3～4cm（图14-1）。切开皮肤、皮下组织及颈阔肌，即可显露被筋膜覆盖的锁骨头及胸骨头，用弯血管钳分离游离该肌腱的周围，通过一把弯血管钳，挑起肌腱，在其止点上1cm处横断（图14-2）。

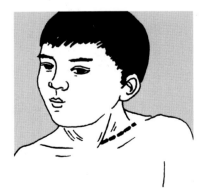

图14-1　胸锁乳突肌下端切断术的切口

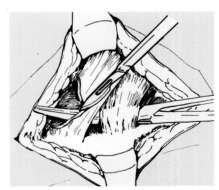

图14-2　在胸骨头和锁骨头的深层通过一把弯血管钳，挑起肌腱，用尖刀片切断

2. 第二步　用手指触摸其后鞘，如有挛缩的筋膜组织，应小心地切断松解（图14-3），注意勿伤及深层大血管。

3. 第三步　松解彻底后，严格止血，缝合颈阔肌、皮下组织及皮肤。放置橡皮片引流，局部用纱布压迫，将头放在矫正位，用砂袋固定（图14-4），拆线后用颈围固定在矫正位（图14-5）。

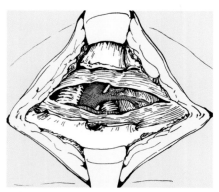

图14-3　腱鞘深层的挛缩组织，也要切断松解，但应注意勿伤及深层的大血管

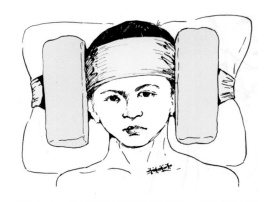

图14-4　术后将头颈放在矫正位，用砂袋固定

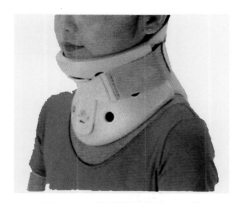

图14-5　术后颈围固定4～6周

（艾尔肯·阿木冬　于建华　谢江）

第二节　胸锁乳突肌上端切断术

适用于胸锁乳突肌挛缩较重，只切断其下端难以矫正畸形的病例。

手术操作程序：

1. 第一步　胸锁乳突肌在乳突部附着点的部位，切横切口长2～3cm（图14-6）。

2. 第二步　切开皮肤、皮下组织，向周围游离暴露该肌腱，在乳突部的附着点，用尖刀将其切断。用弯血管钳和尖刀片游离肌腱的前后和深层，应仔细操作以免损伤深层血管和神经。然后在靠近骨附着点的部位逐层切断，至深层时应特别慎重，最好先用通过橡皮膜隔开血管、神经的方法，或自骨附着点上钝性剥离的方法将其切断（图14-7）。注意勿损伤耳后动脉、枕动脉，切勿低位切断该肌腱，以免损伤副神经（图14-8）。

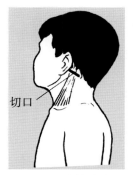

图14-6　胸锁乳突肌上端切断术的切口

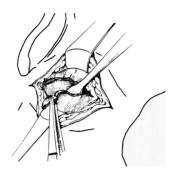

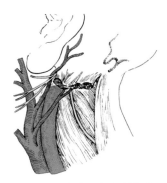

图14-7 胸锁乳突肌上端切断法

图14-8 胸锁乳突肌上端切断术，切断的部位不宜过低，应在靠近骨附着点的部位切断更安全

3. 第三步　严格止血，分层闭合切口，术后将头颈置于矫正位，用砂袋固定，然后更换石膏或颈围固定。

（李　青　田慧中　高小亮）

第三节　胸锁乳突肌切除术

适用于胸锁乳肌严重挛缩的病例，或年龄较大的病例。

手术操作程序：

1. 第一步　沿胸锁乳突肌做纵弧形切口，长6～8cm（图14-9），切开皮肤、皮下组织及颈阔肌，并向前后分离牵开。切开其腱膜，钝性剥离胸锁乳突肌全长，切除其肌肉和深层挛缩的纤维组织（图14-10）。切勿损伤其深层的大血管和神经组织。

2. 第二步　将胸锁乳突肌及挛缩的纤维组织切除干净后，仔细止血，放置引流片引流，逐层缝合切口，术后保持矫正位固定（图14-11）或给予枕颌带牵引治疗（图14-12）。

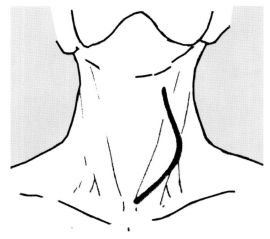

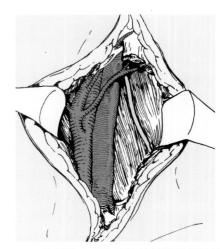

图14-9　沿胸锁乳突肌切纵弧形切口

图14-10　胸锁乳突肌和挛缩的纤维组织已被切除

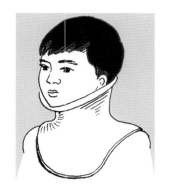

图14-11　术后用石膏颈围固定在矫正位

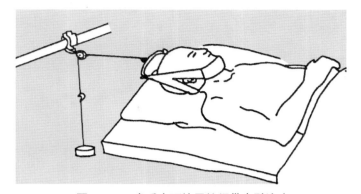

图14-12　术后也可给予枕颌带牵引治疗

（王成伟　田慧中　王武昌）

第四节　手术要点与并发症防治

一、手术要点与陷阱

1. 当做下端胸骨头及锁骨头切断时，应认真分离肌腱的前后和深部，应彻底与深层的大血管分开，以免在切断时损伤大血管。

2. 切忌在距离大血管近的部位使用电刀，以免造成大血管损伤。

3. 当做胸锁乳突肌上端切断时，不能离开骨附着点太远，应在靠近附着点的部位切断比较安全。

4. 当做胸锁乳突肌全切时，不能只将肌肉组织切除，留下深层挛缩的纤维组织，造成矫正失败。

5. 当切除深层挛缩组织时，要当心勿损伤大血管和副神经。

二、并发症及其防治

1. 大血管破裂出血　颈外动脉破裂出血，可结扎止血。锁骨下动脉出血应缝合修补。颈外静脉出血可以结扎。颈内静脉出血则应缝合修补。

2. 副神经损伤　当做胸锁乳突肌全切时，应认真保护副神经，因为副神经常与挛缩的筋膜组织粘连。

3. 空气栓塞　当采用头高脚低卧位手术时，静脉内为负压有造成空气栓塞的可能性。

4. 斜方肌挛缩　当胸骨头及锁骨头松解彻底后，还不能产生矫正作用时，应松解斜方肌前面的筋膜。

5. 当单纯胸骨头和锁骨头切断后，其上方还有粘连未被松解时，则应切除2～3cm的一段胸锁乳突肌以利矫正。

（田慧中　周纲　阿曼）

参考文献

［1］饶书成，宋跃明.脊柱外科手术学[M]. 第3版. 北京：人民卫生出版社，2007：173-183.

［2］胥少汀，葛宝丰，徐印坎. 实用骨科学[M]. 第2版. 北京：人民卫生出版社，2003：1005-1008.

［3］董中. 骨科手术图谱[M]. 北京：人民卫生出版社，1995：85-95.

［4］田慧中，刘少喻，马原.实用脊柱外科手术图解[M]. 北京：人民军医出版社，2008：84-106.

［5］田慧中，李佛保. 脊柱畸形与截骨术[M]. 西安：世界图书出版公司，2001：466-496.

［6］田慧中，白靖平，刘少喻. 骨科手术要点与图解[M]. 北京：人民卫生出版社，2009：3-41.

颈
椎外科技术

第十五章

颈椎结核病灶清除植骨术

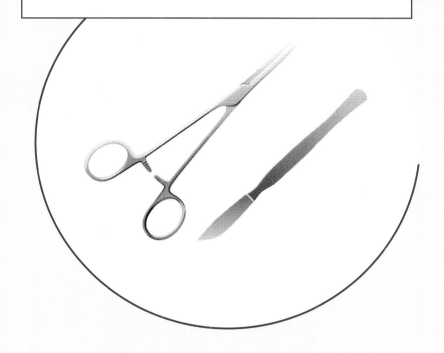

第一节 寰枢椎结核经口腔病灶清除术

一、目的及意义

C_1、C_2结核经口腔病灶清除最方便，为一常用的手术途径。

二、适应证

1. C_1、C_2椎体结核合并咽后壁脓肿、死骨或瘫痪者。
2. 全身情况较好，局部病变稳定，能接受手术者。

三、手术方法

（一）术前准备

1. 术前拍X线片和MRI，明确诊断。
2. 首先抗结核治疗3～4周后，再做手术。
3. 术前3天开始清洁口腔，并用广谱抗生素喷雾。
4. 术前颅骨牵引稳定脊柱。
5. 术前应做气管切开的准备。

（二）麻醉

采用经气管切开的气管内麻醉。

（三）体位

仰卧，肩部垫软枕，颈后伸，持续颅骨牵引（图15-1）。

（四）手术操作程序

1. 第一步　用开口器将口张开，口腔和咽后壁黏膜用硫柳汞消毒，将悬雍垂用丝线缝于软腭上，用压舌板将舌根向下压，显露咽后壁脓肿（图15-2）。

2. 第二步　在脓肿切开前，先用细纱布条将食管和气管的入口堵住；防止脓液或血液流入。

3. 第三步　在咽后壁正中脓肿隆起最高点做纵向切口，长3～4cm，一般出血很少。切开脓肿壁后，将

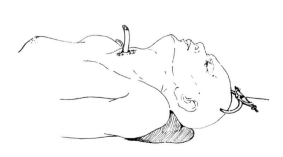

图15-1　手术卧位

脓液吸出（图15-3）。此时寰枕及寰枢关节病灶显露清楚，用小刮匙将死骨、肉芽和干酪物质刮净（图15-4）。

4. 第四步　冲洗后，放入链霉素1g和青霉素80万u，植骨后用羊肠线缝合椎前筋膜和软组织（图15-5），手术完毕。

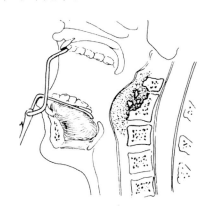

图15-2　显露咽后壁脓肿

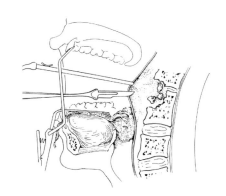

图15-3　尖刀切开脓肿壁后，将脓液吸出

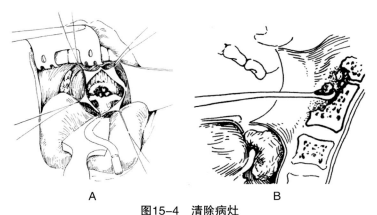

A　　　　　　　　　　　　　　B

图15-4　清除病灶

A.显露病灶；B.刮除死骨、肉芽和干酪物质

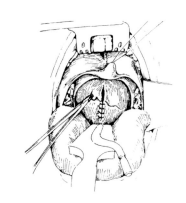

图15-5　羊肠线缝合椎前筋膜和软组织

（五）术后处理

按气管切开护理；鼻饲1周；持续颅骨牵引6周，换颈围固定；继续抗结核药物治疗。

（孙小平　田慧中　胡永胜）

第二节　颈椎前路病灶清除植骨融合钢板内固定术

一、目的及意义

目的在于清除结核病灶、脓肿及肉芽组织、减压、植骨融合或钛网+植骨、钢板螺钉内固定，减轻疼痛，恢复脊髓功能，提高生活质量。恢复脊柱序列，重建稳定性，保护脊髓、神经根及椎动脉等重要结构。

二、诊断

除根据症状体征结合辅助检查确定结核的节段及部位外。注意有无脓肿及其与椎动脉、颈部大血管的关系。CT对观察骨质破坏较好，MRI对观察脊髓是否受压及椎管内脓肿很有意义。病史非常重要，术前抗结核治疗是必须的，注意是否合并肺结核，结核病灶是否已经稳定，是否合并椎旁脓肿或咽后脓肿，请耳鼻喉科检查咽喉部情况。术前评估血沉及CRP情况。对于不能控制的结核要慎重手术。

三、适应证与禁忌证

1. 适应证　进展期颈椎结核合并或不合并脊髓或神经根压迫者。
2. 禁忌证　全身状态不能耐受手术，严重心脑肺肾功能不全者；结核不能控制者；术前未进行抗结核治疗者；活动性肺结核未能控制者；糖尿病病情不能控制者。

四、手术方法

（一）术前准备

清理皮肤，常规触摸甲状腺，选择左或右入路，推移气管训练挤压颈部大血管，询问病人有何不适并判断病人对刺激的耐受程度。教会病人或家属自行训练，既可以增加气管食管的移动度，有利于术中牵拉及手术操作，又利于病人对牵拉的耐受性，减少术后喉头水肿及咳嗽的概率。

应用超声、CT或MRI对颈总动脉、颈内动脉硬化及血流进行评估，为选择合适入路侧做参考。

检查颈部可耐受屈伸的程度，以评估麻醉插管及手术时体位的选择。

一般情况下，颈部较细长的病人较颈短者更易显露，瘦弱者其标志清楚，切口较浅在，肥胖者则相反。故术前应根据病人的这些特点准备合适深度的拉钩及手术器械。

（二）麻醉

首选全麻，不选择颈丛阻滞麻醉。

（三）体位

仰卧位，肩下垫枕，颈椎保持呈轻度过伸位置。头部是否转向对侧根据需要而决定，不必刻意要求。

（四）手术操作程序

1. 可以根据习惯选择横切口或纵切口，横切口自胸锁乳突肌内缘中点至颈部中线，横切口注意要和病变节段相对应，否则会引起显露困难，与颈部皮纹一致，术后美观，不留疤痕，所以适合单节段病变。对于多节段病变，横切口显露较困难。一般情况下，舌骨相当于C_3水平，甲状软骨相当于C_4、C_5水平，环状软骨相当于C_6水平，可以根据此标志确定切口水平及部位。纵切口需沿胸锁乳突肌内缘做斜形切口，这样可以获得更广泛的显露。由于可上下延长，较为稳妥，但术后切口瘢痕明显是其缺点。显露同前路手术部分，在确定结核病灶后进行清除。

2. 先确定被破坏的椎间盘，在用电刀切开此椎间盘前部纤维环，用小骨刀凿开被破坏椎体的前方骨皮质。交替用髓核钳、刮匙清除坏死髓核及椎间盘组织，清除脓肿及肉芽组织，受累椎体两侧颈长肌不用切除，注意在清除脓肿时对椎动脉的保护。

3. 神经剥离器探及椎体后缘、后纵韧带和直至硬膜囊。此时往往有椎管内静脉丛破裂出血，用吸引器吸引和明胶海绵压迫止血以保持术野清晰，直至减压充分彻底清除病灶，明胶海绵压迫止血。

4. 取大小合适的带三面骨皮质的髂骨骨块嵌入缺损处，要求骨块不能突入压迫脊髓，不能高于上下椎体前面以利安放钢板。放松撑开器使骨块嵌紧，注意骨块不能太高，使椎间隙撑开太大，术后引起颈部疼痛不适。植骨块要足够大，也可选择合适大小的钛网，其内用自体骨或异体骨填充，置于缺损处。

5. 拧入螺钉，螺钉方向要求左右对称，上位螺钉向上轻度成角，下位螺钉向下轻度成角，螺钉深度不能进入椎管。

6. 冲洗后在钢板表面放置明胶海绵，放置橡皮片引流，闭合创口，注意缝合肩胛舌骨肌，颈阔肌要对合整齐并密集缝合。

（五）术后处理

①24h后拔出引流条。②应用脱水药物治疗7~10天，一般用法：甘露醇250mL，每8h 1次，静滴。③激素应用：氟美松10mg，每日1次静滴。④改善微循环药物：口服复方丹参片或银杏叶片，也可以静脉应用脉通或凯时等药物。⑤神经营养药物：口服甲钴胺、维生素B_1、谷维素等。⑥可应用抗生素3~5天。⑦术后带颈托3~6个月。

五、典型病例

患者，男性，64岁，主因颈部疼痛3个月，双下肢无力行走困难踩棉花感1个月，伴尿失禁。查体：感觉平面在脐水平，双下肢肌张力高，病理征（＋）。X线片示C_5、C_6椎间隙变窄并脱位（图15-6）；CT示C_5、C_6椎体骨质破坏（图15-7）；MRI示C_5、C_6水平脊髓受压，咽后壁肿胀（图15-8）。诊断：C_5、C_6结核伴不全瘫。全麻下行结核病灶清除植骨融合钢板内固定术。采用颈部纵向切口（图15-9），进入椎前间隙，未见脓液流出，C_5、C_6椎间盘及椎体破坏，可见死骨及结核肉芽组织，彻底清除之（图15-10），取自体髂骨块植于缺损处，钢板内固定（图15-11、图15-12、图15-13）。术后症状改善，肌力恢复，术后正侧位片显示骨块及钢板位置良好（图15-14）。

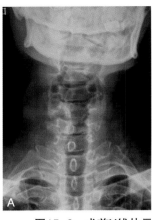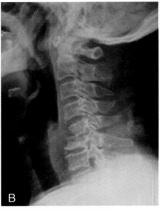

图15-6　术前X线片示C₅、C₆椎间隙变窄并脱位

A.正位；B.侧位

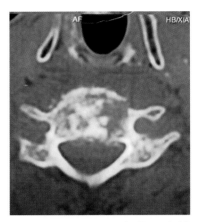

图15-7　CT示C₅、C₆椎体骨质破坏

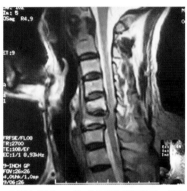

图15-8　MRI示C₅、C₆水平脊髓受压，咽后壁肿胀

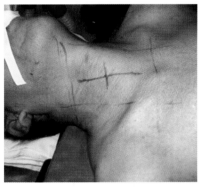

图15-9　颈部纵向切口

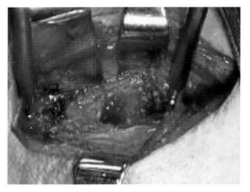

图15-10　死骨及结核肉芽组织已彻底清除

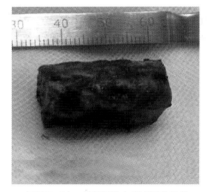

图15-11　取出的自体髂骨骨块

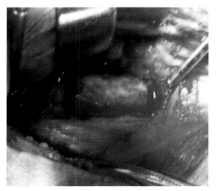

图15-12　植入自体髂骨骨块

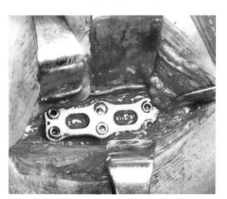

图15-13　钢板内固定

颈

椎外科技术

300

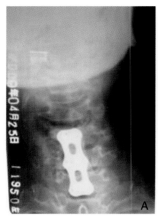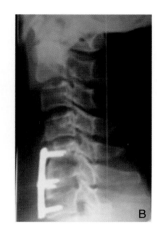

图15-14　术后X线正侧位片

A. 正位；B. 侧位

六、手术要点与陷阱

颈动脉鞘由致密结缔组织组成，其中包含了颈总动脉、颈内静脉和迷走神经，三者的排列关系为颈总动脉居内侧，颈内静脉居外侧，迷走神经在二者的后方，所以手术分离时左手触摸在颈动脉搏动处，在搏动的内侧进行钝性分离，即可不致进入颈动脉鞘。另外，分离时以纵行方向剥离而不要横行剥离，这样可以保护颈动脉不受损伤。如果在颈动脉搏动外侧分离则有可能进行颈动脉鞘内，有造成颈内静脉损伤的危险。为了防止出现这种意外情况，除分离在颈动脉搏动内侧进行以外，还应记住颈动脉鞘致密程度较高，不易分离，这与疏松结缔组织易分离的特性不同。

对于老年人多存在颈动脉粥样硬化，牵拉有可能造成粥样斑块脱落，而致脑梗死，故术前应对颈动脉病变进行评估，术中牵拉应轻柔并妥善保护，缩短手术时间也是很重要的方面。

在颈动脉鞘的表面还有颈神经袢走行，此神经袢发支支配舌骨下肌群，可予妥善保护。当然如果手术需要，切断其分支也不会引起明显的功能障碍。

食管颈段主要由横纹肌组成，内衬以黏膜，在环状软骨下缘平面与咽部相连续，在此处即咽与食管相连处咽后壁的斜形肌与环形肌之间有一三角形薄弱区，此处是食管咽憩室易发部位，也是食管易受损伤的部位，故术前如有必要应进行食管检查，以除外憩室的存在。术中在解剖此部位时，应注意有无此种病变，并特别注意保护，以免损伤造成食管瘘。食管颈段的前方与气管紧密相依靠，但食管稍偏左侧，故颈前左侧入路造成食管损伤的危险要高于右侧。食管损伤是颈前入路的严重并发症，虽然不常发生，但其后果严重，易引起纵隔炎而死亡，故应提高警惕。为了避免损伤食管，除了注意到上述的解剖特点之外，亦可以提前置一胃管，术中通过触摸胃管确定食管，这对于再次手术的病人确认食管可能很有帮助。

在行椎体及椎间盘的手术时需要剥离颈长肌，由于交感神经在颈长肌及头长肌之间或椎前筋膜的深面，所以在骨膜下剥离颈长肌可避免颈交感干的损伤。一般情况下，颈上神经节位于C_2、C_3横突前方，颈中神经节多不存在，颈下神经多与T_1神经节融合，形成星状神经节，位于第1肋前方，记住这些结构的部位，有利于对实施保护。

颈长肌剥离至椎体侧缘即足够，过分向外侧剥离有可能损伤椎动脉，椎动脉位于横突孔内，在同侧横突孔连线即为椎动脉的走行，椎动脉被颈长肌覆盖，所以一定不要将锐器插入同侧两个横突孔之间，这样极易损伤椎动脉，造成难以控制的大出血。另外，对于老年病人，由于退变、椎动脉硬化等因素，椎动脉在相邻横突孔间的走行并非直线，有可能向内侧突出迂回，这就更易造成椎动脉损伤。为了避免椎动脉损伤，解剖并明确椎体的前缘及侧缘，操作限定在此区域内很重要。

七、并发症防范要点

（一）脊髓或神经根损伤

不常见，但一旦发生则后果严重，应是第一预防出现的并发症。常见原因是直接损伤，如操作不轻柔，而将骨块直接捶入椎管或器械直接打击脊髓。值得注意的是此类损伤多发生在技术水平较高的专家或主任手术中，故过于自信和手术潇洒甚至得意忘危是主要的原因。另外体位不当，颈部过度过伸，如全麻插管时头过度后仰，使本已受到卡压的脊髓再度损伤，出现瘫痪加重。还有术中或术后植骨块脱落压迫脊髓。时刻注意操作轻柔，术前对体位评估及植骨块大小合适以及正确放置是预防要点，一旦骨块脱落压迫脊髓，必须立即手术取出骨块，重新植骨，钢板固定对防止骨块脱落意义重大。

（二）喉返神经损伤

右侧入路较左侧更易发生，因为右侧喉返神经进入气管食管间沟位置较高，过度向外牵拉颈动脉鞘，分离间隙甚至结扎甲状腺下动脉是造成损伤的原因，为了保护喉返神经而显露该神经反而损伤之，因为该神经细小，即使牵拉轻柔也不避免损伤，故不必刻意寻找显露。

喉返神经变异较多，走行异常也是损伤原因之一，对于非返性喉返神经是颈椎前路更应注意的变异。非返性喉返神经直接经颈动脉鞘后方发自迷走神经、向内侧斜行或横行入喉。由于非返性喉返神经术前难以诊断，虽然有资料报道，此种畸形易合并锁骨下动脉畸形、异味、右位心脏等。故当病人为右位心及大血管畸形时应注意有无非返性喉返神经。但在临床实践中多数难以做到术前诊断，所以一定在手术分离间隙时做到充分注意，仔细分离，对于条索样结构的切断和结扎要谨慎，并设法妥善保护，术后注意有无声音嘶哑，并可应用神经营养药物，根据笔者的体会，一旦显露了该神经就预示着发生了损伤，故不提倡为了保护而特意显露，甚至追踪。笔者体会甲状腺下动脉可以和喉返神经共同承受牵拉有保护该神经的作用，所以在颈椎手术时如不特别需要不必结扎切断甲状腺下动脉。

（三）椎动脉损伤

操作范围过大，过于偏外，尤其剥离颈长肌时危险大，应注意。如果发生此类损伤，在压迫止血的同时请血管外科医生协助止血也许是明智的。虽然吻合困难，但结扎也不可取，如何止血术中决定。有骨蜡止血成功的报道。

（四）硬膜损伤脑脊液漏

当椎间盘后部后纵韧带与硬膜粘连严重时容易发生，分离或切除后纵韧带时撕裂硬膜囊。一旦发生缝合非常困难，可以用生物蛋白胶喷涂和明胶海绵压迫，术后切口适度压紧。一般在5～6天停

颈椎外科技术

止漏液，同时注意补液充足，应用抗生素。如果病人有头晕恶心可以平卧位，笔者体会适当头部较高位置对病人较好。也有采取腰穿放脑脊液的报道，但笔者从未如此操作过。

（五）食管气管损伤

手术粗暴和误伤是造成食管气管损伤的重要原因，另外拉钩带刺、长时间挤压和挫伤也不容忽视。应在整个术程注意保护食管气管，在用定位针定位时应用纱布将针与食管气管隔离开来，拉钩要选择光滑圆润钝缘，牵拉过程中注意要将食管气管全部挡在术野外。常见的错误是部分食管后壁挤压在拉钩末端与椎体侧缘之间而造成挫伤，应注意避免。一旦出现损伤，请胸外科医生协助处理。

（六）内固定失败

包括螺钉松动、钢板移位等。未掌握钢板螺钉操作要领是重要原因，但为追求所谓的完美位置而反复的安放拆卸则是更重要的原因。切记，由于椎体为松质骨，反复拧入拧出螺钉会使钉道失去把持力。遇到这种情况，在钉道内植骨、更换较粗较长螺钉是翻修常用办法。

植骨不愈合、假关节形成、骨块吸收、感染也是造成内固定失败的原因，而且互为因果。遇到此类情况，必须翻修。

（七）椎间高度丢失

在早年未用钢板病例可以遇到，现在由于内固定的应用发展，术后可以达到即刻稳定，以很少发生，高度丢失往往伴有颈椎生理曲度变化，是否需要外科处理应根据病情决定。

（杜心如　叶启彬）

参考文献

［1］田慧中，刘少喻，马原．实用脊柱外科手术图解[M]．北京：人民军医出版社，2008：385-581.

［2］董中．骨科手术图谱[M]．北京：人民卫生出版社，1995：34-68.

［3］田慧中，白靖平，刘少喻．骨科手术要点与图解[M]．北京：人民卫生出版社，2009：3-41.

［4］饶书城，宋跃明．脊柱外科手术学[M]．第3版．北京：人民卫生出版社，2007：335-345.

［5］田慧中．Tian's Osteotomes Used in Spinal Surgery[J]．美国中华骨科杂志，1995，1：51.

［6］李家顺，贾连顺．颈椎外科学[M]．上海：上海科技术出版社，2004：581-635.

［7］王自立，党耕町，主译．脊柱外科手术径路[M]．第2版．北京：人民卫生出版社，2008：189-199.

［8］田慧中，刘少喻，马原．实用脊柱外科学[M]．广州：广东科技出版社，2008：141-169.

［9］刘景发，尹庆水，夏虹，等．各种内固定在颈椎不稳外科治疗中的应用[J]．解放军医学杂志，2001，26（4）：291-292.

［10］韩伟，欧阳甲，刘克，等．椎动脉型颈椎病研究进展[J]．骨与关节损伤杂志，2002，17（1）：77-79.

［11］任先军，梅芳瑞．先天性椎动脉发育不良所致椎动脉型颈椎病[J]．中国矫形外科杂志，2002，9（4）：317-319.

［12］丁自海，杜心如．脊柱外科临床解剖学[M]．济南，山东科学技术出版社，2008：74-147.

［13］Kerschbaumer F，Kandziora F，Klein C，et al. Transoral decompression，anterior plate fixation，and posterior wire fusion for irreducible atlantoaxial kyphosis in rheumatoid arthritis［J］. Spine，2000，25：2708-2715.

［14］Tan SH，Teo EC，Chua HC. Quantitative three-dimensional anatomy of cervical，thoracic and lumbar vertebrae of Chinese Singaporeans［J］. Eur Spine J. 2004，13（2）：137-146.

［15］Hodges SD，Humphreys SC，Brown TW，et al. Complications of the anterior retropharyngeal approach in cervical spine surgery：a technique and outcomes review［J］. J South Orthop Assoc，2000，9（3）：169-174.

颈
椎外科技术

第十六章

强直性脊柱炎颈胸段后凸畸形截骨术

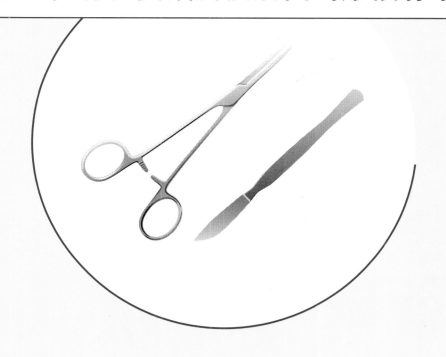

一、强直性脊柱炎颈胸段后凸治疗发展史

当强直性脊柱后凸位于颈胸段时，则需要行颈胸段脊柱截骨术。1953年，Mason，Cozen和Adelstein就成功地用手术矫正强直性脊柱炎引起的颈胸段屈曲畸形。截骨位于C_7以下，这样可以避免损伤椎动脉。1958年，Urist成功地用局麻，保持病人清醒，在颈胸段截骨矫正畸形。Simmons在1972年报道了11例病人，手术方法是在$C_6 \sim T_2$广泛椎板切除加$C_7 \sim T_1$间隙截骨，是在局麻和头环控制下做的，无1例死亡和神经损伤并发症。在Twin cities脊柱治疗中心还没有开展颈胸段截骨术，但根据Urist和Simmons经验，做这种手术最好是在局麻下和头环控制下小心翼翼地进行。

颈胸段截骨术是在局麻下进行手术的，当矫正复位时，因为在局麻下做颈胸段的高位截骨不易造成截瘫，比较安全。但对那些畸形严重的病例，则应在支气管镜插管麻醉下进行手术，因为病人的颈椎屈曲畸形严重，无法进行气管插管，所以只好在支气管镜的插管麻醉下进行手术。

术中体位均选用侧俯卧位，截骨部位均在$C_7 \sim T_1$椎板间隙，截骨方法均采用田氏脊柱骨刀做椎板间的V形截骨术，保留颈椎和胸椎的棘突和棘上韧带，以利于矫正复位后用双侧Luque棒夹持棘突钢丝固定法的应用。Simmons在1972年报道的广泛切除棘突的方法，因为要将截骨间隙以上和以下的棘突广泛切除，这样就失去了夹持棘突固定的条件。而Luque棒夹持棘突的固定方法，是稳定可靠的，故Luque棒夹持棘突的固定方法，能防止滑脱和移位。

颈胸段后凸畸形的截骨术，在国内外开展的均较少，主要是因为在该段截骨矫正后凸畸形的危险性较大，如矫正失败可导致高位截瘫的发生。在具备脊柱外科手术技巧和素质的条件下，又能够熟练掌握使用薄刃脊柱骨刀做手术的本领，那么"颈胸段截骨术"也是可以攻克的禁区。

采用薄刃脊柱骨刀进行颈胸段后凸截骨术，病例的选择为年龄30～38岁，截骨部位均为$C_7 \sim T_1$，截骨方法为椎板横形、V形截骨术。内固定方法为双侧Luque棒夹持棘突钢丝固定法、椎弓根螺钉加棘突间钢丝固定的手术方法。

二、目的及意义

矫正颈胸段畸形、解决张口吃饭困难，使两眼能向前平视，解除椎动脉供血不足（图16-1、图16-2）。

三、适应证

1. 颈胸段严重后凸，颈椎已形成骨性强直。

2. 下颌骨与胸骨柄接近，无法张口吃饭。

3. 不能抬头看路，两眼不

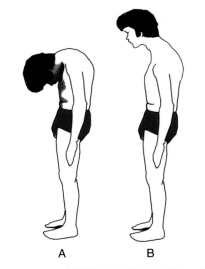

A　　　B

图16-1　强直性脊柱炎颈胸段后凸畸形
A.颈胸段严重后凸，下颌骨与胸骨接触张口困难，两眼不能向前平视；B.颈胸段截骨矫正术后，解决了吃饭和向前平视的问题

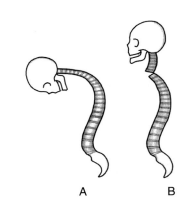

A　　　B

图16-2　强直性脊柱炎颈胸段后凸畸形截骨矫正术
A.术前；B.术后

能向前平视。

4. 由于颈椎畸形造成椎动脉供血不足，头晕目眩，无法保持平衡。

5. 合并胸腰椎后凸畸形的病例，应先矫正胸腰椎后凸畸形，最后再做颈胸段截骨手术。

四、手术方法

（一）器械准备

田氏脊柱骨刀1套（图16-3、图16-4），弓根螺钉加压棒，Luque棒，1.0～1.2mm直径的Luque钢丝。普通器械根据需要配齐。

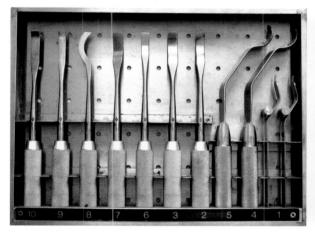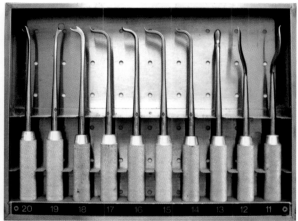

图16-3　Ⅲ型田氏脊柱骨刀

将20把田氏脊柱骨刀对号入座分装在两个铝盒内，每把骨刀被卡紧在铝盒内，不会互相碰撞，避免刀口损坏。然后，再用包皮布包扎消毒备用即可。

1. 神经根拉钩（2把）； 2～3. 椎体剥离器（大小2把）；4～5. 撬板（大小2把）；6～7. 铲刀（大小2把）；8. 月牙刀（1把）；9～10. 无名氏（大小2把）；11～12. 左右弯刀（2把）；13. 后纵韧带剥离器（1把）；14～17. 推倒刀（不同宽度4把）；18. 后缘骨刀（1把）；19～20. 空心刮匙（左右2把）

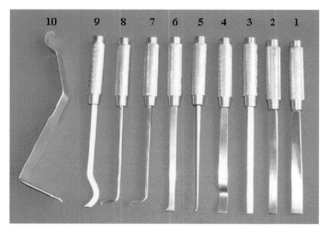

图16-4　Ⅵ型田氏脊柱骨刀

1～3. 不同宽度直骨刀3把；4. 铲刀1把；5. 无名氏1把；6. 斜尖刀1把；
7～8. 推倒刀宽窄2把；9. 月牙刀1把；10. 撬板及单侧暴露两用拉钩1把

（二）麻醉

局麻或支气管镜插管麻醉。

（三）体位

侧卧位或坐位。

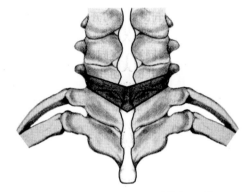

（四）手术操作程序

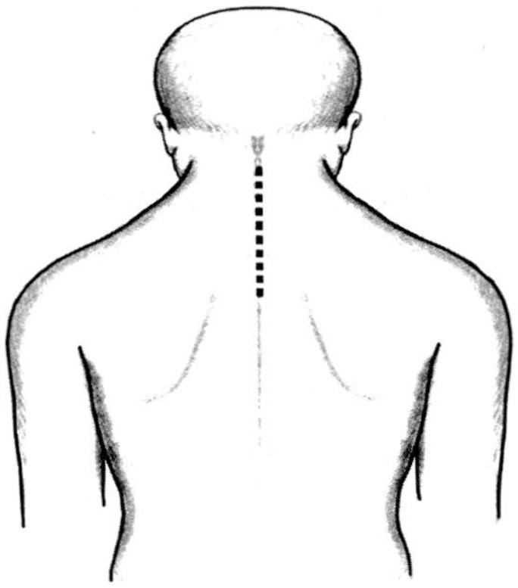

1. 第一步　切口。病人取侧卧位，消毒铺单，沿棘突作纵切口，以$C_7 \sim T_1$棘突为中心，做15～20cm长的切口（图16-5）。

图16-5　以$C_7 \sim T_1$棘突为中心做切口

2. 第二步　暴露。切开皮肤及皮下组织，用自动撑开器撑开切口防止出血，保留棘上韧带和棘突的末端（图16-6），因为C_6以上为双尾棘突，C_6以下的棘突末端成鼓槌状，利用这一特点将Luque棒夹在棘突的两侧不易滑脱，固定效果满意。沿棘突的两侧纵向切开，剥离暴露双侧椎板，将自动撑开器插入切口的深部，撑开两侧的椎旁肌肉，暴露椎板和横突（图16-7）。

3. 第三步　选择截骨间隙。认定C_7和T_1的椎板间隙，用田氏脊柱骨刀在该间隙上作V形截骨，其宽度为8～12mm（图16-8）。

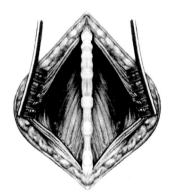

图16-6　沿棘突切口，保留棘上韧带和棘突末端，以备做Luque棒夹持棘突固定法

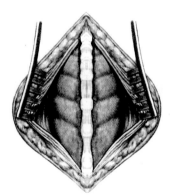

图16-7　剥离暴露至椎板的外侧缘，准备下一步作截骨术

图16-8　确定C_7和T_1的椎板间隙

4. 第四步　V形截骨术。截骨的范围包括C_7的棘突和下关节突，T_1的椎板上缘和上关节突，向外至上一椎弓根的下缘和下一椎弓根的上缘，中间为$C_7 \sim T_1$之间的椎板间隙（图16-9）。V形截骨的深度直达硬膜外间隙，暴露硬膜和两侧的脊神经根。在做截骨术之前应先将截骨间隙以上和以下的椎板下和棘突间穿钢丝的工作完成。然后再做椎板的V形截骨，截骨的全过程均应使用薄刃骨刀去做，要求做成整齐的刀切面。用宽的薄刃直骨刀进行截骨，先做出右侧的V形截骨间隙，再做出左侧的V形截骨间隙，进刀深度自椎板后面到椎板内侧骨皮层为准，然后再用铲刀进行刨槽清底，取除所有的碎骨片，做成整齐的刀切面，暴露硬膜管和两侧的神经根（图16-20）。

5. 第五步　抱头复位。由台下专门抱头的医生，抱稳病人的头部，慢慢向后托下颌，使截骨间隙逐渐合拢，此时常可听到前纵韧带张开的撕裂声，待截骨间隙完全闭合后（图16-11），由抱头者将患者的头部稳定不动，以便进行内固定工作。

6. 第六步　内固定。手术者将两根Luque棒预折成所需要的弯度，事先应在棘突根部打孔，穿过双股1.0mm直径的Luque钢丝，将双侧的Luque棒固定在棘突上，利用其棘突末端的膨大部，挡住双侧夹持棘突的Luque棒，使其不易滑脱，其固定效果十分可靠，因为强直性脊柱炎病人的棘突间韧带已骨化强直，给夹持棘突内固定创造了优越的条件（图16-12）。

7. 第七步　植骨融合。将取下来的自体松质骨块，植于复位后已合拢的椎板间隙处（图16-13）。然后放置双侧负压引流管，分层闭合切口，手术结束。

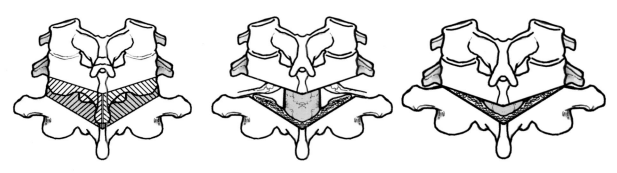

图16-9　截骨范围　　　图16-10　截骨已完成，暴露硬膜管和神经根　　　图16-11　截骨间隙已复位

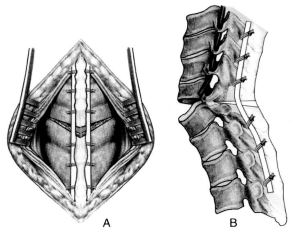

图16-12　Luque棒加钢丝夹持棘突固定法
A.正位；B.侧位

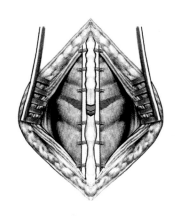

图16-13　将截下来的碎骨块作松质骨植骨

（五）术后处理

1. 回病房卧平板床，将头和颈部用枕头垫至适当高度，用沙袋夹持头部，必要时也可用颅骨牵引，维持颈椎的适当伸直，但不宜给予过重的牵引重量，也不宜给予过伸位牵引，以免造成截骨部位的分离或错位。

2. 术后24～48h拔除引流管，术后7～10天拆线，给予带头的石膏床固定，2个月后更换头颈胸腰支具，允许病人下床活动，术后3个月拍照X线片复查。

五、并发症防范要点

1. 截骨部位一定是C_7～T_1间隙，不能搞错间隙。
2. 截骨的宽度和深度要掌握好，以免矫正过度或不足。

3. 截骨间隙高了易损伤椎动脉，低了易导致矫正效果欠佳。

4. 椎动脉出血　为防止椎动脉损伤，截骨前应准确定位不要搞错间隙。

5. 脑脊液漏或脊神经根损伤　应认真细致地截骨、分离粘连的硬脊膜和神经根时勿造成损伤。

6. 脊髓神经损伤并高位截瘫　折骨复位时一定要稳住头部，慢慢地将下颌向上向后掀起，避免用力过大、过猛，以免造成椎体间错位压迫脊髓导致截瘫发生。

7. 内固定过程中，抱头的助手要绝对稳住头部，不能懈怠。

（田慧中　窦书和　黄卫民）

参考文献

［1］田慧中，林庆光，谭远超. 强直性脊柱炎治疗学[M]. 广州：世界图书出版公司，2005：165-195.

［2］田慧中，项泽文. 脊柱畸形外科学[M]. 乌鲁木齐：新疆科技卫生出版社，1994：314-324.

［3］田慧中，李佛保. 脊柱畸形与截骨术[M]. 西安：世界图书出版公司，2001：662-734.

［4］田慧中，王彪，吕霞，等. 强直性脊柱后凸截骨矫正内固定术[J]. 中国矫形外科杂志，2005，13（7）：509-512.

［5］谭军，丰建民. 骨科无衬垫石膏技术[M]. 上海：第二军医大学出版社，2000：126-146.

［6］田慧中. "田氏脊柱骨刀"在脊柱外科中的应用[J]. 中华骨科杂志，1994，14（4）：236-239.

［7］陈庆贺. 强直性脊柱炎畸形程序化手术治疗[J]. 美国中华骨科杂志，2001，7：85-87.

［8］马原. 脊柱后柱截骨矫正治疗强直性脊柱后凸200例临床分析[J]. 新疆医学，2001，31（3）：180-182.

［9］田慧中，强直性脊柱炎颈胸段后凸畸形截骨矫正术[J]. 中国矫形外科杂志，2006，14（7）：522-523.

［10］田慧中，刘少喻，马原. 实用脊柱外科手术图解[M]. 北京：人民军医出版社，2008：316-321.

［11］陈立言，李佛保. 强直性脊柱炎合并应力性骨折的诊断和治疗[J]. 中华外科杂志，1994，32（8）：512.

［12］党耕町. 主译. 脊柱外科技术[M]. 北京：人民卫生出版社，2004：246-252.

［13］田慧中，白靖平，刘少喻. 骨科手术要点与图解[M]. 北京：人民卫生出版社，2009：3-41.

［14］田慧中，吕霞，田斌. 强直性脊柱炎颈胸段后凸畸形截骨矫正术[J]. 中国矫形外科杂志，2006，14（7）：522-523.

［15］田慧中，马原，吕霞. 微创式V型截骨分次矫正强直性脊柱后凸[J]. 中国矫形外科杂志，2008，16（5）：349-352.

［16］David S. Bradford. 脊柱[M]. 沈阳：辽宁科学技术出版社，2003：75-83.

［17］郭世绂. 骨科临床解剖学[M]. 济南：山东科学技术出版社，2000：1-17.

第十七章

胸廓出口综合征

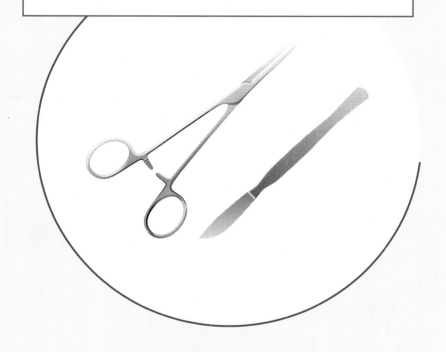

第一节　概　　述

　　胸廓乃由脊柱、肋骨、胸骨构成，形成一鸟笼式结构，其顶端为T_1、第1肋骨和胸骨柄组成一天窗式的出口，称之为胸腔上口。在胸腔上口的外面和临近有颈椎、第1肋骨、前斜角肌、锁骨、胸大小肌、肩胛下肌、肱骨头等组织，这些组织间隙形成了胸腔出口外的间隙。当这些组织有异常、畸形或外伤后粘连时，压迫由此通过的臂丛神经、锁骨下动静脉，引起患侧上肢血管神经种种症状，称为胸腔出口综合征。

　　第1肋骨为扁平状，在上面的前中部有2个浅沟，沟间有一结节，前斜角肌附着于此。锁骨下静脉于前浅沟上，经前斜角肌与锁骨下肌之间穿过。锁骨下动脉及臂丛神经下干，于后浅沟上，从前斜角肌与中斜角肌之间通过，故在本病的形成机制中，第1肋骨是构成夹压作用的重要因素。

　　颈肋是常见的病因，颈肋多起自C_7，自椎旁向外再转向前下，其游离端位于前、中斜角肌之间，从后面压迫臂丛神经，前面又有前斜角肌阻挡，而发生颈肋综合征（图17-1）。

　　由于第1肋骨异常肥大、畸形，前、中斜角肌肥大，腱样化，或附着部异常及异常的小斜角纤维带的存在等，使斜角肌三角的间隙变小，引起前斜角肌综合征（图17-2）。

　　上述原因也可形成肋锁间隙狭窄，特别是在肩向后伸、牵拉时，锁骨下动脉被挤压在锁骨及胸廓之间，引起肋锁综合征（图17-3）。

　　上肢过度外展时，胸小肌外侧缘压迫锁骨下动脉，引起过外展综合征（图17-4）。

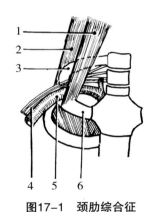

图17-1　颈肋综合征

1.前斜角肌；2.中斜角肌；3.颈肋；4.臂丛神经；5.锁骨下动脉；6.第1肋骨

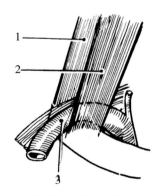

图17-2　前斜角肌综合征

1.中斜角肌；2.前斜角肌；3.锁骨下动脉

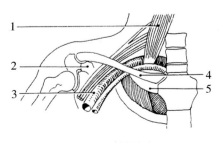

图17-3　颈锁综合征

1.前斜角肌；2.喙突；3.锁骨下动脉；4.锁骨；5.第1肋骨

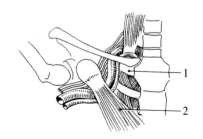

图17-4　过外展综合征

1.胸小肌；2.第1肋骨

颈椎外科技术

后天性因素有颈部、上胸部外伤后，特别是锁骨、第1肋骨骨折愈合后骨痂形成，或肱骨头脱位、颈椎骨质增生、颈部淋巴腺肿大、肿瘤、血管硬化等均可引起。

上肢过度外展综合征有局部、神经、血管等症状。局部症状为锁骨上窝压痛，常可触到锁骨下动脉的狭窄后扩张膨大。神经症状是手指、手、腕、肩等处疼痛及感觉异常，多发生在尺侧。血管症状则根据锁骨下动脉受压的程度而不同，轻者有麻木感、发凉，有时出现Raynaud现象。持续性受压则会产生血流障碍，甚至形成动脉瘤，或在扩大处发生血栓。

（田慧中　张秀华　张　勤）

第二节　临床检查方法

1. 举臂活动试验（lift arm exercise test）　病人平举和外旋上臂，并快速作握拳和张开动作，如患有此症，在数秒内，前臂即出现疼痛和麻刺感，因疲劳和不适而自动将前壁落下（图17-5）。

2. Allen试验（Allen's test）　紧压病人腕部桡动脉，令病人紧握拳，医生持续压迫桡动脉，令病人将手伸展开，如手的颜色恢复，说明尺动脉通畅，若手仍呈苍白色，说明尺动脉有阻塞（图17-6）。

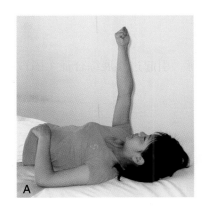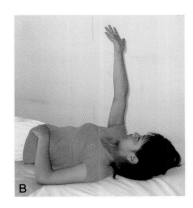

图17-5　举臂运动试验

A. 举臂握拳外旋；B. 举臂伸手外旋。快速作握拳和张开动作，看是否出现疼痛和麻刺感

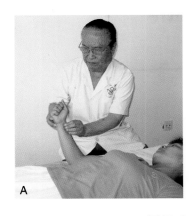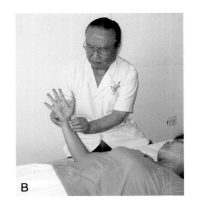

图17-6　Allen试验

A. 令病人紧握拳，医生持续压迫桡动脉；B. 令病人将手伸展开，如手的颜色恢复，说明尺动脉通畅

3. Adson 试验（Adson's test） 病人直立，深吸气后屏气，仰头伸颈，下颌转向患侧，桡动脉搏动减弱或消失，疼痛加重为阳性（图17-7）。深吸气使第1肋骨上抬，伸颈和转动颈部，可使斜角肌三角变窄。此试验用于检查前斜角肌综合征。

4. Eden试验（Eden's test） 直立挺胸，两肩向后并下垂，感到臂和手麻木或疼痛为阳性，主要用于检查肋锁综合征（图17-8）。

5. Wright试验（Wright's test） 上肢外展90°，外旋90°，使臂丛和锁骨下动脉绕过喙突，压于喙突和胸小肌之下，造成桡动脉搏动减弱或消失（图17-9）。主要用于检查过度外展综合征。

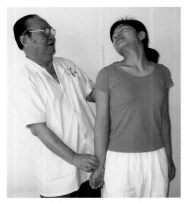

图17-7　Adson试验

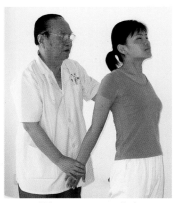

图17-8　Eden试验

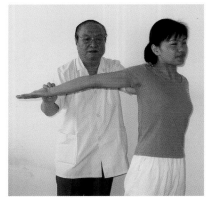

图17-9　Wright试验

颈胸部X平片可发现颈肋或第1肋骨的异常情况。考虑有血管梗阻时，可作选择性血管造影，明确血管梗阻的部位。

治疗上根据不同病因，采用不同的手术。

（田慧中　吕　霞　孙小平）

第三节　前斜角肌切断及颈肋切除术

一、目的及意义

解除臂丛神经和锁骨下动、静脉的压迫，缓解上肢疼痛、感觉异常和血运障碍。

二、适应证

因前斜角肌、颈肋、第1肋骨压迫等原因所致锁骨下血管或臂丛神经受压的病例，经非手术治疗无效，Adson试验阳性，尺神经传导速度小于60m/s者。

三、手术方法

（一）术前准备

明确诊断、制定手术方案。

（二）麻醉

局麻或全麻。

（三）卧位

仰卧位，患侧垫高，头转向对侧。

（四）手术操作程序

1. 第一步　锁骨上横切口，长5～7cm（图17-10）。

2. 第二步　切开皮肤及皮下组织，显露胸锁乳突肌外侧缘。横断其锁骨头肌腱，并将其向内侧牵拉，可见肩胛舌骨肌和脂肪组织，其后方就是前斜角肌（图17-11）。必要时，切断结扎颈横动脉或肩胛上动脉后，可彻底暴露前斜角肌。膈神经自外上至内下位于前斜角肌的前面，将其游离牵开勿损伤。仔细分离前斜角肌的远端，其后方为锁骨下动脉，其内侧为胸膜，将前斜角肌远端分离干净，通过1把长弯钳挑起切断（图17-12），并切除3～4cm（图17-13）。然后探查有否颈肋存在，如有颈肋或纤维带存在，则应牵开臂丛和锁骨下动脉暴露切除之。

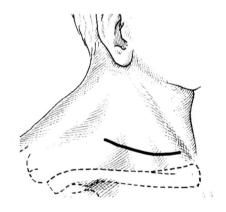

图17-10　切口线与锁骨平行，外端
稍高呈弧形，长5～7cm

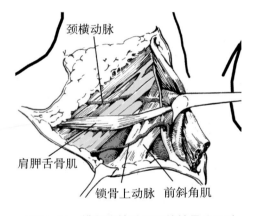

图17-11　横断胸锁乳突肌的锁骨头肌腱

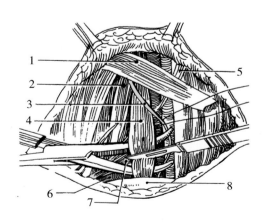

图17-12　切断前斜角肌

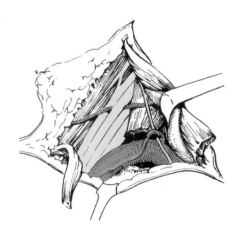

图17-13　前斜角肌已切除3cm，暴露锁骨下动脉

1. 胸锁乳头肌；2. 中斜角肌；3. 膈神经；4. 前斜角肌；
5. 肩胛舌骨肌；6. 锁骨下动脉；7. 臂丛神经；8. 锁骨

3. 第三步　将臂丛神经向外上牵拉，将锁骨下动脉向内下牵拉，即可显露颈肋或纤维束带（图17-14）。

4. 第四步　充分显露颈肋并做骨膜下剥离，用咬骨钳咬除之（图17-15）。颈肋切除的范围，以解除神经血管压迫为度，减压彻底后放置橡皮膜引流，分层闭合伤口，手术结束。

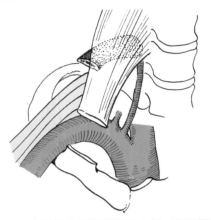
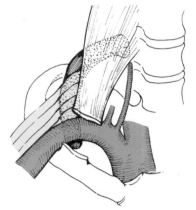

图17-14　自臂丛与锁骨下动脉之间，牵开暴露颈肋　　图17-15　颈肋已被切除，臂丛和锁骨下动脉得到松解

（五）术后处理

术后取半坐位，鼓励病人下床活动，24～48h拔除引流片。

（彭　庄　程俊杰　吐尔洪江）

第四节　锁骨上第1肋骨切除术

一、目的及意义

解除臂丛神经和锁骨下动、静脉的压迫，缓解上肢疼痛、感觉异常和血运障碍。

二、适应证

因颈肋、第1肋骨压迫等原因所致锁骨下血管或臂丛神经受压的病例，经非手术治疗无效，Adson试验阳性，尺神经传导速度小于60m/s者。

三、手术方法

（一）术前准备

1. 同前"斜角肌切断"及"颈肋切除术"。

2. 特殊器械　第1肋骨剥离器、第1肋骨剪刀、田氏骨刀1套。

（二）麻醉与卧位

一般采用局部浸润麻醉，个别病例气管插管全麻。在头盆环牵引下的病人，取仰卧位患侧背部略垫高，在局部浸润麻醉下进行手术。不在头盆环牵引下的病人也可在气管插管麻醉下手术。

（三）手术操作程序

1. 第一步　锁骨上入路行第1肋骨切除的手术方法多用于头盆环牵引下的病人，斜切口位于锁骨上2~3cm外侧高内侧低，切口长4~8cm。

2. 第二步　切开皮肤及皮下组织，结扎颈外静脉，分离暴露胸锁乳突肌后缘，向前牵开胸锁乳突肌，暴露前斜角肌，向外游离臂丛神经，向内游离锁骨下动脉和静脉，显露第1肋骨，将前中小斜角肌在肋骨上的附着点切掉，严格地从骨膜下剥离、游离第1肋骨（图17-16）。

3. 第三步　相当于第1肋骨与肋软骨的连接处，用肋骨剪或咬骨钳将其切断，再在第1肋骨后方的近横突关节处将其切断（图17-17），然后将游离的第1肋骨取出。

4. 第四步　严格检查有否胸膜破裂，有否血管出血，如有大血管出血，则应进行缝合修补，小的出血点给予结扎止血，切忌用电烙止血以免损伤胸膜。然后放置橡皮管或橡皮条引流，分层缝合切口，手术结束。

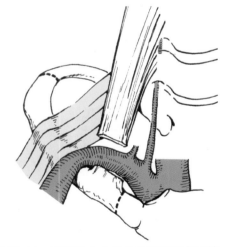

图17-16　已将前中小斜角肌的附着点切掉，从骨膜下剥离，游离第1肋骨

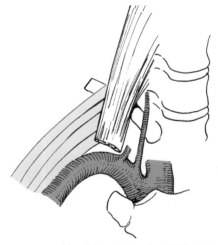

图17-17　第1肋骨已被切除，臂丛和锁骨下动脉得到松解

（四）术后处理

回病房后按头盆环牵引护理，允许早期下床活动，术后24~48h拔除引流条，5~7天后拆除皮肤缝合线，观察手指疼痛、麻痹和桡动脉搏动的恢复情况。

四、典型病例

患者，女性，22岁，患重度上胸段脊柱侧弯，凸向右侧经头盆环牵引后，并发右侧胸廓出口综合征。右手握力降低，环指、小指感觉运动障碍，经用提肩带保守治疗无效，在局麻下经锁骨上入路切除第1肋骨，手术进行顺利，无胸膜破裂及血管神经损伤等并发症出现。术后右手握力、环指、小指感觉运动等均恢复正常，继续进行头盆环牵引和手术矫正脊柱侧弯的常规治疗（图17-18）。

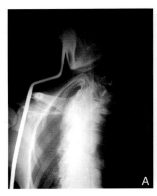
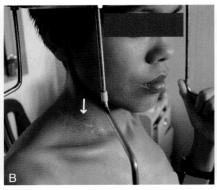
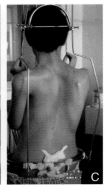

图17-18 胸廓出口综合征

A.经头盆环牵引后，右侧第1肋骨升高并发胸廓出口综合征；B.箭头示锁骨上切口（切除了第1肋骨）；
C.第1肋骨切除后症状消失，继续进行头盆环牵引

（李始汉　眭江涛　张玉坤）

第五节　经腋路第1肋骨切除术

目的及意义、适应证同本章"第四节　锁骨上第1肋骨切除术"，手术方法如下：

（一）术前准备

1.腋下严格备皮剃毛。

2.特殊器械　第1肋骨剥离器、第1肋骨剪刀、田氏骨刀1套。

（二）麻醉

气管插管全麻。

（三）体位

侧卧位，患侧肩背部垫高，使躯干与手术台成45°角。患肢用
无菌巾包扎，以防术中活动（图17-19）。

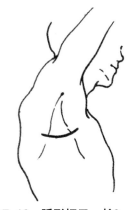

图17-19 弧形切口，长8～10cm

（四）手术操作程序

1.第一步　从腋下沿皮肤皱纹切弧形切口，长8～10cm（见图17-19），弧形向下与腋毛下缘一
致，显露胸大肌、背阔肌及前锯肌，将其拉开。在胸廓与前锯肌之间，有一层疏松组织，用手通过
胸廓外侧的疏松组织，可触得第1肋骨。助手将患侧肩臂上举，拉开肌肉组织，显露第1肋骨。从第
1肋骨上钝性分离，显露出术野后面的臂丛、中间的锁骨下动脉和前斜角肌，前面的锁骨下静脉。
这些组织横过术野的顶部，胸膜位于上述组织与肋骨之间（图17-20）。

2.第二步　切断前斜角肌、中斜角肌及锁骨下肌在肋骨上的止点（图17-21）。

3.第三步　切开第1肋骨的骨膜，小心剥离骨膜，注意勿损伤胸膜。切断肋骨前端的韧带及锁

骨下肌止点，显露肋软骨。然后用肋骨剪将肋软骨剪断（图17-22）。

　　4. 第四步　肋骨的后端在横突附近切断，将整块肋骨切除（图17-23）。然后进行指尖挤压试验，看是否解决问题，如尚未解决问题，还可将第2肋骨的中后1/3部彻底切除，以解除臂丛神经和锁骨下血管的压迫。术毕彻底止血，放置橡皮片引流，分层闭合伤口。

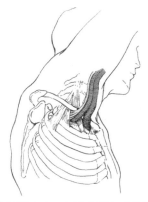

图17-20　患臂上举过头，自胸大肌与背阔肌之间进入直达肋骨，沿肋骨向上钝性分离，直达胸腔上口，暴露第1肋骨

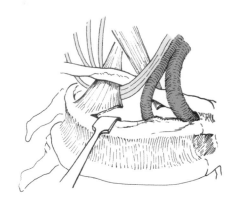

图17-21　已切断前斜角肌和部分中斜角肌在第1肋骨上的止点

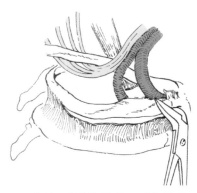

图17-22　在第1肋骨的骨膜下剥离暴露，向前直达肋软骨，用肋骨剪在肋软骨处剪断

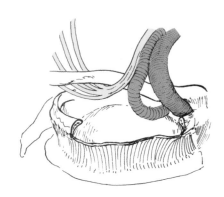

图17-23　肋骨的后端在横突附近切断并切除

（五）术后处理

　　术后24～48h拔除引流条，5～7天后拆除皮肤缝合线，观察手指疼痛、麻痹和桡动脉搏动的恢复情况。

（梁国平　郑君涛　孟祥玉）

第六节　手术要点与并发症防治

一、手术要点与陷阱

1. 切断前斜角肌或切除第1肋骨时，若发现颈肋或异常腱索，则应同时切除。

2. 切除第1肋骨时，向前必须到达肋软骨，向后必须到达横突附近。

3. 术中应注意不能损伤臂丛神经、锁骨下动、静脉和胸膜。切记当离大血管和胸膜近的部位，不能使用电刀。

4. 腋下入路不易损伤臂丛神经和大血管，因为神经血管均位于后上方。但应细心剥离肋骨，勿用力过猛。

二、并发症及其防治

（一）锁骨下动脉的损伤

锁骨下动脉位于前斜肌远端的深层，切断前斜角肌肌腱之前，应仔细分离、游离其肌腱，并通过弯钳挑起肌腱再切断，以免损伤锁骨下动脉，更不能用电刀切断，因为电刀距离血管近了，容易造成误伤。

（二）锁骨下静脉的损伤

锁骨下静脉位于前斜角肌肌腱的前方，静脉壁很薄，勿将它当作是膜样组织切破，造成出血。

（三）膈神经的损伤

膈神经位于前斜角肌肌腹的前方，自外上斜向内下，应将其分离、游离后，用橡皮膜牵开以免损伤。

（四）臂丛神经的损伤

当切除第1肋骨时，对臂丛神经的牵拉要轻柔，不能粗暴，以免术后恢复困难。

（田慧中　杜　萍　井　梅）

参考文献

［1］黄卫江，田慧中，吕霞. 第1肋骨切除术治疗胸廓出口综合征[J]. 中国矫形外科杂志，2006，14（17）：1309-1310.

［2］董中. 骨科手术图谱[M]. 北京：人民卫生出版社，1995：85-125.

［3］刘淼，杨康平，主译. 上下肢手术路径图谱[M]. 西安：世界图书出版西安公司，2003：1-30.

［4］田慧中，刘少喻，马原. 实用脊柱外科手术图解[M]. 北京：人民军医出版社，2008：589-596.

［5］黄孝迈. 手术学全集胸外科卷[M]. 北京：人民军医出版社，1995：65-69.

［6］田慧中，姜苗，吕霞. 脊柱的修复与重建[J]. 美国中华骨科杂志，2002，8（2）：81-83.

［7］黄卫江，田慧中，吕霞. 先天性脊柱侧弯合并重度胸廓畸形的手术治疗[J]. 中国矫形外科杂志，2006，14（21）：1671-1672.

［8］田慧中，白靖平，刘少喻. 骨科手术要点与图解[M]. 北京：人民卫生出版社，2009：41-46.

第十八章

先天性枕颈管卡压综合征

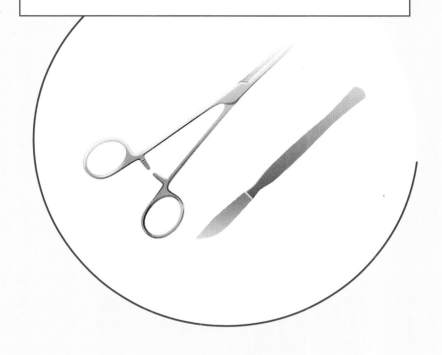

一、目的及意义

先天性枕颈管卡压综合征是指枕骨大孔区及上颈椎区域先天性畸形引起高位颈髓压迫而产生的一组症候群。其主要表现为头枕部疼痛及颈项部疼痛、渐进性的四肢硬瘫、躯体感觉减退、排尿排便困难，更重要的症状是阵发性呼吸停止，常常在夜间睡眠时发作，需要紧急抢救，抢救不及时可发生死亡。引起上述表现的畸形包括颅底凹陷、小脑扁桃体下疝和寰枢椎脱位。另外还有一些颅底和上颈椎的畸形，它们包括扁平颅底、寰枕融合、颈椎分节不全，这些畸形不引起症状者，不属枕骨大孔综合征的范围。

二、概述

先天性颈枕管卡压主要是颅底及上颈椎骨及软组织畸形导致脑干、小脑和C_1、C_2脊髓受压乃至呼吸中枢受抑制而出现以上神经系统症状。患者往往10岁以后发病，发病早者往往畸形都较严重，预后与确诊早晚和治疗是否及时有关。治疗越早，效果越好。肢体麻木和无原因跌倒往往是首发症状，可伴有头痛。病程初期，病人呈阵发性发作，持续数十分钟，自行恢复。随着病情发展，发作逐渐频繁，持续时间逐渐延长。患者常感肢体软弱无力，小脑受损时，出现行路不稳，蹒跚步态和趋向于向后跌倒。有自下而上的感觉减退，排尿排便困难，于数月或数年间发生瘫痪。查体能见到病人呈蹒跚步态。头活动受限或弹性固定于某一姿势。颈椎生理曲度改变。颈项及枕部疼痛。肢体及躯干的皮肤感觉减退或丧失，可以是对称性，也可为不对称性。触觉及痛温觉均可受累。病人运动障碍表现为四肢瘫痪，肌力损害呈进行性。单纯损害椎体束时肌张力增高。病变偏于一侧时出现不典型的Brown-Sequard症候群。双上肢的肱二头肌、三头肌反射及桡骨膜反射均亢进，Hoffmann征阳性。双侧膝、跟腱反射亢进，髌踝阵挛阳性，Babinski征、Oppenheim征、Chaddock征和Kernig征均可阳性。严重者可影响呼吸节律和心律，预后凶险，最重的患儿夜间可出现呼吸暂停，抢救不及时可发生死亡。诊断除依据病史和查体外，颅底区和上颈椎区的X线平片、CT及MRI检查是很重要的辅助诊断依据，根据影像学检查可确定具体的病因。颅底凹陷者齿状突可超过Chamberlain线3mm以上，Klaus高度指数＜30mm，齿状突超过Mec Rae线7mm以上，正位片上齿状突超过Fishgold线＞2mm。寰枢椎脱位者在正位开口摄片上齿突与寰椎两侧块之间的距离不对称，两侧块与枢椎体关节不对称或一侧关节间隙消失（重叠）是脱位的征象。在侧位照片上，寰齿关节间距离成人＞2.5mm，儿童＞3.5mm。齿突未融合或骨折时，侧位断层片上可见游离的齿突尖随环椎前弓向前移位。小脑扁桃体下疝时，平片上可无异常。在行腰椎穿刺时脑脊液压力降低，压颈试验阳性，脑脊液蛋白含量常＞40mg/dl。气脑造影时，气体不能进入脑室系统，小脑延髓池由于闭塞而不能充盈。枕骨大孔综合征往往不是由单一畸形引起的，可以有几种畸形同时存在，在诊断时应予以注意。

三、引起先天性颈枕管卡压的畸形

这类畸形包括颅底凹陷、小脑扁桃体下疝和寰枢椎脱位，它们均会导致严重的后果，因此以及

颈椎外科技术

早治疗为妥。颅底凹陷和小脑扁桃体下疝需行减压手术；而寰枢椎脱位则应行固定融合手术。另有一些枕骨大孔区畸形，诸如环枕融合，颈椎分节不全和扁平颅底，它们不单独出现症状，无需处理，只有在合并上述的症状性颅脊畸形（颅底凹陷、小脑扁桃体下疝和寰枢椎脱位）时，才需手术治疗（图18-1）。

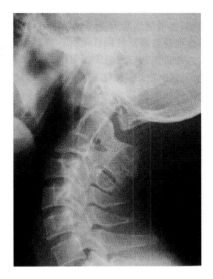

图18-1 枕颈侧位片显示，枕骨大孔后缘与环椎后弓增生肥大，向前突出，压迫延髓和小脑扁桃体，造成呼吸暂停的症状发作

四、手术指征

①延髓和上颈髓受压者；②颈神经根受累和伴脊髓空洞症者；③小脑和颅神经症状进行性加重者；④脑脊液循环障碍颅内压增高者；⑤出现呼吸暂停经数次抢救者为急诊手术的指征。

五、手术方法

（一）术前准备
需准备开颅器械和椎板切除器械。

（二）麻醉
轻症病人可采用局麻、俯卧位，头颈可略屈曲，使术野变浅，方便显露和手术操作。对重症病人或头颅已弹性固定在某一位置时，如改变头颈位置，病人会出现抽搐，重者还会出现呼吸、心跳节律的改变。笔者曾遇1例病人，术前仰卧位时即有呼吸暂停表现。此类病人在手术中以维持原头位为妥。为预防术中发生呼吸停止，术前可行气管切开插管，必要时可行正压呼吸。病人行全麻。

（三）体位
俯卧位或侧卧位。

（四）手术操作程序
减压手术技术：此种手术技术适合于颅底凹陷和小脑扁桃体下疝。其目的是解除神经组织受压，恢复脑脊液循环的通畅和对不稳定的寰枕和颈椎关节加以固定。

后正中切口从枕隆突到C_5或C_6棘突。依次切开皮肤、皮下组织（图18-2、图18-3），电凝止血，保护切口。用自动牵开器牵开，减少出血。沿项韧带向深部锐性分离，出血少，锐性分离显露枕骨鳞部及$C_1 \sim C_6$的双侧椎板，肌层放置牵开器减少渗血（图18-4）。咬除棘突间软组织，可见颅底凹向头侧，寰椎后弓向前深陷。C_2棘突距枕骨鳞部很近，寰椎后弓难以切除。先切除$C_2 \sim C_3$椎板，颈脊髓膨向后方。再在枕骨鳞部距枕大孔$1.5 \sim 2.0cm$处钻孔开窗，用各种咬骨钳和骨刀向枕骨大孔方向减压，切除后唇，仅留下寰椎后弓，最后用磨钻整段切除寰椎后弓。此种从上下两个方向逐渐向寰椎后弓减压的方法，称为"会师法"（图18-5）。此法尤其适合畸形明显，压迫严重的病例。该类病人寰椎后弓随着颅底的陷入而下沉，对颈髓造成一个向前向上的压迫，小脑的位置相对下降，在颅压增高时，枕骨鳞部一旦开窗，小脑向后下方膨隆更为明显，寰椎后弓深陷于小脑与脊髓组织之间，硬脑膜与硬脊膜的返折部形成锐角，使切除寰椎后弓和扩大枕骨大孔极为困难，只有使用"会师法"才较容易完成减压。

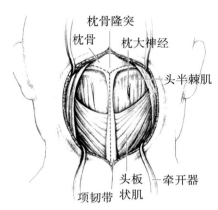

图18-2 皮肤切口和浅层肌肉暴露

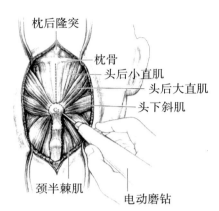

图18-3 C₂棘突周围的暴露

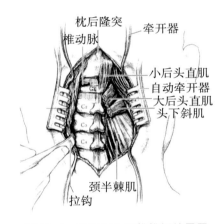

图18-4 枕部和上颈椎椎板的暴露

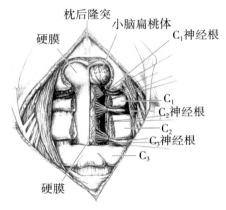

图18-5 枕骨、寰枢椎椎板的切除，显露硬膜囊内外结构

　　笔者体会"会师法"有如下3个优点：①操作的活动空间大；②对脑和脊髓的碰触损伤小；③手术可在直视下进行，较为安全。切除环椎后弓后，应探查寰枕韧带与硬脊膜，看看是否有增厚，是否压迫颈髓，如有压迫则应纵行切开彻底切除。纵切口的上端应达到枕大孔以上1.5cm然后再将硬脑膜做V形切开，但不必切开蛛网膜。V形切口的尖与纵切口的上端相接，使硬膜的整个切口呈Y形（图18-6）。这样切开才能使小脑充分减压。切开硬膜后，小脑会向下隆出，脊髓向后膨隆。此种情况下，更容易探查蛛网膜有无增厚和压迫脊髓。如有压迫，也应纵行切开，彻底减压，直至看到头颈部活动时，小脑和脊髓不受压迫，脊髓搏动良好时，减压手术始告结束。将硬脑膜切缘电凝止血，不必缝合，可用纤维蛋白膜覆盖缺损处（亦可不用），逐层闭合切口，肌层留置橡皮条引流。

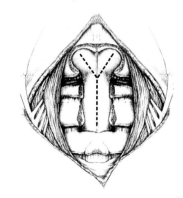

图18-6 Y形切口切开硬脊膜，保留蛛网膜，达到充分减压

　　行枕颈内固定，用磨钻打磨植骨床皮质，髂后部外2/3取骨

块，修整后植入。

目前常用的枕颈内固定器械：①钉（钩）-棒（板）系统，如Sumit（Depuy）、Oasys（Stryker）、Vertex（Sofamor）、CerviFix（AO）等；②棒（Luque）-钛缆（钢丝）系统。

（五）术后处理

常规心电监护，24h后拔除引流管。术后常规处理，4周后围颈托下地活动，3个月后可正常活动。如术中评价固定稳定性有所欠缺，术后用头颈胸支具固定10~12周。定期复查X线片。

六、典型病例

患者，女性，11岁，于1996年9月20日由石河子医学院神经外科初步诊断为"寰枢关节脱位"转入我院。检查所见患儿头颈前倾，用左手托着下颌，颈部不能后伸，拒绝医生检查，轻微活动颈部即呻吟不止，枕颌带牵引症状加重，只好去掉牵引采取坐位托颌，彻夜不能入睡，入院后第2天、第3天夜间停止呼吸2次均经值班医生抢救复苏，第4天夜间又因停止呼吸请麻醉医生前来作了气管插管，次日早晨交班时根据家属要求立即手术，并结合入院后的观察和X线片所见拟诊为枕颈管卡压综合征。立即送手术室行急诊手术，患者在气管麻醉下取俯卧位、剃头、消毒、铺单，自枕后粗隆沿棘突做纵切口，暴露枕后粗隆至C$_5$棘突和椎板，采用自上而下和自下而上，从两端会师的手术方法。先在枕骨髁上开窗直达硬膜外，然后用枪状咬骨钳向着枕骨大孔的方向扩大，见枕骨大孔的边缘向着小脑延髓池方向深入，压的很紧，而且硬脑膜与枕骨大孔的边缘粘连紧密难以分开。所以又返回来自下而上，切除了C$_3$和C$_2$的椎板，见寰椎后弓深入在第4脑室的底部与硬膜囊紧密粘连，该处的枕环韧带与硬膜囊形成一道横行的隔墙（图18-7），厚0.8~1.0cm，紧紧地卡压在延髓和小脑扁桃体的部位，如果不采取"会师"的方法，是很难切除枕骨大孔后缘和寰椎后弓的。慎重地用咬骨钳切除了枕骨大孔后缘和寰椎后弓之后，清楚地见到增厚的硬脑膜和寰枕韧带。先自C$_2$、C$_3$平面纵行切开硬脊膜，保留蛛网膜，再在枕骨大孔的上方V形切开硬脑膜保留蛛网膜，然后将上下端的硬膜切口连起来形成一Y形切口，彻底暴露蛛网膜，隔着蛛网膜可见延髓和小脑扁桃体部位已得到彻底减压。然后彻底电烙硬膜边缘的出血点，这时蛛网膜与神经组织已膨胀解压，不需要再关闭硬膜，达到充分减压后，分层闭合切口，放置橡皮片引流，回病房卧平床。本拟术后第2天给

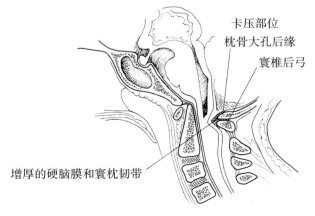

卡压部位
枕骨大孔后缘
寰椎后弓

增厚的硬脑膜和寰枕韧带

图18-7　枕颈管卡压综合征

予支具外固定，但术后第2天早晨上班时，患儿的母亲已扶患儿去上厕所，患儿的下肢痉挛发抖已消失，能走路了，行走时也不需要用手托下颌了，患儿的一切痛苦症状均已消失。术后48h拆除引流片，10天拆线，术后第18天出院，未做任何外固定。随访半年经过顺利，已恢复学业。

七、手术要点与陷阱

1. 枕颈管卡压综合征是一种危害性极大的致命性急症，因为它压迫呼吸中枢造成呼吸暂停，如果抢救不及时将会产生猝死。对该病一旦确定诊断应立即手术治疗。

2. 对该病的手术方案是以彻底减压为主，内固定为辅，如果当时条件欠缺或时间来不及时，先行彻底减压，以后再根据情况考虑是否需要进行2次内固定手术，故应首先以抢救生命为主。

3. 该患儿11岁突发性枕颈管卡压症状，经神经外科拟诊为寰枢脱位，X线片及临床症状均不支持寰枢脱位表现，故确诊为枕颈管卡压综合征，给予急诊手术处理，使患儿转危为安得以救治。

4. 因为术中所见寰枕之间和$C_1 \sim C_2$颈椎之间纤维组织粘连稳定无活动度，故决定不做枕颈融合内固定术，术后病人根本不存在不稳的现象发生。

八、并发症防范要点

可能的并发症包括硬膜外静脉丛损伤出血、椎动脉损伤、脊髓和硬膜损伤、内固定松动或断裂、感染和不愈合和术后脑脊液漏等。术后如有不稳症状存在，还需要第2次进行枕颈融合术。

（田慧中　马原　李磊）

参考文献

[1] 田慧中，李佛保. 脊柱畸形与截骨术[M]. 西安：世界图书出版公司，2001：489-492.

[2] 田慧中，刘少喻，马原. 实用脊柱外科手术图解[M]. 北京：人民军医出版社，2008：385-427.

[3] 刘景发，尹庆水. 临床颈椎外科学[M]. 北京：人民军医出版社，2005：80-103.

[4] 田慧中，刘少喻，马原. 实用脊柱外科学[M]. 广州：广东科技出版社，2008：3-29.

[5] 李家顺，贾连顺. 颈椎外科学[M]. 上海：上海科技技术出版社，2004：341-377.

[6] 贾连顺. 现代脊柱外科学[M]. 北京：人民军医出版社，2007：1053-1076.

第十九章

先天性颈椎畸形

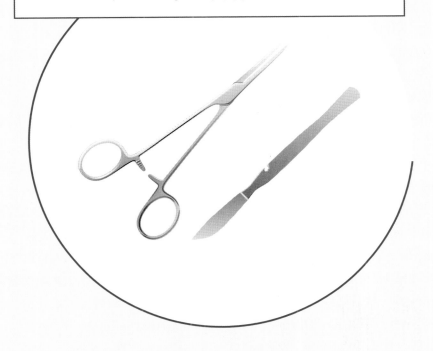

颈椎的先天性畸形并不罕见。好发于颅椎连接部。因骨结构畸形，容易过早发生椎间关节退变，节段性不稳定或脱位，常常导致脊髓病损。因此，早期诊断，妥善处理对避免残废很重要，仅就比较常见的畸形分别予以介绍。

一、颅底凹陷

颅底凹陷指枕大孔周边的骨结构向颅腔内凹陷，寰椎与齿状突上移，突入枕大孔内，使脑干等神经结构受压。

颅底凹陷通常分为两类：原发性与继发性。前者指先天性畸形，比较常见。常常合并寰、枢椎畸形。寰枕融合，寰椎前弓，后弓或侧块发育不良，齿突发育异常，以及所谓Kippel Fiel综合征等为常见的合并畸形。有报道，严重的佝偻病、骨质软化症、骨质疏松症、肾性骨病等。因骨质变软，受头颅重力作用而下沉，引起颅底凹陷，称继发性。本型极其少见，其临床重要性远不如先天性者重要。

先天性颅底凹陷常在中年以后逐渐出现神经系统症状，有作者报道在20~30岁以后，常因轻微创伤、跌倒，而使脑干或脊髓受损，此时，即使幼童也可能发病，然而多数患者往往因年龄增长，椎间关节退变，韧带松弛，逐渐发展而引起症状。

先天性颅底凹陷易累及小脑、脑干及前庭功能。不仅表现四肢运动及感觉障碍、共济失调，可能出现眩晕、眼震。及第5、第9、第10、第12颅神经受损的症状与体征，性功能障碍，括约肌功能异常以及椎基底动脉供血不足的临床症状也可能出现。

呼吸肌功能衰减常常使患者感觉气短，说话无力，严重者可有不同程度的中枢性呼吸抑制，睡眠性呼吸困难。

本症常并有寰枢畸形，或Arnoldi-Chiari综合征，此时神经受损的表现更为复杂。

先天性颅底凹陷在未出现神经症状之前不易诊断，患者可能不到医院就诊。但部分患者伴有低发际，面部发育不对称，斜颈或短颈畸形，这些表现常常引导医生做进一步的X线检查。

以寰椎为中心颅颈侧位X线片可以做如下测量：

1. Chamberlain线　由枕大孔后唇至硬腭后端的上缘连线。齿突尖于位此线之上为异常。然而，枕大孔后唇常在X线平片上显示不清，有时因颅底凹陷后唇也随之内陷，影响测量结果。

2. MeGregor线　枕骨弧线的最低点至硬腭后端连线。正常时齿突尖位此上，但小于4.5cm。大于这个数值则说明颅底凹陷。此线避免了Chamberlain线的缺点。

3. McRae线　枕大孔后唇至斜坡最低点的连线。此线并无助于诊断，而用以表明齿突凸入枕大孔的程度。据McRae观察，齿突位此线之下时很少出现症状。反之则多有症状。

有时由于面部畸形，硬腭的位置发生改变，或齿突发育不良，上述测量准确性则受影响，在冠状面断层片上做下面的测量有助于诊断。

4. Fishgold-Metzger线　双侧二腹肌沟连线（即双侧乳突基部内侧面连线）。齿突尖与此线距离小于10.7mm，或与双侧环枕关节连线之间距小于11.6mm时，则表明颅底凹陷。

断层摄影及CT扫描对了解该部位骨结构的形态、相互关系，确定其发育缺陷有一定的帮助，脊髓造影CTM（脊髓造影加CT）及MRI对了解神经受压的部位和程度是必要的。MRI尚可以观察神经结构内部的病损状况，有时可以代替CTM及脊髓造影。

无症状的颅底凹陷不需要治疗，但应定期随访。有神经压迫症状患者则需手术治疗。枕大孔后缘压迫则需行后路枕大孔开大减压术，若同时行寰椎后弓切除则应同时行枕颈融合术。然而，脑干或脊髓腹侧受压比较常见。并且常伴有先天性寰枕融合或齿突畸形。此时以前方减压为宜。据笔者经验，口腔经路显露良好，直视下切除寰椎前弓，齿突必要时甚至包括枢椎椎体及斜坡下部一并切除。这种手术途径显露虽好，但需特殊的自动拉钩、光源、气动钻等特殊器械，由于前方减压，破坏较多的稳定结构，一般需要先行后路枕颈融合术。

二、先天性寰枢椎不稳定或脱位

寰椎（C_1）与枢椎（C_2）之间的不稳定或脱位并不罕见。C_1、C_2间任何超过正常范围的活动均称不稳定或脱位。它包括伸屈不稳定及旋转不稳定。事实上前屈不稳定常并有旋转不稳定。当年月长久，由于韧带结构挛缩，或由于侧块关节不对称性畸形存在时，C_1与C_2之间处于异常位置而相对固定时，则称脱位或半脱位。不稳定或脱位既有方向的不同，也有程度的区别。

C_1、C_2不稳定或脱位常见的原因为C_1、C_2先天性畸形，其次创伤、上呼吸道感染、类风湿病或C_1及C_2的骨与关节的某些疾病，例如肿瘤、结核等。

由于胚胎发生的特殊性，C_1及C_2畸形比较常见，而且种类很多。导致C_1、C_2不稳定的畸形以先天性寰枕融合，枢椎齿突发育异常较为常见。

先天性寰枕融合也叫寰椎枕化，指寰椎的某一部分或整体同枕骨基底骨性连接。这种畸形常与颅底凹陷，C_2、C_3先天性分隔不全或齿突发育异常合并存在。有时寰椎本身也有畸形，包括侧块发育不良，使双侧关节不对称，前弓或后弓发育小或闭合不全等。

齿突发育异常也有多种不同畸形。齿突过长、齿突后倾、齿状小骨、先天性齿突不连、齿突发育不全、齿突缺如等。在相当齿突的体部或尖部的位置，有一椭圆或圆形的牙齿状小骨，其边界光滑，骨结构正常，称为齿状小骨。齿突体部发育尚好，但齿突与枢椎之间无骨性连接的为先天性齿突不连。有时同齿突骨折不愈合难以区别。齿突的骨化中心在6～12岁应同椎体融合。在这一年龄阶段难以做出诊断，除非有移位存在。齿突短少，其高度于C_1、C_2侧块分节水平，称为发育不全，比较常见。C_2椎体上部平滑，无突起状为缺如，比较少见。横韧带发育不良也是C_1、C_2不稳定的原因，但比较少见，也难以诊断。

病理机制：在脊柱的所有运动单位中，C_1、C_2间的活动范围最大，伸屈15°～25°，旋转40°～50°。伸屈、旋转伴有侧块关节的前后及侧方移位。C_1、C_2间稳定结构薄弱。齿突为唯一阻止向后脱位的骨性结构，其余则仅靠韧带维持。寰枕关节活动范围小，仅有伸屈运动；C_2、C_3之间前部有椎间盘牢固连接，后有小关节骨性限制，屈伸活动与旋转运动极微小。C_1、C_2居上述两个联结相对稳定而活动范围较少的运动节段之间。当C_1或C_2畸形时其稳定性受损。因此，过度活动容易集中于C_1、C_2之间，导致明显不稳定。甚至轻微外力，也可能发生C_1、C_2脱位。随年龄增长，下颈椎因椎间关节退变而活动范围减少，又增加了C_1、C_2间的代偿。

C_1、C_2不稳定或脱位使高位颈脊髓受压。椎动脉有时可因受压或扭曲，或刺激而导致椎-基底动脉供血不足。C_1前移位容易因齿突或枢椎体后上方引起脊髓腹侧受压；后侧的压迫较为少见。长期不稳硬膜囊及其周围的组织代偿性肥厚，可加重对脊髓的压迫。不稳定存在常常过多的活动使压迫加重，卧床休息则可减轻。脊髓长期受压将出现血运障碍、组织变性、萎缩等不同程度的病理损害。

临床表现：部分病例可能出现斜颈、低发际、短颈、面部不对称等。尤其合并颅底凹陷，Klippel-Fiel综合征，Arnoldi-Chiarri综合征等其他畸形时，有可能出现其他骨骼或器官的畸形，因此要做全面检查。

早期常常出现颈痛、头痛、头晕，颈部活动受限等局部劳损的症状。多数报告认为脊髓受压的临床表现常常在20～30岁时出现，然而临床资料表明，儿童期发病者也不少见，大多有轻微外伤史。

笼统而言，脊髓受损的临床表现有四个方面：①四肢运动功能障碍；②躯体感觉障碍；③排尿及排便功能及性功能障碍；④呼吸功能障碍。逐渐出现肢体力弱，肢体活动不灵活，严重者可行走不稳，或困难；手的精细动作困难或持物不稳。很少出现完全瘫痪卧床不起。体检可发现肢体肌张力增高，上肢与下肢腱反射亢进，病理反射阳性。肌肉萎缩并不常见。针刺觉减退比较常见。感觉障碍少见，一旦出现，则表明脊髓后方存在压迫。一般而言，感觉障碍比较轻微，很少发生四肢或某一部分的完全丧失。脊髓受压多在腹侧，而且多数情况下偏于左或右腹侧。因此临床运动与感觉障碍往往一侧上下运动受损较重，另一侧则感觉障碍偏重。多数患者为逐渐加重，或有时轻，有时重，反复发作，但总趋势仍然逐渐加重。这一过程可持续数年或十多年。轻微外伤，例如跌跤或推拿治疗等可诱发急性脊髓损伤，或使症状突然加重。上呼吸道感染。或其他高热性疾病也可以诱发症状加重。然而，往往因卧床牵引等保守治疗而得到一定程度的减轻。

束带感常常使患者甚感痛苦，其发生机制尚不清楚。尿急、尿频、排尿无力甚至尿潴留及大便干燥费力等也是常见的症状。长期排尿功能障碍可继发泌尿系感染，使症状复杂化。性功能衰退或丧失常被忽视，其实也是脊髓受损的症状之一。

胸闷、气短，说话有气无力为呼吸障碍的表现。高位颈脊髓损害往往使肋间肌、膈肌运动功能减弱，因此胸、腹式呼吸均有异常。由于气体交换量减少，可能引起慢性缺氧。肺功能检查一般均有不同程度的限制性呼吸障碍。

C_1、C_2不稳定或脱位可因压迫，扭曲，或椎动脉受刺激而导致椎-基底动脉供血不足。头晕、眩晕、恶心、精神衰弱，甚至猝倒等症状有可能出现。有时C_1及C_2神经根受累，致枕部、颈部疼痛。

当合并颅底凹陷时，齿突凸入颅内，压迫部位较高时，可能出现共济失调、复视、眼震、耳鸣、吞咽困难、语言吐字不清等症状。

诊断原则和任务：①确定不稳定（或脱位）的存在，类型及程度；②确定骨结构畸形的类型；③确定脊髓等神经结构受损的部位与程度；④根据临床表现，结合影像诊断资料做出精确的判断。

以C_1为中心的颈颅侧位X线片，伸、屈位X线片及开口位片，可以观察C_1、C_2之间的相对关系，齿突发育状况，寰枕是否融合。正常人寰齿前间隙为1～2mm，儿童稍大。在成人大于3mm，儿童大于5mm时则可认为前脱位或不稳定。开口位片显示齿突与C_1两侧块间距之差大于3mm时，说明有异常的旋转移位。

C_1任何部位与枕骨间的骨性连接都有意义，但X线平片往往难以清晰地显示寰枕关节及C_1、C_2畸形的具体形态，因此常常需要拍摄冠状及矢状位断层X线片，或CT扫描，以显示骨结构的形态及其相互关系。

儿童期C_1与C_2尚处于骨化不完全的发育过程。C_1前弓与两侧块的化骨中心于出生后逐渐出现，10岁时才形成完整骨化的环性。C_2的齿突、侧块、椎体也有多个化骨中心。6岁时齿突的化骨中心与椎体骨性融合。在X线片诊断中应注意年龄方面的这些因素。

MRI在显示神经结构与骨结构的关系方面有较大帮助。同时可以较为明确的显示脑干、小脑、脊髓受压迫的部位，程度以及神经结构内部的某些病损。脊髓造影可以显示脊髓受压，但往往因为梗阻之后，不能显示全貌，观察不够满意。

在诊断中应以临床表现为主要根据。当影像检查与临床表现不一致时不要轻易决断。有时C_1、C_2部位畸形可能合并先天性颈椎管狭窄，或脊髓的畸形。其临床症状的原因比较复杂。精确判断脊髓受损的原因及部位，才能确立正确的治疗方法。

治疗原则：

1. 先天性寰枕融合，齿突发育畸形，尚未发生C_1、C_2不稳定，无神经系统症状者。对这一类型有两种不同的治疗意见。第一种意见取保守态度，向患者说明其病情及可能发生的问题，定期随诊。第二种意见主张采取预防性的颈枕融合术或C_1、C_2后融合术。因为这种畸形终将发生C_1、C_2不稳定，一旦脊髓损害发生复杂，也有残废的危险。

2. C_1、C_2不稳定并有脊髓损害或无脊髓压迫症状均应采取手术治疗。根据不同的病理类型采取融合术，或融合加减压术。

单纯不稳定无神经症状，或移位情况下有压迫，复位之后无压迫征象，或有轻微压迫而无神经症状，这一类情况适取寰枢融合术，或枕颈融合术。寰椎水平脊髓周围有较富裕的储备间隙。因此，选择融合术时无须过分强调解剖复位，或恢复其生理顺列。只要无脊髓受压，或轻微受压而无症状，则取单纯融合术，一旦骨性融合，均可获得满意效果。

C_1、C_2后弓之间的植骨融合术比较常用。这种式式的名称很多，但大多数都不外在C_1及C_2后弓之间置一不同形状的植骨块，并采用不同方法将后弓之间及植骨块加以固定。最早报告的这种手术即Gaillie氏手术，后来Brook加以改进，称Gailli-Brook手术，据最近的报告这种手术的融合率达93%～95%。比较安全，并发症较少。

有时C_1后弓发育不良，或需做C_1后弓及枕大孔后缘切除，此时则必须选择枕颈融合术。自枕骨粗隆下至C_2棘突植骨，有时附加内固定物是这种手术的基本方式。这种手术的融合率比寰枢后弓融合术要低。

上颈椎前外侧入路，可行C_1、C_2侧块关节融合术。由于C_1、C_2之间外固定很难达到C_1、C_2侧块关节的稳定，因此，前融合很难成功。这种式式只可作为一种备用方式，在无法进行上述融合术时也可以试用。

C_1、C_2前脱位，或伴颅底凹陷时，往往前方的齿突或C_2椎体头端压迫脑干或脊髓的腹侧，有时枕大孔后缘或C_1后弓等构成后方的压迫。这时需要减压术及融合术。经后路可以一期完成后方减压及枕颈融合术。前方减压往往需要切除C_1前弓，齿突，有时还需切除枢椎椎体的上半部，手术比较困难。据笔者的经验，口腔径路可获得较满意显露，但是需要一些特殊的器械（拉钩、光源、气动钻等），操作技巧与经验。前路减压造成严重不稳定，必须在后路融合术后才能实行。

这一部位的手术常常出现呼吸功能衰竭。高位颈脊髓损伤不仅可能发生呼吸肌瘫痪，也可能发生中枢性呼吸功能障碍。因此，术前呼吸功能检查及评价，术中及术后的呼吸监护极为重要。

三、先天性颈椎融合

先天性颈椎融合也叫先天性分隔不全。部分病例伴有短颈、颈蹼及低后发际。1912年Klippel、

Fiel在尸检中发现，具有上述表现的病人伴先天性颈椎融合，并于1919年报告13例。此后国外陆续有病例报告，并称之为克-费综合征（Klippel-Fiel syndrome）。融合可为两节，也可为多节，或整个颈椎融为一体。可发生于上颈椎或下颈椎。大部分病例不伴外观畸形，因而不易发现。然而未融合的节段容易过早发生椎间关节退变、不稳定，以致引起慢性脊髓病、神经根病，或因轻微外伤而致急性脊髓损伤。

文献报告本畸形罕见。Gray于1961年回顾了世界有关文献，共418例。Brown观察了1 400具骨标本，发生率0.71%。笔者所在医院1988年统计住院病例150例，融合部位C_2、C_3最常见（52.9%），C_3、C_4其次（27.6%），下颈椎较少，部分病例上、下融合，而其间尚有正常节段。文献报告两节融合者占20%，三节者30%。资料表明三节以下占74.4%，两节者65.5%，多节者仅占29.9%。上颈椎融合常伴有寰枕融合。部分病例合并先天性或发育性颈椎管狭窄。

病理机制及分型：根据融合发生的部位可分为上颈椎融合、下颈椎融合、"跳跃"式融合。

根据融合节段数目可分为两节融合、多节段融合（指三节及三节以上融合者）。

本畸形主要因颈椎运动节段的应力分布异常，导致相邻正常节段过早的退行性改变，不稳定，从而引起颈痛，颈椎病性脊髓病或神经根病。统计的150例中，大部分因颈椎病性脊髓病入院，18例因轻微创伤引起急性脊髓损伤入院。上颈椎融合，多节段融合及"跳跃"式融合较容易发生神经病损；下颈椎、两节段者出现症状较晚，或无症状，尤其C_6、C_7融合者颈椎运动影响更少。上颈椎融合，尤其C_2、C_3常常合并寰枕融合，或颅底凹陷，或先天性颈椎管狭窄。这种合并畸形约有30%左右出现低发际、斜颈、颈蹼、短颈等外观畸形。

为了便于确定治疗，根据临床表现与畸形的复杂程度可分为：Ⅰ型，也叫临床型。凡先天性融合合并头颅部外观畸形，或继发脊髓受损有症状者均属Ⅰ型。凡尚未出现症状者为Ⅱ型。此型具有潜在的发病因素，依部位与节段的不同其危险性也不相同。又叫亚临床型。

临床表现：

1. 头、颈部外观畸形　两节段融合或下颈椎融合者很少见外观畸形。相反上颈椎或多节段融合者可能伴短颈、低后发际、颈活动受限，颈蹼或翼状颈、斜颈，面部不对称等。文献记载上述畸形较少见，但笔者的统计资料并不少见。

2. 伴随畸形　上颈椎或多节段融合者除常常合并寰、枢椎畸形、颅底凹陷之外，还可能合并其他部位骨骼、内脏器官畸形。有时，伴随畸形对健康的影响远超过颈椎融合本身。因此，对每1例多节段融合者均应做全身检查。特别注意肾脏、心脏及消化系统的检查。据统计资料，伴脊柱裂26.9%，颅底凹陷19.2%，颈肋11.5%，半椎体7.7%。肾畸形（单肾、异位肾）15.4%。文献报告尚有高肩症，耳廓畸形、外耳道闭锁，手指及肢体的先天性畸形。

3. 神经损害的临床表现　多数患者早年并无症状、中年以后可能出现颈部劳损，神经根或脊髓受损的临床症状。资料中，出现症状的年龄范围在8～63岁之间，平均42.4岁。神经损害多为慢性进行性，也可因轻微创伤而急性损伤，或突然加剧。神经根受损表现为颈肩臂痛，或出现头颈部交感神经症状，或椎-基底动脉供血不全症状。脊髓损害的病程、症状及体征与脊髓型颈椎病相同。部分病例在尚未出现症状时，因轻微外伤，例如跌跤等急性脊髓损伤，而X线检查往往不见骨折与脱位。这类损伤往往易被忽视而延误诊断与治疗。笔者的资料有18例这类损伤中9例跌倒致伤，5例颈部扭伤，3例手术推拿，1例轻物体砸头部致伤。其中14例延误诊治，平均11.9个月。

合并脊柱其他畸形或内脏畸形的患者，其临床表现于畸形的部位、类型和程度有关，限于篇幅，本文不予介绍。

X线表现：颈椎正、侧位片可见融合节段间隙消失，融合部位较细。侧位片呈近似"蜂腰状"。曲度消失。椎体与附件同融合者较常见，但也可有不完全融合。骨结构正常，边缘清晰，易于同结核或其他骨病变区别。融合节段相邻的正常节段可能显示不同程度的椎间关节退变的X线征象。可能示有顺列异常，或在过伸、屈X线片上显示节段性不稳定。椎管测量因椎体变形而不准确，对诊断无帮助。然而正常节段的比值法测量可以提示椎管发育状况。过伸位片上测量上位椎体后下唇至下位椎板结合部（即功能径）的距离对估计脊髓受压的可能有很大帮助。小于13mm时可能存在动态的脊髓受压。动态脊髓造影。在过伸位时可能发现脊髓受压的X线征象。

可疑寰枢椎或颅底畸形时，应根据"一"、"二"所介绍的方法做进一步的检查。

治疗原则：Ⅱ型病例无须治疗，但应向患者介绍本征的一般知识，避免创伤、过度活动及手法治疗等事项，并做定期随诊。

Ⅱ型患者中仅有头颈部畸形，尚未出现神经系症状，一般不需要治疗。但严重的外观畸形为部分患者带来无法忍受的精神创伤。因此，一些作者主张矫形术。严重的颈蹼可行胸锁乳突肌及斜方肌松解，皮肤延长术，可以获得外形的部分改善。Bonold（1956年）介绍了一种切除第1~3肋的胸廓改形术，以矫正短颈畸形。也有作者主张颈椎截骨术纠正骨性斜颈。但是，这类手术危险性大，效果并不满意，很少采用。

对于神经根、交感或椎动脉损害症状者，均可取非手术治疗。包括卧床休息，限制颈部活动，物理治疗，消炎止痛药物等，一般可缓解症状。但是，往往反复发作影响患者正常生活与工作也可以采取手术治疗。

脊髓受损而出现肢体运动障碍，感觉缺失及括约肌功能障碍等表现时，应采取手术治疗。其治疗原则及手术方式选择于脊髓型颈椎病相似，不予赘述。对急性创伤而发病的脊髓损伤，应按颈椎骨折，脱位合并脊髓损伤的原则处理。而无骨折脱位的急性脊髓损伤，往往有极度的不稳定、椎间盘损伤压迫脊髓，或发育性，先天性椎管狭窄存在，宜早期手术，及时解除上述因素。

（党耕町）

参考文献

［1］饶书城，吴之康．脊柱外科手术学[M]．北京：人民卫生出版社．1993：440-443.

［2］田慧中，项泽文．脊柱畸形外科学[M]．乌鲁木齐：新疆科技出版社．1994：231-236.

［3］赵定麟．脊柱外科学[M]．上海：上海科技文献出版社．1996：338-347.

［4］田慧中，李佛保．脊柱畸形与截骨术[M]．西安：世界图书出版公司，2001：466-488.